U0310140

团体心理咨询与团体心理治疗丛书

# 团体认知治疗

## 实践指南与资源（原书第2版）

Cognitive Therapy in Groups
Guidelines and Resources for Practice
2nd Edition

[澳] 迈克尔 L. 弗里（Michael L. Free） 著

张英俊 徐庆琪 刘宇 等译

樊富珉 审校

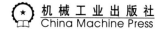
机械工业出版社
China Machine Press

图书在版编目（CIP）数据

团体认知治疗：实践指南与资源（原书第2版）/（澳）迈克尔 L. 弗里（Michael L. Free）著；张英俊等译 . —北京：机械工业出版社，2018.7
（团体心理咨询与团体心理治疗丛书）
书名原文：Cognitive Therapy in Groups: Guidelines and Resources for Practice

ISBN 978-7-111-60141-8

I. 团… II. ① 迈… ② 张… III. 认知 – 集体心理治疗 IV. R749.055

中国版本图书馆 CIP 数据核字（2018）第 123854 号

本书版权登记号：图字 01-2013-3561

Michael L.Free. Cognitive Therapy in Groups: Guidelines and Resources for Practice, 2nd edition.

ISBN 978-0-470-02447-8

Copyright © 2007 by John Wiley & Sons Ltd.

# 团体认知治疗：实践指南与资源（原书第 2 版）

出版发行：机械工业出版社（北京市西城区百万庄大街 22 号　邮政编码：100037）

责任编辑：孟宪勐　　　　　　　　　　　　　责任校对：李秋荣
印　　刷：北京诚信伟业印刷有限公司　　　　版　　次：2018 年 8 月第 1 版第 1 次印刷
开　　本：170mm×242mm　1/16　　　　　　印　　张：21.75
书　　号：ISBN 978-7-111-60141-8　　　　　定　　价：70.00 元

凡购本书，如有缺页、倒页、脱页，由本社发行部调换
客服热线：（010）68995261　88361066　　　　投稿热线：（010）88379007
购书热线：（010）68326294　88379649　68995259　读者信箱：hzjg@hzbook.com

# 总　序

　　团体辅导、团体咨询与团体治疗作为专业的助人工作，自 20 世纪 90 年代初被引进中国内地后，因其有效性强、受益面广等特点，逐渐在学校系统、医疗机构、企业组织、军队、司法机构以及社区得到广泛应用和发展。

　　在帮助那些有共同发展课题和相似心理困扰的人时，团体是一种经济而有效的方法，这已经成为专业助人工作者的共识。作为助人工作者，无论你的专业训练背景是临床心理学、咨询心理学、心理健康教育学，还是社会工作、医学、护理学；无论你的理论取向是认知行为治疗学派，还是精神分析治疗学派，或是人本治疗学派；也无论你的工作场所是中小学校、高等院校，还是企业组织、医疗健康部门、社会福利机构、军队、司法机构或其他地方，专业的心理服务无外乎就是一对一服务的个别咨询和多人参与的团体咨询两种形式。团体咨询与治疗的有效性已经被大量研究证明，它不仅是一种有效的心理咨询与治疗方法，也是一种有效的教育与促进成长的方法。**相比个别服务而言，团体的效果更好，因为它和人们真实的生活情景非常贴近，就像一个生活的实验室，在团体中学习到的态度和行为、改变了的情感与认知，更容易迁移到现实生活中。**

　　其实，人的成长和发展从来都离不开团体。人从一出生就在团体中生存、生活与成长，用团体的形式帮助人更自然、更真实、更有效。当然，团体咨询与治疗可以让专业助人工作者在有限的时间内为更多的人提供心理服务，这也是当前国内心理健康服务最急需、最迫切的任务，因为社会对心理健康服务的需求非常强烈且涉及各类人群。我个人从事 20 多年的团体咨询与治疗的教学、研究、实务和培训，我坚信，**团体的魅力和团体的效果不仅可以增进个人的心理健康，更可以造福我们的社会和国家，造福我们的组织和家庭。**

但是，由于团体咨询与治疗的过程非常复杂，团体动力千变万化，团体领导者必须从个人层面、人际层面、团体层面三个层面关注团体和干预团体，这使得团体领导者的培训更加不易，要求更高。现实最让我担心的是系统的团体心理咨询与治疗的培训还比较缺乏，那些学过一点团体的人来不及得到专业的指导就匆匆上阵，误把带领结构式团体练习当成带领团体咨询，从而无法达到团体咨询应有的效果。在发达国家和地区，从事心理咨询工作的专业人员必须是经过大学正规的相关专业（心理学、医学、教育学、社会工作学）研究生学历教育，再经过实习机构数百上千小时的实务技能训练，并通过专业资格考试的人。团体心理咨询与治疗是这样培训出来的人必须具备的能力。例如，在美国学习心理咨询专业的研究生必修的八门核心课程中就必然包括团体咨询（包括咨询理论与技术、团体咨询、生涯发展/发展心理学、心理测验、多元文化咨询、统计、心理疾病及诊断、专业伦理及实习）。在中国台湾地区，大学的咨商与辅导心理学系所培养的咨商心理师，必须经过四年硕士层级的研究生教育（包括两年的基础和专业课程、一年全时实习、一年撰写硕士论文），毕业获得学位后才有资格考咨商心理师的专业资格。在研究生学历教育过程中，团体咨询也是必修课中的核心课程（以台湾东华大学咨商与临床心理学系为例，核心课程包括五门：心理评估、心理测验、心理衡鉴；个别咨商与心理治疗；团体心理咨商与心理治疗；社区心理卫生推广；临床伦理法规）。核心课程学习阶段至少要有三学分以上的团体咨询或团体治疗的学习。台湾心理师法规定，全职实习阶段必须有六种实作训练，其中之一的团体咨商与心理治疗有明确的训练时数。政府组织的"咨商心理师"考试的六门科目中必须考"团体咨商与心理治疗"。也就是说，**作为一名心理咨询师或心理治疗师，掌握团体咨询的技能就像掌握个体咨询的技能一样，是基本的、必需的、必要的、必备的。**

但遗憾的是面对民众日益增加的心理健康服务需求，中国大陆的心理咨询与治疗尚未形成规模的学历教育，而大部分在职培训中由于缺乏师资，团体咨询的内容常常不考不教，这使得专业的训练有一种缺胳膊少腿的感觉。虽然，自2000年以来，我已经在人社部心理咨询师与卫生部心理治疗师的培训教材、教育部学校心理健康教育与心理咨询骨干教师培训教材、员工援助师的培训教材等众多相关的专业培训教材中，负责撰写了团体辅导、团体咨询和团体治疗的有关章节，也坚持开展持续了20多年的团体心理咨询的专业培训，但是，一个不争的事实仍然摆在面前，接受团体心理咨询系统训练和掌握团体咨询技能，并能根据服务对象的需求有效提供团体咨询与治疗服务的专业人员实在太少了，急需开展和扩大培训。无论是正在从业的心理咨询人员，还是在校学习心理咨询与治疗的学生，都需要学习和演练团体工作的理论与技能。

为此，我在清华大学心理学系的临床与咨询心理学方向的研究生培养中，已经摸索和尝试建立了六门课程组成的团体咨询与治疗专业技能培训体系，包括个人的团体体验、临床与咨询心理学专题、团体心理辅导、团体心理治疗工作坊、临床心理实务与督导、临床心理实习，至少 250 个小时以上的团体技能专业训练。近 20 年来，我们已经编写了《团体咨询的理论与实践》《团体心理咨询》《团体心理辅导》《身心灵全人健康辅导模式：中国文化与团体辅导》《团体心理咨询：理论、技术与设计》《结构式团体咨询应用案例》等专著与教材，初步构建了专业助人工作者团体带领能力的学习和提高培训模式。

但是，要培养出扎扎实实带领不同类型团体的领导者，培养具有胜任力的团体咨询师和治疗师，当前最需要的是参考国际上最有代表性的团体咨询与团体治疗的教材和书籍。近年来，国内虽然在翻译心理咨询与心理治疗的国外专业图书方面进展很快，但是团体咨询与团体治疗相关的译著很少，仅有三四本，很难满足不同岗位、不同服务对象的团体工作需要。

**2011 年 10 月，中国心理卫生协会团体心理辅导与治疗专业委员会（以下简称团体专委会）成立，这标志着我国团体事业进入一个新的发展阶段。**我很荣幸成为团体专委会的第一任主任委员。团体专委会是一个学术机构，肩负着推动团体事业繁荣发展的使命，其中任务之一就是引进高水平的专业书籍，作为培训和教学的参考，作为学习和实践的工具。为此，我们精心挑选了几本国际上有代表性的团体咨询与治疗书籍，形成"团体心理咨询与团体心理治疗丛书"，推荐给国内的专业人员。经过团体专委会及我的工作团队的讨论，依据如下原则选择入选丛书：①具备工具性指南作用；②介绍基础知识；③对团体工作的应用有指导作用；④不同流派不同形式的团体。基于此原则，我们初步选择了《团体咨询与团体治疗指南》（*Handbook of Group Counseling and Psychotherapy*）、《咨询师与团体：理论、培训与实践》（*The Counselor and the Group: Integrating Theory, Training, and Practice*）、《团体认知治疗：实践指南与资源（原书第 2 版）》（*Cognitive Therapy in Groups: Guidelines and Resources for Practice*，2nd edition）、《团体心理治疗基础》（*Basics of Group Psychotherapy*）等书，涵盖了宏观介绍、理论知识、不同流派（认知行为、心理动力学等）的团体应用等方面。例如，最先完成翻译并出版的《**团体咨询与团体治疗指南**》，就是一本团体咨询与治疗的百科全书，无论是从事学校教育、心理咨询、临床治疗、医疗机构、企业组织、社区服务，还是军人管理、监狱矫治、危机干预等特殊领域的工作，你都能从中找到符合你的需要，对你工作有参考价值的内容，该书必将成为团体咨询与治疗学习极好的参考书。

国外的专业书籍能否发挥应有的功能和作用，翻译质量至关重要，因此，我们组建了专业的翻译队伍，译者几乎全部来自我的团队，包括博士后、博士生、硕士生、访问学者以及我培训的学员，还有团体专委会的青年骨干，他们首先具有对团体工作的极大兴趣；其次多年跟随我学习团体咨询与团体治疗，既具备团体工作的理论知识，又有团体带领的实践经验，而且都有国际的视野和熟练的英语水平，愿意投入时间到丛书的翻译过程中。根据每本书的内容，我把译者分成小组，分别负责每本书的翻译。他们每周交流读书心得，切磋重点难点，讨论合适的翻译语言。我相信这样一支懂得专业的翻译队伍，是能够把这套丛书的精髓精准地翻译出来的，从而在宏观方向、理论基础、具体实操以及应用领域内推动国内对团体工作的理论学习和应用攀上新的台阶。

在团体工作的科研和实务方面，团体专委会也将通过制定行业标准和伦理规范继续推动团体心理咨询与治疗培训的规范化。相信有开阔的国际视野与成功经验的借鉴，有基于本土环境的实践探索和总结，更多优秀的团体领导者将迅速成长。期待着中国内地的团体咨询与治疗事业能够健康发展，蒸蒸日上，为中国人的幸福，为国家的繁荣昌盛，贡献我们专业团体人的力量！

本丛书的出版得到了机械工业出版社的大力支持，李欣玮女士欣然应允与团体专委会共同推动此系列丛书的出版，深表感谢。

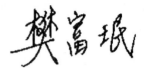

清华大学心理学系临床与咨询心理学教授 / 副系主任

中国心理卫生协会常务理事 / 团体心理辅导与治疗专业委员会主任委员

中国心理学会理事 / 临床与咨询心理学专业委员会副主任委员

# 译 者 序

当下正值我国团体心理学的快速发展期。虽然真正意义的团体心理治疗在我国发展仅20余年，但或许是受集体主义文化的影响，各种形式的团体心理干预在多种情境中有被迅速推广的趋势。

我国的实践者已经逐渐从机械地借鉴他人的方案，过渡到批判性也汲取他人的经验；由对团体过程和效果留有神秘主义色彩的印象，发展到试图厘清方案背后的原理以及疗效因子。目前，我们的团体心理治疗实践主要是借鉴欧美等发达国家和地区的理论和经验，这无可厚非，毕竟近代心理学这门学科的起源与发展都在国外。虽然说人类的共性大于差异，但文化对人的塑造和影响不容小觑，至少"远大于心理治疗"。因此，我们需要在借鉴他人经验时，更加注重考虑其适切性。本土化最主要的内涵就是考虑文化差异。我一向旗帜鲜明地反对将心理治疗冠以神秘主义色彩或故弄玄虚的论调。诚然，团体心理治疗在最初的形势中掺杂着一些神秘元素，如美洲印第安人举行"蒸汗茅屋仪式"来净化心灵；巴东地区用"怪异"的群体丧舞来祭祀亡人、安抚家属。但随着弗洛伊德、阿德勒、勒温等杰出先驱的心理治疗理论的提出，以及实证验证手段的发展，我们逐渐能够了解团体心理治疗的疗效因子，如欧文·亚隆总结出11个团体疗效因子。尽管我们对团体治疗的作用机制还有很多未知，对其探索不无困难，当下我们使用的团体治疗形式还有很多摸索的成分，但找出明确的、可进行实证验证的团体疗效因子，在团体这种心理干预形式中能更有效地帮助来访者解决其困扰，提高其生活质量是心理学研究者和实践者共同努力的方向。

本书所涉及的团体心理治疗的理论和方案，就是总结和反思前人的理论和经验，并尝试找出其最可能有效的部分，然后在实证中对得出的成果加以验证。本书所涉及的方案有以下特点：

1. 建立在实证研究的基础之上。本书的作者迈克尔 L. 弗里是一名活跃的临床心理学研究者。他对本书所涉及的方案进行过反复的实证验证，并且在原方案上进行了多次修订。因此，我们有足够的理由相信其可行性和效果。

2. 整合的认知治疗理论。本书是以认知疗法为基础的手册化治疗方案。认知疗法常被人诟病的是局限于认知本身而忽略症状的缘由，然而，本书作者发现"若要使治疗效果更佳，必须超越贝克、艾利斯和麦克马林的工作，考虑童年经历在来访者情绪和行为问题的发展中所扮演的角色以及最终由此产生的图式内容"。这加深了本书方案的深度。更为关键的是，许多认知治疗对团体动力运用得较少，大部分时间成为一种课堂式的教学，而本书注重团体成员之间的互动，增加团体成员之间的积极影响。

3. 方案有较广的适宜对象。本书所涉及的治疗方案是针对抑郁症的治疗而开发的，但除了抑郁症，过度愤怒、焦虑症和成瘾障碍以及一些神经症性的问题也逐渐可以作为其干预的对象。

4. 可操作性强。本书涉及的方案非常详细地介绍了所需材料、操作流程，甚至提供了一些关键点的讲解脚本，以及可能出现的问题及其应对办法。当然，作者认为"没有一本治疗手册可以涵盖所有可能发生的情况"，在使用方案时也允许实践者有一定的灵活性，这也是一个有可操作性的方案应该具有的特征。

5. 本书提供大量的认知治疗所需的材料。讲义、协议以及大量工作表是认知治疗中常用的材料，拥有这些材料可以非常便捷地开展实践。

本书的翻译是清华大学临床与咨询心理学实验室团队合作的成果。我与徐庆琪、刘宇负责统筹工作。第一部分由张逸梅、张秀琴共同完成。第二部分中，邢天天翻译第一单元，黄子琪翻译第二单元，沈雨瞳翻译第三单元，陈树铨翻译第四单元，吴卫国翻译第五单元。最后的附录部分的翻译工作由张晴雪、高小禾、刘宇、张英俊、徐庆琪共同完成。最后，我的博士生导师樊富珉教授对本书进行了校对。感谢樊富珉老师以及实验室的各位同门的辛勤工作！

张英俊

2018.4.2

清华大学伟清楼 510 室

# 作者简介

　　迈克尔 L. 弗里（Michael L.Free）在位于澳大利亚布里斯班的格里菲斯大学担任临床心理学讲师。他在新西兰克莱斯特彻奇的坎特伯雷大学受训成为临床心理学家，并于 1980 年获得执业资质。接着，他在昆士兰卫生部门历任多个职位，从事与成人精神病学有关的工作长达 12 年，并从 1993 年开始担任目前的职务。他于 1997 年获得博士学位，攻读博士学位期间从事的研究为抑郁症恢复中生理与心理过程的关系。他在抑郁症领域发表过大量的研究论文。他持续地活跃在研究领域，同时在伊普斯维奇（布里斯班外的一个地区中心）进行私人执业。他目前正在为下一本书做研究准备，书的标题暂定为《认知治疗和耶稣的教导》。这本书将会把耶稣的真实教导和认知治疗进行整合。

# 第 2 版序言

本书第 1 版以团体认知疗法方案的初步工作为基础。那些初步工作是我在伍德里奇社区精神疾病服务中心的一部分工作成果，于 1985 年提出。本方案已经根据数个参与我博士研究和咨询中心服务的团体的实际情况进行微调。这部分结果于 1999 年被发表在《团体认知治疗：实践与资源》一书中。1999 年以来，认知治疗领域有了很多方面的发展，而我也在持续改善我的实践工作，希望能推出比较好的团体认知疗法方案的修正版。在此期间，认知疗法领域有三个主要的发展，分别是：（1）对认知歪曲和逻辑错误反映的负性想法背后过程的兴趣日益浓厚；（2）对图式疗法的广泛实践反映出对图式概念的兴趣日益浓厚（如，Young, Klosko & Weishaar, 2003）；（3）焦虑障碍的精细认知理论逐渐发展（如，Wells, 1997）。

在我的个人执业生涯中，我不断努力把这些发展和其他方面的变化整合起来，以期增强和团体成员或来访者的沟通，从而减少治疗过程中不必要的步骤和简化团体成员或来访者经常存在困难的治疗内容。我还接受了这个方案初级版本使用者的建设性意见，并试图留意这些问题和研究强调它们的方式。

除了这些考虑之外，在现代生活中越来越清晰的一个趋势是，治疗的灵活性变得非常重要。有些治疗的接受者是住院患者，有些是矫正机构里的居留者，还有一些人因为有着很多的任务而显得非常忙碌。为了给尽可能多的人提供治疗，发展不同形式的疗法或者发展一种可以足够灵活地在多种形式下实行的疗法显得至关重要。

进一步说，我们还需要考虑两个和 21 世纪早期生活有关的重要方面：网络的迅猛发展和幻灯片的普及与使用。

本书力图适应这些发展与变化。它被重新改写成一个 5 单元 25 个课时的方案。

这样的安排让它能够在不同的设置中使用，比如每天或每周一小时、每周两小时、持续半天完成若干课时的一个模块。本书增加了对图式工作的强调，包括采用了更多情绪和经历的方法改变信念。本书还有一个模块专门探讨行为改变，这是之前方案里没有明确提出的治疗要素。

对先前方案的主要批评是认知改变，也就是本方案里提到的"反驳"提出得太晚了，一直到方案完成了超出一半时才介绍。在本书里，反驳表层想法（自动化思维和逻辑错误）在课时 5 就被提出了。

之前版本方案的参与者遇到的主要困难是"逻辑分析"，这是一种挑战麦克马林（2000）提出的负性信念的复杂方法。在当前版本的方案里，我在更加组织缜密的语境下呈现挑战和分析负性信念的内容，并把它们拆分成三种分析，分别是对抗分析、调查分析和科学分析。我希望通过这样的呈现形式让本方案涉及的概念显得不那么充满挑战性。

本方案的新版本试图通过两种方式利用网络和电子展示软件。之前的版本有幻灯片、分发资料与工作表模板供使用者复印使用。这一版本里，我们还有每一课时分开的幻灯片展示内容。本书的购买者可以在网上下载这些有用的材料。通过这种方式，我希望能够随时出版诸多材料的更新版本。本版比第 1 版有更多的工作表。

原方案展示的主要特征被保留。这么做的目的是提供一份详尽的团体治疗方案和尽可能多的有用的资源，以期有经验的、有一定背景知识的认知治疗师可以在大部分场所带领团体，而几乎不需要本书没有提供的其他内容。唯一的例外是测量工具的版权在供应商那里。我们的方式依然是心理教育，而内容依然是完整的叙述脚本。使用者可以逐字阅读，但也可以根据自己当地的语言和方言习惯进行调整。

每一个治疗课时都有相似的结构：一段介绍本课时设置和回顾上一课时个人作业的指导语、讲解、练习、总结，该课时需要完成的个人作业和对该课时可能存在问题的讨论。我还添加了两个部分，一个是"课时 × 框架"，另一个是"课时 × 所需材料"，在里面列出了那一课时需要的一系列幻灯片和材料，以期让使用者更容易准备。尽管网络和微软软件已经被广泛使用，但仍然有一些机构没有使用它们的途径。尽管我的意图是让本方案适应前沿技术的发展，但需要意识到的是，不是所有人或机构在使用本书时会有使用前沿技术的途径。出于这一原因，所有的幻灯片都被缩印在了附录 F 里，这样一来使用者可以很容易地复印和把它们做成投影片。工作表和发放的资料也可以分别在附录 G 和附录 H 里找到。

本书还经过了一些表面措辞的改变。其中的一个例子就是我把参与者在每节之间完成的工作称为"个人作业",而不是"作业"。在我看来,后面一种说法对很多参与者来说有负性的内涵,因为这可能会让他们想起不愉快的学校经历。而且,这样的说法也让他们仿佛置身于被权威审查的环境。而另一种说法(也就是"个人作业")强调个人的责任和完成这份作业可以带来的好处,这种说法还许可在进行课时时完成作业的做法,比如,当需要在一天里完成三四个课时时就需要这样做。

上一个版本的书里不重要的内容在这个版本里都被删去了,从而为必要的内容留出了空间。我们不再对治疗进行延伸讨论,也没有评估学习的环节。我认为,本书的使用者不需要了解这些内容。对于少数例外的内容,我已经把它们整合进了其他地方。

最后,我要感谢许多人。第一,感谢所有买了本书第 1 版的人。第二,感谢 Wiley 对本书第 1 版充分和细致的思考,这使得本书的出版有了可能。第三,感谢我的来访者和同事,他们提出了有用的评价和建议。第四,感谢吉尔·克里福德(Gill Clifford)和西蒙尼·罗斯(Simone Rothë),他们读了本书的一部分草稿。第五,感谢我在格里菲斯大学临床心理学教学团队的同事,他们让我有可能专注地写作这本书。最后,我要感谢我的妻子玛利亚(Marian),在过去的两年半时间里,始终陪伴着一直在写书的我,甚至包括我们一同在欧洲过长假的时间。

# 目　　录

总序

译者序

作者简介

第 2 版序言


## 第一部分　预备考虑

### 第 1 章　方案介绍　// 2

方案的性质　// 3

寻找有效果、高效且符合伦理的心理治疗方案　// 3

治疗关系的本质　// 6

方案概述　// 7

### 第 2 章　理论基础　// 9

方案理论基础的背景　// 9

关于心理障碍的一般模型　// 11

贝克的情绪障碍认知模型　// 12

艾利斯的理性情绪治疗　// 15

麦克马林的认知重组治疗　// 17

杨的图式治疗　// 18

英国的认知治疗专家　// 19

结论　// 19

**第 3 章　准备**　// 20

手册背后的基本原理　// 20

获取适当的资源　// 21

团体成员的筛选　// 23

准团体成员的准备　// 25

评估的考量　// 26

了解团体认知治疗手册　// 27

心理治疗师在团体心理治疗中的角色　// 29

选择一种形式　// 30

## 操作手册

### 第一单元　表层信念及其过程

**课时 1　团体基础**　// 34

**课时 2　想法和感受**　// 40

**课时 3　逻辑错误**　// 48

**课时 4　恰当逻辑**　// 52

**课时 5　反驳逻辑错误**　// 56

### 第二单元　表层之下：探索负性信念系统

**课时 6　情绪、行为和人格障碍的一般模型**　// 64

**课时 7　使用垂直箭头确定负性图式内容**　// 71

**课时 8　高级垂直箭头和主观不适度**　// 78

课时 9　　理解信念：信念分类和认知地图　//84

课时 10　　理解信念：认知诊断　//90


第三单元　　检验信念

课时 11　　信念可变及对抗分析　//100

课时 12　　挑战信念：调查分析　//106

课时 13　　科学分析　//114

课时 14　　巩固信息　//125


第四单元　　改变想法和感受

课时 15　　反驳和对抗辩论　//134

课时 16　　命题知觉转变　//139

课时 17　　情绪转变和图式内容转变　//144

课时 18　　图式再平衡和图式意象　//150

课时 19　　负性图式想象　//156

课时 20　　强自我养育意象、自我养育、信件书写　//160


第五单元　　改变适得其反行为

课时 21　　选择需要改变的行为　//168

课时 22　　制订行为自我改变计划　//176

课时 23　　问题解决　//186

课时 24　　认知行为预演　//193

课时 25　　保持收获　//197

## 附录

**附录 A**　电话筛选提纲　// 205

**附录 B**　入选提纲　// 206

**附录 C**　准团体成员须知　// 207

**附录 D**　转介机构须知　// 208

**附录 E**　个人作业协议　// 212

**附录 F**　幻灯片模板　// 213

**附录 G**　工作表　// 300

**附录 H**　讲义　// 321

**附录 I**　团体成员可用的资源　// 326

**参考文献**　// 328

# 预备考虑

第 1 章

# 方 案 介 绍

## 本章纲要

1. 方案的性质

2. 寻找有效果、高效且符合伦理的心理治疗方案

3. 提供团体治疗

4. 心理治疗的心理教育法

5. 基于手册的治疗

6. 方案概述

本书所述的不仅是一个团体认知治疗方案，它还囊括了一些其他的资源，包括幻灯片（over-head transparency，OHT）模板、讲义和工作表。它有多种用法，如可用作个体治疗的基础。它以心理教育团体认知治疗方案的形式呈现，分为 25 个课时（次）完全脚本化（scripted）的会谈（session）。所需资源本书都已涵盖，还有一些其他的资源可在与这本书相关的网站上找到。你可以严格按照书中的说明来使用这个方案，一字不差地使用书中所提供的文字和练习；你也可以使用幻灯片演示和工作表，但用你自己的话来表述；你还可以抽取这个方案中的部分内容，将它们用于来访者的个体治疗或其他团体方案中。尽管我会在正式的团体中使用这个方案，但是我自己发现最好的方法是有幻灯片的展示和可供使用的工作表，然后我会在个体治疗过程中适当地按照大致的顺序去使用它们。这个方案非常灵活，你可以按自己的意愿，用适宜的方法来选取和使用其中的材料。怎么使用它一方面取决于你自己的偏好，另一方面也取决于你工作所在机构的制度或要求。对于

有情绪和行为障碍的人来说，参加团体认知治疗是大有裨益的，但这里呈现的方案并不一定要在团体中完成，只要有效，它可以被用于各种途径。

## 方案的性质

本书所介绍的团体认知治疗方案由 25 个课时完全脚本化的会谈组成，旨在识别、挑战和改变那些可能患有情绪障碍的团体成员的负性认知和行为，包括抑郁症、焦虑症和过度愤怒。每个课时时长约 1 小时，每 4 ～ 6 个课时为一个单元，25 个课时共被分为 5 个单元。每个单元都有一个主题：表层信念及其过程、表层之下：探索负性信念系统、检验信念、改变想法和感受、改变适得其反行为。本方案可以以 1 个课时、2 个课时，或者以 4 个课时为一个组块之后跟随单课时等形式展开。本方案的每个单元可以紧密相连地即时呈现，也可以在彼此之间留有间隔的时间。它可以在团体治疗中开展，也适用于个体治疗的情景。它可以在社会机构（如学校或教堂）、门诊或住院部实施，也可以在惩教场所中进行，相信本方案亦能在互联网上开展。下一章将会讨论方案开展形式选取的问题。

每个脚本都包含对练习的介绍，以便帮助成员完成治疗任务。本书还囊括了许多其他有助于开展方案的资源，以及在团体中如何实施治疗过程的大量注释。

方案遵照了过去 30 年来提供心理治疗的一系列趋势：

- 在团体中提供心理治疗
- 使用基于手册的心理治疗
- 使用心理教育法的心理治疗
- 根据来访者的需求和偏好调整治疗的呈现方式

## 寻找有效果、高效且符合伦理的心理治疗方案

针对情绪障碍的心理治疗已有近一个世纪的历史。然而即使是在心理治疗的发源地，也并非所有人都有条件接受治疗。在 20 世纪之初的维也纳，只有富裕的中产阶级才能支付得起弗洛伊德（Sigmund Freud）及其同事的治疗费。这对于生活在 20 世纪的大多数人来说也一样：出于种种原因，许多能从心理治疗中获益的人都没能接受治疗。其中主要原因如下所示：

- 低收入者支付不起心理治疗的费用

- 与符合治疗条件的人数相比，训练有素的治疗师数量不足
- 生活方式日益多样化，那些非常忙碌的人几乎没有能力做充分的、每周的时间承诺，而有的人则有大量的自由时间
- 对服务机构来说，以最优的方式利用自身资源本身所带来的压力日益增加

解决这些问题的一个主要策略是使心理治疗更加有效和高效，同时也能为人们提供更多的治疗机会，也就是治疗的**可及性**（equity of access）。在这个讨论中，**疗效**（efficacy）被认为是治疗结果的质量，特别是症状和导致患者参与到治疗的状况。**效率**（efficiency）被认为是与所需要的资源相比的结果的价值。疗效和效率的改善使得治疗的机会有望增加。

除了伦理方面的担忧之外，提供卫生保健服务的与经济相关的议题对于政府和第三方提供者（如保险公司）而言变得至关重要。生理医药领域出现了这样一种趋势：在获得公认的特定情况下的治疗，以及卫生保健提供者已经可以根据他们病历的具体组成情况来获得资金支持。同样的趋势在心理健康领域也很明显，这有助于提高心理治疗的效率和疗效。

更进一步的发展是，消费者的选择意识增强，同时随着私人执业临床心理学的兴起，消费者的偏好和诉求正扮演着日益重要的角色。私人执业者意识到，不同的来访者对于自己心理治疗的方式有着不同的偏好。一些来访者希望治疗能在友善的交谈中进行，一些则希望学到具体的技术，还有一些希望接受高度结构化的治疗。

因此，支持在团体中进行治疗的理由包括：从费用上看，团体治疗很划算，它可以让更多人用同一套资源接受治疗；对于一些人来说，团体治疗是比个体治疗更具吸引力的选择。在团体中进行治疗还有其他益处：来访者会欣喜地发现自己并不是唯一一个陷入困境的人，同时团体还给他们提供一个现成的接纳的环境，让他们在其中尝试新的行为。

## ■ 提供团体治疗

或许第一个在团体中进行治疗的人是精神病学家麦斯威尔·琼斯（Maxwell Jones），在第二次世界大战期间，他找不到足够的治疗师来治疗患有"战争神经症"的士兵，但他发现自己可以非常有效地在团体中治愈他们。

随着治疗的主要模式发生改变，在团体中治疗的观念也在持续变化，出现了人本主义、完形和交互分析的团体治疗。当人们在 20 世纪 60 年代早期进行行

为疗法时，许多成功的尝试都是在团体中进行系统脱敏（例如，Lazarus，1961；Rachmann 1966a，1966b；Paul & Shannon 1966）。认知治疗亦然。认知治疗发展史上的两个重要里程碑分别是 1977 年第一项重要疗效研究的发表（Rush，Beck，Kovacs & Hollon，1977）以及第一本治疗手册的出版（Beck，Rush，Shaw & Emery，1979）。

《抑郁的认知治疗》（Beck et al.，1979）和《夫妻和团体的认知治疗》（Freeman，1983）出版不久后，在大多数西方国家，认知行为治疗由此成了心理治疗的主流形式，同时也被用作绝大多数循证心理治疗的框架。不幸的是，尽管许多团体方案都是为了特定人群而设计的（例如莱恩汉（Linehan，1993）的辩证行为疗法中的团体部分），但常规的团体认知治疗方案并没有取得什么进展，本书希望能够延续第 1 版的主旨，提供这种资源。

## ■ 关于心理治疗的心理教育法的使用

团体治疗有许多形式，所有这些形式都很看重所有成员之间的交互。交互作用可以是请团体成员轮流发言来确定议题，可以是让一名成员坐在"热座"上作为团体共同的焦点，也可以是无结构的。

心理教育法是团体治疗中最早被使用的形式之一。20 世纪之初，一位波士顿的内科医生普拉特（Joseph Pratt），让肺结核患者聚成一个团体，教给他们关于结核病的知识并鼓励他们彼此支持（Pinney，1978），这或许是团体治疗的第一次临床应用。两名精神分析师文迪（Louis Wender）和谢尔德（Paul Schilder）则在 20 世纪 30 年代开创了教育性团体治疗。治疗中文迪运用了演讲、举例说明、诱导性提问并讨论答案等方法（de Maré，1972）。

心理教育的形式与行为主义的精神相一致。随着行为主义的兴起，20 世纪 60 年代一个鲜明的主题是阐明治疗原理，并认为治疗在本质上是一个教育的过程。随着行为主义技术被应用于教育领域，人们意识到这一方法也可以用于治疗。心理教育法与行为主义的三项哲学观高度契合：有具体的流程，活动过程不需要对无意识过程进行深入的推论，在一定程度上来访者也要对治疗的进程负责。

心理教育的方法包括将一些行为技巧应用到特定行为的教学中，这些行为被视为治疗的一部分。第一步是对特定疗法中涉及的过程进行一项任务分析，这些过程被分解成可教授的步骤。然后，治疗师通过提供明确的信息来引导这些步骤，以了解步骤中所需要的行为。所需要行为的信息可以通过书面说明、演示或提供成品的模型来提供。

于是来访者就有机会通过在治疗中与治疗师进行角色扮演，练习这些行为，角色扮演可以在模拟的情境中，也可以在真实的情境中进行。最后请来访者进行反馈，反馈既可以提供强化也可以提供信息。在心理教育方案中有一些重要的行为准则如下所示：

- 在行为表现之前或期间提供的信息或提示可以慢慢地淡化或减少
- 行为可通过对预期行为的逐次近似的正强化形成
- 可随着强化频率的减少而调整关联（contingencies）
- 可逐渐增强执行情况中情景的复杂性，以接近自然环境

在诸多问题上都可以应用心理教育法，包括自信心训练、成瘾问题、性欲倒错和性功能紊乱、愤怒管理和社交恐惧。在抑郁的治疗上也有许多著名的经过评估有效的心理教育团体方案，诸如桑科和谢弗（Sank，Schafer，1984），卢因森、安东努乔、斯坦梅茨和泰瑞（Lewinsohn，Antonuccio，Steinmetz，Teri，1984）的方案。

## ■ 基于手册的治疗

治疗的另一个变化是采用基于手册的治疗方法。这在许多方面都有其根源，包括评价治疗的伦理立场，需要对临床医生进行充分和有效的培训，以及最新的循证治疗的主张。

使用手册来指导治疗是循证治疗的标准之一（King，1997）。这表明了手册指导治疗的可取性。当然，尽管有一本手册本身并不能使治疗更好或通过经验验证，但它确实能使评估治疗的过程变得更加清晰和明确。这使得我们相对容易地对案例匹配性进行核查，如当前正在被评估效果的案例以保证就是我们期望获得治疗效果的案例的示范。同时，由多个临床医生在多个中心进行的治疗也相对容易，因为减少了个别临床医生或特定治疗产生偏见的可能性。期待这本出版的手册将会被用于评估研究。

## 治疗关系的本质

认知行为治疗不只是一种心理教育的理论方法，也不只是技术的集合。它体现了一种治疗的哲学，在这种哲学中，治疗的理论基础和具体技术都获得普通认可

并卓有成效。芬内尔（Fennell，1989）指出认知行为疗法（CBT）拥有如下特征：

- 是基于内部整合的情绪障碍认知模型，而不是一堆缺乏理论基础的技术
- 以健全的治疗联盟为基础，其中来访者被明确定义为问题解决团体中地位平等的伙伴
- 简短和有时间限制，鼓励来访者探索自助的技能
- 结构化和指导化
- 问题导向，它聚焦于困难得以维持的因素而非困难的起因
- 依赖于询问和引导发现的过程，而不是说服、讲授和辩论
- 以归纳法为基础，从而使来访者学会审视自己的想法和信念，检验它们是否有效
- 教育性，在治疗中认知行为技术被当成可以通过练习来获得的技能，同时还可以通过布置个人作业的形式让这些技术得以在来访者的日常生活中保持下来（p.173）

　　直到 2006 年，上述观点中的绝大多数都仍然成立，但目前已发生的最重要的变化是，认知治疗师（和认知行为治疗师）更关心问题情绪和行为在早年生活中的发展，同时，他们可能在治疗中变得不那么有指导性了。这些特征也体现了认知治疗（和行为治疗、认知行为治疗）以及由此衍生的治疗师和来访者之间的关系的伦理和哲学。由此可以看出，它们强调的是对症状、问题行为或情绪的获得和维持的一种不评判的态度，以及认为克服旧有的行为和情绪并用新的取而代之是来访者自己的责任，而授权来访者去做出自己所渴望的改变是治疗师的责任。自 1989 年以来的发展提高了治疗师自身这一部分的伦理响应能力、灵活性和自主力，不评判的态度以及对来访者需求和渴望的回应可以被视为等同于卡尔·罗杰斯（Carl Rogers）所倡导的无条件积极关注，同时，治疗的明确性可以被延展为治疗过程中所有方面的透明度。此外，其中还包含对于治疗的内容和过程的非神秘化、对合作的明确强调，以及治疗师和来访者之间的相互尊重。手册中的方案意在体现这一伦理并在上文描述的关系背景下对其进行发扬和践行。

## 方案概述

　　在接下来的章节中，本书将会详细地探讨这一方案，但在探讨方案的理论基

础之前，对方案进行一个概述是有益的。该方案包括五个单元，表层信念及其过程、表层之下：探索负性信念体系、检验信念、改变想法和感受、改变适得其反行为（counterproductive behavior）。在方案的这几个方面中，所提供的理论基础越来越明确。这样会鼓励来访者从传统心理学（包括易感因素，以及诱发因素、维持因素、负性图式内容、对既往经历的错误解释、适得其反行为策略）的角度对于他们有问题的情绪和行为的产生和保持进行日益明确的理解。

课时 1 的内容是方案说明，并设置进行心理教育团体的情境。方案的主要内容从课时 2 开始进行，对认知治疗的重要原则进行教育引导，先向团体成员介绍自动化思维、逻辑错误和图式的概念，然后依次介绍 ABC：激发 / 触发事件（activating event）、信念或想法（belief or thought）、情绪结果（emotional consequence）。在每个课时间隔的一周，治疗结束后治疗师会要团体成员识别自己的表层信念，并让他们在三列表格中写下这些信念，其中每列分别代表 A、B 和 C。第一单元的后续部分会谈主要涉及识别表层思维中的逻辑错误，并将它们替换为更为适应的逻辑。第二单元帮助团体成员对自己的负性思维进行全面的理解。一旦团体成员找到了一定数量的 ABC，他们就学会了运用垂直箭头法识别负性图式或者核心思维（Burns，1980）。接下来，团体成员会运用一些方法来全面理解他们负性信念的模式和关系，包括把信念分类，列出他们信念的总清单，并且做出"认知地图"。当这些信念被组织的时候，团体成员会使用一些方法来挑战这些信念。第三单元中的方法包括对抗法、调查法以及使用的操作性定义、测量和设计实验的科学分析方法。在第四单元中，团体成员会学习认知和经验法来挑战自己的负性思维，包括负性图式内容。第五单元通过标准的自助法来改变基于负性思维的适得其反行为，之前的单元中已经对这些负性思维做出了挑战。第五单元包括识别适得其反行为、定义并计量（counting）适得其反行为、简单背景分析、预先和强化控制策略、行为预演（behavior rehearsal）和问题解决。在方案的最后，团体成员会设计一个维持计划来强化和保持他们在治疗中的收获。

虽然每个单元都是设计好、依次进行的，但它们却是相对自主和独立的。一位团体成员可以完成一个单元，然后花上几周、几个月，甚至更久的时间来把这些技能融入自己的生活，然后再进行接下来的单元，或者他们也可以在一个单元结束后立刻开始下一个单元。

# 第 2 章

# 理 论 基 础

## 本章纲要

1. 方案理论基础的背景
2. 关于障碍的一般模型
3. 贝克（Beck）的抑郁认知模型（CT）
4. 艾利斯（Ellis）的理性情绪治疗（RET）
5. 麦克马林（McMullin）的认知重建疗法（CRT）
6. 杨（Jeffrey Young）的图式疗法
7. 英国的认知治疗师

## 方案理论基础的背景

这套治疗方案的开发过程与我自己作为心理学家的发展和我工作的主要理论的影响密切相关。正如我同时代许多的心理学学者一样，我对认知治疗的初次了解是源自艾利斯（Albert Ellis）的理性情绪治疗。下一个重大的里程碑事件是贝克（Aaron Beck）的认知疗法初期研究结果的出版（Rush，Beck，Kovacs & Hollon，1977），以及随后《抑郁的认知治疗》的发表（Beck，Rush，Shaw & Emery，1979）后，带来的令人振奋的感觉。

1985 年，我作为昆士兰卫生部门的一名临床心理学家，被选派到一个人口增长迅速，有 180 000 人口，正面临公共住房、重大社会问题和缺乏服务等困难的地区，并在那儿建立了一个精神科诊疗团队。这个诊所的主要使命是减少精神障碍的住院患者人数，与之替代的是在社区里给他们提供精神卫生治疗。通过仔细调研该地区的临床数据，我们发现约 25% 的精神病房是提供给抑郁症患者的。于是，我决定为抑郁症患者制订一个有效且高性价比的治疗方案。

与此同时，昆士兰国家健康部门的一位非常有经验的临床心理学家保罗·康拉德（Paul Conrad），为该部门的心理学家们举办了一系列的研究会。康拉德的方法是以贝克（1979）概述的理论和麦克马林（McMullin & Giles，1981）的研究成果为基础提出的。贝克的疗法最初是为抑郁症而设计的，而麦克马林的疗法是为广场恐怖症而设计的。

因此，这个方案主要是作为治疗抑郁症的方法而开发的，它基于贝克（1979）的文章中所描述的理论，并受到理性情绪治疗和麦克马林的情感障碍治疗方法的影响。本书第 1 版出版以来，我的主要工作是在私人执业和临床心理学教学方面。在我的私人执业工作中，我发现（若要使治疗效果更佳）必须超越贝克、艾利斯和麦克马林的工作，考虑童年经历在来访者情绪和行为问题的发展中所扮演的角色以及最终由此所产生的图式内容，杨（Jeffrey Young）的图式聚焦法在这个情境中非常有用，同时也与我的方法非常契合。此外，英国认知治疗师，诸如克拉克（Clark）、萨科夫斯基斯（Salkovskis）、芬奈尔和威尔斯（Wells），无论在理论还是实践方面都非常引人瞩目，特别是在焦虑障碍方面。或许他们的方法在威尔斯（1997）的著作《焦虑障碍的认知治疗》中得以最为简明的呈现。本书中的方案也吸纳了英国认知治疗师们以及杨的方法。

有许多因素可以解释为什么说情绪障碍的特定认知模型是团体认知治疗方案内容和过程的基础。第一，没有一本治疗手册可以涵盖所有可能发生的情况。有时，治疗师需要设计一种新的干预措施来处理成员所表现出的特定信念或行为。通常，一种新的干预只能以"第一原则"来设计，即以治疗为基础的理论。第二，正如我们所指出的，方案的理论基础并没有一个外部的来源。贝克的抑郁模型本身并不是一个单一的结构。有许多包含了模型的不同方面的排列反映了这些年来的发展。重要的是要清楚地表达出这种疗法背后的精确模型，这样，那些使用该方案的治疗师就能够理解方案的内容和结构，从而更有效地执行方案。

下面将介绍认知障碍因素在认知障碍治疗中的作用模型，特别是其在干预过程中的应用。如我们所指出的，它是贝克关于抑郁、焦虑和过度愤怒的认知模型和艾利斯（Ellis，1962；Ellis & Harper，1975；Ellis & Greiger，1977）、麦克马林（McMullin & Giles，1981；McMullin，1986，2000）、杨（例如 Young，

Weisshaar & Klosko，2003）以及英国认知治疗师们的方法的综合产物。上述的每个方法都将在下文加以概述，并介绍本方案受到该方法影响的哪些方面。

值得注意的是，这一章的内容是对各种理论的解释，而不是批判。本书的主要目的是为临床医学家提供有用的资源，而不是引发关于这个领域中存在的许多非常突出的理论问题的学术辩论。本章所介绍的所有理论都是极其粗略的，强烈建议读者阅读我们引用的主要著作中的理论。

## 关于心理障碍的一般模型

检视任何一组心理障碍或理解个体来访者所遭受的心理或情绪障碍的临床表征的方法是考虑障碍的易感因素、诱发因素和维持因素。

**易感因素**（predisposing factors）是过去发生的事件或在出生时出现的情况，这些事件并没有直接导致当时的疾病发展，但这增加了情绪障碍最终发展的可能性。易感因素包括基因组成、在儿童时期发生的学习，甚至是营养特性的结果。因此，易感因素经常出现在障碍发展之前很长一段时间。

**诱发因素**（precipitating factors）是指与障碍的显现有关的事件。在没有易感因素的情况下，诱发因素有可能是障碍产生的全部原因，或者它们也可能和易感因素联合起来，促成了这种障碍的发展。诱发因素常常都是一个人生活中的外部事件，比如失业，结束一段关系或者遭遇自然灾害。这些事件可以是突如其来的，比如洪水；也可以持续很长时间，比如干旱。同时它们也可能来自内部，比如罹患疾病。

**维持因素**（perpetuating or maintaining factors）是那些在诱发因素发生了（可能诱发因素发生后不再持续下去）之后，让障碍持续显现的因素。维持因素可能是外部的，诸如干旱或者一段糟糕关系的持续。它们也可能是内部的，比如持续生病，或一种非适应性的行为图式模式或解释社会情境的方式，或缺乏某一种关键技能。维持因素可能是易感因素或诱发因素的延续，或者也可能完全是新的因素。一个维持因素可能足以让障碍维持下去，或者它也可能只是障碍得以促成的因素之一。

干预可能要应对不定数量的易感因素、诱发因素和维持因素（干预措施可以解决任何数量的易感因素、诱发因素和维持因素）。一种特定的治疗通常有一个"首要前提"：治疗起效是因为它能够改变一个或者更多上述因素（Beckham，1990）。

下面的讨论将确定各种理论主要前提的重要方面，以及这些理论是如何被纳入方案，或者如何由团体带领者纳入方案中的。

# 贝克的情绪障碍认知模型

## ■ 抑郁

贝克的抑郁理论有四个主要组成部分。它们都是认知层面的，因为它们与人可能意识到的内部事件有关，而不是他人直接可以观察到的事件。这些事件并非生理上的，而是其他一些经历过的内部事件，例如疼痛或饥饿的痛苦。

四个组成部分是：自动化思维、图式、逻辑错误和认知三角。

**自动化思维**（automatic thoughts）是一种短暂的现象。它们包括在意识流和表征中出现的句子和短语。只要思想在意识中，它们就存在。在附录 F 中可以查阅到贝克关于自动化思维特征清单的改编版，同时这也包含在课时 1 的材料中。

**图式**（schemas）是在人的认知组织中充当过滤器、模板或刻板印象的永久性结构，用来总结个人对世界的经验，使个体能够组织自身的行为。

**逻辑错误**（logical errors）是在论证推理过程中的错误，以至于会从事实中得出扭曲的结论或推论。例如，在缺乏足够数据支撑或积极意义的基础上得出某一事件具有完全负面意义的结论。目前已有许多关于逻辑错误的清单也就是被大家熟知的"认知歪曲"。本方案中使用的清单，源自贝克，由我本人改编。

**认知三角**（cognitive triad）与思维内容相关。在抑郁症人群中，人的思维内容大多是负面的，而且是关于自我、世界和未来的认知三角。自动化思维和图式都有（负面的）内容；逻辑错误使得思维内容发生偏离进而更为极端。其结果是以极其负性的自动化思维和图式关注自我、世界和未来，这些都源于对感官数据逻辑错误的解释。

一种疾病的易感因素可能是遗传的，也可能是在人的成长过程中习得的。贝克并没有具体提到基因因素在抑郁症中的作用。他明确指出抑郁症在某些情况下可能原本就是具有适应性的，从进化的意义上来说它具有一定的基因优势。因此，任何遗传模式都将取决于所涉及的基因数量。由于抑郁症的遗传倾向性并不是简单的，很可能有大量的其他基因也参与其中。因而，对于个体来说，有可能在抑郁症中存在着广泛且有差异的易感性。

贝克对易感因素的形成有更为清楚的了解，他认为："受到大量的被重要他人所带来的负面影响和评判的儿童，倾向于提取这种负面的态度并将其融入他们的认知组织中"（1987，p.24）。本方案所采用的观点是：这种负性态度是操作或间接学习过程的结果，或是对事件起因的解释性归因而产生的。在读取数据的过程中，由于个人倾向所产生的逻辑错误，使得负性的解释更为容易。这些逻辑错误或认知歪曲，在很大程度上反映了个体的倾向：①以否定的方式过度概括事实；②以否定的方式将结论与自我联系起来；③对所讨论问题的发展形成绝对的而非相对的信念。然后，这些解释被整合到图式中，这些图式被认为是持久的结构认知实体，但有可能处于激活或尚未被激活的状态。这些图式内容可以是关于个体可能已经拥有的任意一种经验，但特别重要的是他对自我、对世界的看法以及对未来的期望。贝克称个体经验的这三个方面是认知三角，并指出抑郁症的一个重要方面是在这三个领域中，图式和自动化思维都有负性内容。

因此，由于对成长中的体验（包括那些可能已经成为负面影响的体验）的负性解读，个体对他自己、世界和未来形成了负性的图式。这种图式可能是条件性的也可能是绝对的，例如"如果我在某件重要的事情上失败了，我就毫无价值"或者说"我是毫无价值的"。抑郁先是沉睡着，而当某个与其图式相关的事件发生时，它就被激活了，如一个被视为重大失败的经历。

一旦一个人变得沮丧，就会出现抑郁症的典型症状，同时伴有很多目前并没有人将其描述为抑郁症症状或征兆与生理状态有关的各方面症状。贝克认为，是这些方面共同维持了抑郁。

需要注意的是，贝克认为认知现象只是抑郁症的一个方面。其他的重要方面是个体的行为和生理过程。贝克指出，抑郁症的认知方面只是临床医生可以介入的领域之一，他认为，干预生理或行为领域同样有效。

## ■ 核心要素

以下是我所理解的贝克理论中的核心要素：

- 对认知加工的负性倾向
- 易于在认知加工中出现逻辑错误
- 在认知图式中对负性的思想和态度形成相对持久的认知实体
- 来源于持久的认知实体的短暂认知现象，它以自动化思维的形式存在

● 这些与抑郁相关现象的内容涉及未来、自我和世界的价值观

在认知治疗期间应出现以下三种主要变化形式：

● 从负性想法的自动化思维转变为更符合客观现实的思维
● 在思维的过程中转变，即降低认知歪曲或逻辑错误
● 对更持久认知结构（图式）的修改

这些变化往往是与自我、世界和未来相关的思想内容。

## ■ 焦虑

在讨论焦虑时，贝克对恐惧和焦虑进行了区别。他将预期的伤害视为恐惧而把不愉快的情绪反应称作焦虑。贝克认为，造成焦虑的原因及其维持因素与抑郁的稍有不同。贝克认为焦虑是来自我们自身的真实或想象的威胁，或是对任何个人领域内的安全、健康以及心理状态的威胁，也可能是对我们所看重的制度或原则的威胁。因此，对于焦虑来说，丧失与贬值感着眼于未来。

根据贝克的说法，两种主要的认知事件都与焦虑有关。它们都是对一种情况做出的判断：初级评估先将情况确定为威胁，并评估其可能性、紧迫性和潜在的危害程度；二级评估是对个人资源的评估，以应对危害。正是这两种评估之间的平衡决定了感知到的风险（或危险），因此决定了焦虑的程度。

同样的逻辑错误（与抑郁症中价值丧失有关的）应用在评估过程中，会导致个人做出不准确的评估，因此，形成了不必要的焦虑。在类似抑郁的过程中，这些逻辑错误致使个人对与某些情况相关的危险产生不准确的图式内容。

## ■ 愤怒

某个事件的意义在抑郁和焦虑中都很重要。这是认知方法的中心主题。感官体验的意义与事件本身的意义是分开且不同的，它可以是高度个人化的。因为人们总是犯前面已经描述过的逻辑错误，其意义也有可能是虚假的。在抑郁症中其意义是关于丧失的，而在焦虑症中其意义则与危险有关。在愤怒中，其意义是关于越界的，另一个人做了错事，且有伤害观察者的潜在可能性。据贝克（1976）的论述，这可以在三种不同的情况下出现：直接且有意攻击，直接且无意攻击，对法律、准则或社会习俗的侵犯。贝克还认为必要的是，感知到的威胁是严重的，

并且观察者评价被攻击的东西是重要的。但这种威胁不应太大，以至于观察者得出他们可能会受到伤害的结论，因为这种状况下的情绪是焦虑。或者，如果他们感知伤害已经发生，这是一种损失，那么会感到情绪抑郁。贝克（1976）也描述了在侵犯行为发生后加重愤怒的以下条件：

（1）感知到的侵犯是故意的；

（2）感知到的侵犯是恶意的；

（3）感知到的侵犯是无理的、不公的、无法容忍的；

（4）侵犯者是不受欢迎的人；

（5）谴责侵犯者或使其可能不再成为侵犯者。

在以上条件中，第三点尤为重要，因为在愤怒的时候，通常的认知都是对侵犯者彻底的贬低。

### ■ 对本方案的影响

传统的抑郁症认知疗法倾向于从处理自动化思维和认知歪曲入手，再到与图式一起工作。图式内容通常是关于自我、社会环境或世界的整体性的负面内容。对焦虑症和愤怒情绪的治疗通常需要更多地关注逻辑错误。在焦虑的情况下所讨论的图式内容是关于世界和他人的危险，而在愤怒的情况下则是关于另一个人或人们的整体的负性思想。本方案的当前版本将逻辑错误转变为适应性逻辑，以恰当的、正性的反思替代负性的自动化思维，然后转向修改负性的图式内容。因此，目前的方案非常适合解决贝克所提出的抑郁、焦虑和愤怒等问题。

## 艾利斯的理性情绪治疗

理性情绪治疗（RET）是由艾利斯创建的，与贝克的认知疗法处于同一时期。RET 在很大程度上是一种起源于情绪的理论，特别是非适应性情绪。它不是一个专门针对抑郁症或其他特定的情绪的理论。

这两种理论之间有很多相似之处。它们的许多中心假设是对应的，总体概念也非常相似。这些理论在很多方面都是互补的。事实上，在《理性情感治疗手册》（Ellis& Greiger，1977）中，关于抑郁症的章节是由贝克和布莱恩·肖（Brian Shaw）提供的，它们经常与贝克的抑郁症模型联系在一起。

RET 的核心原则可以说非常简单。对个体产生影响的是他对事件的解释，而不是事件本身的结果。一个人如何解释事件取决于这个人对该事件的信念。信念可能具体到某个事件，也有可能代表着相对长期的思维模式。

这种观念是理性的或非理性的。理性情绪理论认为，情绪紊乱是由非理性信念导致的。非理性的信念是那些在逻辑上不遵循与事件相关事实的信念。

艾利斯（1977）归纳了四类主要的非理性信念："糟糕至极""无法容忍""必须"（masturbation）以及对自己或他人的谴责。"糟糕至极"指的是个体夸大事件对认知所造成的负面影响。"无法容忍"涉及个体从经验中形成的认知，这些认知在当前或未来都对某些与其相关的事件难以忍受。这两种非理性的信念都是指那些艾利斯认为从本质上未定义的概念，这就是"糟糕至极"的概念和"无法忍受"的概念。他认为，人们为这些概念赋予了未经验证的、有迷信观念的参照物。参照物是未经验证的，因为人们不会想到什么"糟糕至极"或者"无法忍受"的东西在现实中与生理上的结果是什么。参照物是迷信的，因为包含它们的模糊想法和图像通常是比任何现实中及生理上都更为糟糕的经历。

第三类非理性信念指的是一组可以嵌入在前两类事件之间的一系列信念。"必须"指的是为自己或他人的行为制定的一条或一套规则。其含义是如果自己或他人不按规则行事，就是糟糕的或令人受不了的。此外，遵守这些规则也许是不可能的，或者说是完全不可能的，比如"我/他/她必须是完美的"。从本质上讲，艾利斯认为这些规则的标准基本上是武断的，愤怒的对象侵犯者，常被视为对诸如"应该"，绝对性与武断性的规则加以蔑视的个体。

第四类非理性信念，"谴责"指的是对自身或他人的价值做出否定的判断，有时是因为运用了武断思维的标准产生的结果。

艾利斯的理论也适用于愤怒。被侵犯者所藐视的规则是"应该"的，而且是绝对的，往往也是任意的。RET 和贝克理论的相似之处是显而易见的。二者都是指扭曲的思维过程导致了与客观现实不相符的信念。这些信念的领域也非常相似：它们都关注自我和他人的价值以及特殊事件的坏处或危险。

## ■ 对本方案的影响

艾利斯的 RET 的影响从许多方面中都可以看出。其中最重要的两种是在课时 2 ABC 策略的介绍和艾利斯所说的引发问题的绝对化信念才是问题的原因。对本方案来说，更为重要的是减少绝对化信念，而非证明一个令人烦恼的信念是完全错误的。这一原则对第三单元中引入的各种形式的分析是非常重要的。

## 麦克马林的认知重组治疗

许多潜在的认知重组治疗理论（McMullin & Giles，1981；McMullin，1986，2000）源自 RET。然而，它们之间也有一些重要的区别。麦克马林和贾尔斯（Giles，1981）认为，"我必须是完美的""我是无价值的"等这样的认知既不是固有的，也不总是痛苦的。根据麦克马林和贾尔斯的理论，由非理性想法引起的创伤本身就是通过直接或间接体验来获得的。这一论点立即提供了一种与治疗方法有关的联结，例如系统脱敏法，这是由情绪的经典条件作用模型衍生出来的。贾尔斯（1981）和麦克马林（1986）的方法至关重要的是关于"反驳"的想法，运用直接矛盾的理性信念取代非理性信念。麦克马林（1986）认为：

某个单一的理论是所有运用反驳认知重组技术的基础。这个理论认为，当一个来访者反驳一种非理性信念，并且不断重复的时候，非理性信念就会变得越来越弱。（p.3）

这个理论类似于沃尔普（Wolpe，1997）在经典条件性神经症焦虑的干预中所提及的交互抑制（reciprocal inhibition）的概念。它是基于邦奇和温斯顿（Bunch & Winston，1936）的工作而建立的反动抑制（retroactiveinhibition）原则。本方案在课时 5 和课时 15 中明确提出了反驳（countering）。虽然该方案没有包含明确的干预程序，但每次治疗结束时"可能遇到的困难"部分会涉及这些附加方案的运用。在对于单独使用认知技术不足以处理太极端情绪的情况下，可以在会谈中使用这些附加方案。

麦克马林方法的另一个重要因素是他将图式比喻成两可的人物图，比如附录 F 中反复出现的著名的老妇 / 少女图。这些图像最初很难解释，但是一旦它们所包含的图像被识别出来，人们就容易从其中一种转换到另一种可能的感知。通常，专注于细节可以帮助人们看到图像，或者是从一个图像切换到另一个图像。

麦克马林已经开发了一种基于这个过程的技术，他称之为"知觉转变"。在知觉的转变中，有意识地专注于思想内容中明确的正性元素，会促进更多全面的思想内容的正性变化。这项技术在课时 5 和课时 10 中相对完整地应用。但在课时 17、课时 18 和课时 20 中对图像、记忆和情感方面进行了扩展性地应用。麦克马林开发的另一种技术是"逻辑分析"，这项技术在上一版本的方案中也曾使用过。如大家已知晓的，在本方案中，它被分为两种，我称之为调查分析和科学分析的技术。这纯粹是为了使技术更能被参与者理解。逻辑分析的本质仍然是要体现在衍生技术中。

## 杨的图式治疗

杨等人（2003）认为图式治疗是"一种创新的综合治疗……这显著地扩展了传统认知行为治疗的概念"（p.1）。杨的观点认为有些图式是由于童年时期的不幸经历而发展起来的，这是许多情感和行为问题的核心。他在临床工作中发现情绪与行为产生的诸多问题的背后，似乎存在有限主题的图式，即早期非适应性图式。根据杨等人（2003）的研究，早期非适应性图式是：

- 一种广泛的、普遍的主题或模式
- 由记忆、情绪、认知和身体知觉组成
- 关于自己和他人的关系
- 在儿童时期或青少年时期发展起来
- 复杂而精巧地贯穿人的一生
- 很大程度上的机能失调（p.7）

杨认为行为是由图式驱动的，并且是对图式的回应。他和他的同事确定了早期非适应性图式的 18 个主要主题，比如抛弃／不稳定、自我牺牲和严苛的标准。图式由与童年时期相似的事件触发，这些事件促进了图式的发展，从而导致人们遭受强烈的负性情绪。随后，行为的目的就是削弱与图式相关的强烈负性情绪。杨等人假设，用于减少强烈的负性情绪的行为可以描述为三种非适应性的应对方式，即回避、过度补偿和屈服。回避包括避免生活中可能会触发相应图式的情况，过度补偿包括试图通过违背图式的行为来减少触发相应图式的可能性。屈服则采用"知道比不知道要好"的方式，试图去控制触发图式的情况。

杨的一些理论元素已经被纳入了本方案的理论基础中。我们所使用的图式概念更像杨的而不是贝克的，它不被看作一个实体或概念，如同关于自己、世界和未来的图式一样。我们使用的图式是有内容的，包括记忆、情绪、认知和（杨称其为）身体知觉，它同时包含了命题材料和行动倾向。后者体现了杨的治疗风格的特征和作用。图式内容的决定被看作一种平衡，它由正性与负性情绪之间的效价来决定。类似于杨的观点，非适应性图式的内容来自早期的生活经历，其中一些是真实的，另一些是基于当时的逻辑错误产生的。

一些杨的其他观点丰富了本方案的理论基础。主要获益部分有：在课时 2、课时 6、课时 10 中呈现的理论，在课时 17～课时 20 中认知改变的非命题的方法，在课时 21 中适得其反行为的方法。在本方案中所采用的是一种广义的图式概念，是贝克与杨的概念的融合，也是被心理教育研究者所认同的既简约又恰当的概念。

## 英国的认知治疗专家

最后，对本方案有影响的是英国的认知治疗专家。克拉克、威尔斯和萨科夫斯基斯，都对扩充焦虑障碍的认知模型有积极的贡献。他们的贡献非常丰富，无法在此详述，但可提及一些他们重要的元素。英国认知治疗专家工作的三个主题与本方案是相关联的：患者对于他们所经历的身体感觉的信念、关于他们用来控制这种感觉的策略的信念以及这些信念和策略的恶性循环本质。因此，广泛性焦虑障碍患者认为担心会阻止坏事情的发生，但是之后他们就开始担心，"担心"本身就意味着糟糕的事情正在发生。患有社交焦虑症的人认为平稳地举起自己的酒杯便不会让自己的手颤抖，这样人们就不会注意到自己的焦虑。但事实上，肌肉紧张的加剧会导致颤抖和焦虑的增加。患有惊恐障碍症的人曲解了他们身体内部信号的指示（如他们将要死去或发疯），所以对他们的身体感觉越来越关注，这导致了他们对不舒服的内部知觉的意识增强了。对于这些英国治疗专家的重要贡献所带来的影响，并不在于特别的治疗技术，而是那些在课时 4、课时 10 中所提出的治疗模型，以及在课时 22 中所呈现的适得其反行为的方法。

## 结论

本方案的基础理论是过去 30 多年来很多认知理论发展的整合。方案中使用了不同理论的元素，因为它们是扩展其他理论最简单的方法，它们有效地处理了在临床工作中所遇到的需求，或者它们更适合直接呈现给来访者。虽然结果是一个相当简单的模型，但是这个模型的内部是相互连贯的，并且适用于一般临床工作中遇到的各种各样的病例。因此，作为心理教育团体方案的基础是恰当的。模型的内容将在课时 2、课时 6 和课时 10 按不同层次进行呈现。

第 3 章

# 准　备

## 本章纲要

1. 手册背后的基本原理
2. 获取适当的资源
3. 团体成员的筛选
4. 准团体成员的准备
5. 评估考量
6. 了解团体认知治疗手册
7. 心理治疗师在团体心理治疗中的角色
8. 选择一种形式

## 手册背后的基本原理

　　本手册的目的是为治疗师提供一种资源，希望他们能对患有情绪与行为问题
（如抑郁症、过度愤怒、焦虑症和成瘾障碍等）的成员进行认知治疗。本方案之前
版本（Free，Oei & Sanders，1991；Free，1999）的正式研究结果主要集中于抑郁
症患者的临床治疗，目前方案已经应用到了焦虑症患者的临床治疗和少量愤怒问
题的人群的矫正。同时，它也已经用于对亚临床水平抑郁症的人群的干预。

　　本手册为治疗师提供一整套基于心理教育框架的资源，用于团体的情绪与行
为障碍的治疗。选择该方法是因为它被认为对团体成员更有帮助，并且符合大多

数使用该疗法的治疗师所拥有的技能水平。本方案的内容主要是认知性的，但也包含大量的情绪、经验（源自杨等，2003）和行为成分（第五单元）。无论是理论还是对个体所呈现问题的功能性分析实践，本方案主要针对负性思维在发展和维持病理中均起到主要作用的情绪和行为障碍的个体。

# 获取适当的资源

以下是推荐的资源：

（1）有资质的、知识渊博的、有熟练技巧和经验的治疗师；

（2）合适的物理空间；

（3）白板／黑板；

（4）投影机或者笔记本电脑和数据投影仪；

（5）屏幕或者合适的墙；

（6）咖啡／茶的制作设备；

（7）复印讲义的资源；

（8）评估问卷；

（9）在网络上下载幻灯片和与手册相关的辅助资源。

## ■ 治疗师

一位或多位治疗师的配备，需要视成员数量而定。如果成员达到临床抑郁症水平，即达到重度抑郁症的诊断标准（例如达到 DSM-Ⅳ 中的抑郁症的诊断标准），且超过四名团体成员，建议配备两位治疗师。中度抑郁人群的风险之一是团体成员可能报告其自杀意念的增强。有效的方法是让一位治疗师专门处理这种情况或者其他危机情况，而其他治疗师可以继续进行团体治疗。治疗的理想比率是每三名团体成员配备一位治疗师，但经验丰富的治疗师可能将这个比例控制到每八九名团体成员配备一位治疗师。我所带领的最大的团体（包括协同治疗师）达到了 16人。如果治疗师与团体成员比例保持在较高水平，我找不到团体不能再扩大一些的理由。我曾尝试与多达四个协同治疗师一起合作，尽管他们是临床心理学的受训者，还无法做出与有经验的治疗师同等的贡献。

首席治疗师应该是一位具备出色临床技能的经验丰富的执业者，他具备表达能力、组织管理能力和心理教育技能。临床技能包括监控精神状态和适当的处理额外症状的能力。首席治疗师应该是一位迷人的、有魅力的主持人，能够有效地与团体成员沟通，并且在治疗过程中同时传达出一种非防御性的、真实的、透明的信念。主持人或者任何做治疗内容展示的人，都应该对这个方案及其原理非常熟悉，能够迅速地对团体成员的提问做出恰当的回答。

团体管理技能也十分重要。如果首席治疗师不能管理团体，一些团体成员将倾向于支配团体的互动，团体将花费过多的时间来处理他们的问题，从而损害其他团体成员的利益。

本方案最重要的部分是在练习中进行的。所有的治疗师都需要熟练掌握事前控制的原则，并通过强化近似行为来进行塑造，帮助团体成员获得完成治疗任务所必需的技能。

## ■ 适合的物理空间

第一个要求是有一个足够大的团体空间来容纳大量团体成员。它可以有许多不同的形式：可以是在一个圆圈或马蹄形空间里，或者在教室里，团体成员分坐在独立的桌子前，或一个小团体围坐在一张桌子前。可以是一幢带有单独小房间的建筑，或者在气候温和时，利用适宜的户外空间。由于涉及大量的纸笔练习，表面能放置纸笔的桌、椅或（带垫板的）讲座式的椅子可能比扶手椅更好。治疗时必须有足够的空间可以让治疗师在团体内走动，而且在他们与一个团体成员交谈并涉及一点点隐私的情况下，不分散其他团体成员的注意力，但是空间不宜过大，否则治疗师需要花费较长时间在团体成员之间走动。

## ■ 白板／黑板、投影仪、屏幕和复印讲义

这些都是相当标准化的资源，但你应该检查你的场地是否有这些资源。

## ■ 数据投影仪、笔记本电脑和互联网接入

本版本的方案设计了可以使用与这本书相关网站上提供的幻灯片。这些资源的可用性不断提高，而且投影技术也使得治疗设置变得更为经济，尤其是如果该机构或个人有一台有闲置的便携式电脑或笔记本电脑。如果你的机构缺少这些资源，那么购买这些资源是很值得的。如果你不能使用幻灯片，所有的幻灯片均按字母顺序包含在这本手册的附录 F 中。

### ■ 咖啡 / 茶制作设备

本方案的治疗可以采用的形式是多种多样的。提供热饮和小吃在大多数设置中是一个很好的选择。它们可以在治疗开始前，在团体成员填写问卷的时候供给，或者在两个或两个以上的治疗会谈间隙中供给。尽管这个过程并不是有意培养团体凝聚力，但提供一些社交时间可以促进团体成员之间的联系。如果你有合适的空间，可以选择设置一个隔断区，团体成员可以在那里喝茶或咖啡，且不打扰任何仍在接受治疗的团体成员。如果多次会谈一起进行，则建议中间设置休息时间。

## 团体成员的筛选

上一个版本的方案，我曾在由州立卫生部门运营的社区精神病学诊所、大学诊所以及私人诊所中使用过。本修订版本在一般的私人诊所中发展并使用过。参与到这两个版本方案的团体成员，他们是焦虑症、间歇性发作精神障碍、重度抑郁症、恶劣心境障碍或各种适应障碍的患者。任何患有上述疾病的患者都有可能成为这个方案的适宜对象。我也相信，这个方案很可能会对复发性抑郁症患者有帮助，即使他们在治疗过程中并没有发作。

为验证方案效果和进行其他方面的研究，我们制定了该方案的排除标准，并在 10 多年的经验基础上进行修订。以下的标准似乎成功地排除了那些不太可能从这个方案中获益的人，或者那些可能需要治疗师花费不恰当的时间的人：

- 有证据显示此人患有双相情感障碍
- 此人的抑郁症是另一种主要的精神疾病（如精神分裂症）的继发
- 此人目前正在滥用药物或酒精
- 此人有重大身体疾病的证据
- 此人有明显的人格障碍
- 此人表现出严重的自杀意念
- 此人有器质性认知障碍史
- 此人有阅读困难

前四项排除标准排除了可能会使治疗变得复杂的某些情形，而且在这些情形下，认知疗法不太可能作为主要治疗手段。而将认知疗法作为辅助手段治疗这些人有可能是有帮助的。

认知疗法已被证明对诊断为人格障碍的人有效（Beck & Associates，1904；Linehan，1993）。我的团体中有人格障碍的人，对他们的治疗效果不是很好。有可能在同一时期内，他们的个体治疗效果也并不是很好。在任何情况下我都不会将那些有极端行为的人格障碍患者或需要过量治疗时间的人纳入团体中。尽管有时候个体治疗的顺序、结构和团体治疗的情况相似，但我倾向于对这些人做个体治疗。现在这个版本的方案可为更广泛的人群提供帮助，包括那些在临床上有一定程度复杂性的人群，还有 DSM 轴 II 的疾病。

完成该方案需要一定程度的英语读写和学术能力，以及理解抽象原则的能力。我发现，那些在智力或阅读方面有困难的人很难完成这个方案。这并不是说他们不能用认知疗法治疗，只是需要在方案中给这类人换一种不同呈现形式。

最后，我的团体曾加入了一些母语不是英语的人，尽管这些团体成员的英语很流利，但是也很难将与认知疗法相关的概念传授给他们。问题可能在于文化，而不在于语言。

因此，我建议将该方案作为一项团体方案，用于治疗除了之前提及的患有精神疾病和在排除标准之外的人。我已经用这种治疗方法对那些符合排除标准的人进行个体治疗，并取得了一些成果。如果你真的希望在这个方案中加入人格障碍患者，我强烈建议在这些人在做团体治疗的同时接受个体治疗。

参加团体的准团体成员包括转诊到社区精神科服务机构的人（包括初级护理从业者的转诊），社区公告中寻求抑郁症患者参加调查研究的响应者，以及在我的私人诊所的一般患者。在研究设置中，团体成员要完成两阶段的筛选过程。第一个阶段通常是 10～20 分钟的电话筛选访谈。第二阶段是通过结构化的诊断面谈获得一个研究标准诊断，如情感障碍的结构化访谈（SADS）（Spitzer & Endicott，1978）或 DSM 的结构化临床访谈（SCID）（First，Spitzer，Gibbon & Williams，2002）。筛查测试主要用于排除不符合标准的人，检查此人是否符合认知治疗对应的情绪或行为问题。筛查通常是通过电话进行的。筛选协议的副本呈现在附录 A 中。

我使用过 SADS 和 DSM Ⅲ-R 的 SCID（Spitzer & Williams，1985），以及一个在格里菲斯大学（Griffith University）修订的 SCID 版本，它们都可以结合研究诊断标准 DSM-Ⅲ-R 和 DSM-Ⅳ，作为访谈诊断标准使用。虽然用这些做访谈需要经过一定的培训，而且每个访谈耗费 1～2 个小时，但可得到的是一个高标准的、有效和可靠的诊断。根据这些访谈所获得的高信度的信息来决定是否纳入或排除

一个准团体成员。因此，我建议使用结构化诊断访谈来为这个方案选择合适的团
体成员。

## 准团体成员的准备

准团体成员的准备工作有若干阶段：

（1）接触前的信息；

（2）电话筛选或接触时给出的信息；

（3）筛选过程中给出的信息；

（4）筛选结束后给出的信息；

（5）团体治疗开始前，进行特殊的信息说明；

（6）第一次治疗时给出的信息。

### ■ 接触前的信息

准团体成员接触前的信息包括由转介机构提供的信息，从混杂的渠道获得的
信息，以及作为广告或媒体发布的信息。准团体成员可能对认知疗法的性质以及
它能解决什么样的问题有一定的了解。无论是基于诊断，还是功能分析，他们甚
至已经完成了一个评估认知疗法是一种可能有潜在帮助的疗法的过程。附录 D 包
括了一个可以提供给基层医疗机构的有关认知治疗基本信息的例子。

### ■ 在电话筛选或接触时给出的信息

在电话筛选或接触时所提供的信息取决于该团体的目标。如果这个团体目的
是研究，那么这些信息包括研究要求和团体计划的细节。附录 C 给出了一个可以
提供给准团体成员的信息表的例子，它可为准团体成员提供关于团体方案的形式
和基本要求。

### ■ 在选择过程中给出的信息

在选择过程中会给出一定量的信息。其中一些非正式信息，要么是主动提供
给准团体成员的，要么是在回答准团体成员问题中给出的。选择过程还暗示了一
定数量的信息共享：准团体成员是否可能适合这个方案，以及为什么适合或为什么
不适合。

## ■ 团体治疗开始前，举行信息说明会

如果团体方案是为特殊需要或研究而实施的，那么召开一个专门的信息说明会是有必要的。这样的一个说明会可以用来详细说明研究的要求，以便团体成员提出问题，并确保团体成员知道如何完成所有方案要求和所有测量程序。如果将小组用于商业目的，一个免费的信息说明会可有助于准团体成员决定他们是否参加团体治疗。

## ■ 第一次治疗给出的信息

提供信息的最后机会是第一次会谈的前半部分，可提供方案结构的概要以及说明团体成员的行为准则。

这些工作让准团体成员尽可能地了解方案的性质和要求，帮助他们做出关于是否参加这项方案明智的决定，让准团体成员在某种程度上准备好接受这个方案的基本原则，并最终让其在这个方案的构架中收到最佳效果。因此，要尽可能完整和透明地给出信息。


# 评估的考量

## ■ 时间表

除了使用诊断性筛查和诊断性访谈来收集部分前测数据外，进行前测，监测整个方案实施过程以及后续追踪测试是很好的专业实践。最低限度的监测方案过程是前测、后测和追踪测，但我更倾向于每次治疗后都进行一些测试。

治疗中存在大量潜在的测量。首先，需要有主要呈现问题的测量：抑郁、焦虑和愤怒。虽然抑郁症和焦虑症适合用贝克量表，但是如果每次治疗重复使用，费用将十分昂贵。另一个适合的量表是《心境与焦虑症状问卷》（MASQ）（Watson et al.，1995），它提供了抑郁和焦虑的两种表现形式，以及一般心理问题的测量。我现在使用做过一些修改的《抑郁、焦虑和压力量表》（Lovibond & Lovibond，1995；http://www.psy.unsw.edu.au/Groups/Dass/）以及试用《效果评估量表》（OQ45）（http://www.oqmeasures.com/；Lambert，et al.，1996）。

其次，测量有效果的治疗结构是有用的。虽然对认知测量是困难的，但也存在许多合适的量表。我倾向于使用《自动化思维问卷》（Hollon & Kendall，1980）

和《失调性态度量表》(Weissman，1978 )，尽管这些量表偏向于考察与抑郁有关的认知，而不是与愤怒或焦虑有关的认知。

决定使用何种测量是困难的。我喜欢的是较符合心理测量学、综合、精悍且可以即刻解释，没有复杂的评分程序的工具。我仍然使用贝克的量表进行前、后测，用《自动化思维问卷》(ATQ) 和《失调性态度量表》(DAS) 来监控团体成员的负性思维。然而，《效果评估量表》( OQ45 ) 比贝克量表更全面，它同样能够快速解释，并能迅速获得令人印象深刻的研究，支持基础结构，尤其是当团体的构成在诊断上异质性时，它似乎有更大的潜力，可能比贝克量表更有效。

# 了解团体认知治疗手册

接下来的 "操作手册" 部分，包含了《团体认知治疗方案》逐次内容的详细说明，共有 25 个课时。本方案有以下广义的原则：

- 方法是心理教育的，而不是过程导向的
- 团体成员将完成一个结构化的教育历程。在这种历程中，团体成员系统地学习技能，并在治疗会谈过程中和他们自己相处的时间里，将其应用于有意义的自身问题中的部分
- 教学内容和练习会混合在一起
- 团体成员将学会处理自己的问题
- 有难度的技能会分散在多次治疗中
- 该练习的一个重要部分是对团体成员的个人作业进行反馈

## ■ 手册的结构

本书的手册部分包含两种不同的文本：会谈内容和指导文本。

## ■ 会谈内容

会谈内容有以下几个标题：

- 回顾上一个课时中的个人作业
- 讲解
- 练习

- 总结
- 本课 × 个人作业

有时一次会谈可能不止涉及一个讲座或练习，每个单元的第一次会谈均附带一个额外的"单元介绍"。

会谈结构的基本原理是：利用讲解提供完成治疗性任务所必需的信息，包括例子和演示。随后，团体成员在治疗师（们）的指导和训练下，利用练习来获取和练习治疗性任务中涉及的技能。然后，团体成员继续在家里或其他地方完成治疗性任务。个人作业将被带回诊所，由治疗师（们）在随后的会谈中进行回顾。

个人作业的回顾提供了上一课时个人作业的总结，以协助治疗师进行回顾。个人作业还提供一些特定任务的行动指南。讲解部分有本课时内容微型讲座的完整讲稿。尽管这些讲稿是逐字逐句的非正式语言，但治疗师可根据自己的习惯来调整材料。讲解脚本中也包括治疗师在一些时间点该做什么，例如放映幻灯片或投影仪，举例子或者让团体成员进行评论，或者给出正在讨论的特定任务的演示。

练习部分提供了开展练习的指导说明。治疗的主要任务涵盖在练习中。主持人引导团体成员进行练习，然后治疗师（们）在团体中走动，指导团体成员。

## ■ 指导文本

有六种不同的指导内容：

- 本课时目标
- 本课时所需材料
- 本课时框架
- 本课时说明
- 背景材料
- 治疗中可能出现的问题

治疗目标在每章开始时、内容摘要之前提出。因此，治疗师们以治疗的主要目标为导向，并努力集中于实现这些目标。内容摘要提供了治疗的概况，引导治疗师朝向治疗内容。治疗目标和摘要都在正文中提供。治疗所需材料清单作为独特的要点在标题"本课时所需材料"下提供。它包含了团体领导者在治疗前需要准备的幻灯片、工作表和其他素材的列表。幻灯片均可从与本书相关的网站下载，而且本书的几个附录中提供了适合放大和复印的幻灯片的模板。上述这些附件收录在了"课时 × 所需材料"部分，而且它们均按照字母顺序排列，因此治疗师能够较容易地找到和复印。

本课时说明是有关治疗师在治疗中该做什么的建议，例如，何时放映幻灯片或使用投影仪，以及何时寻求团体意见。这些用方括号及内部的楷体字标注，以区别于治疗的主要内容。其他更一般的背景材料用阴影框和不同的字体标示。方框里的素材提供了更多的概念的指南、背景素材的参考文献和知识来源信息。

最后，在治疗中可能出现的问题的一部分描述了我在团体中所经历的常见问题以及处理此类问题的一些建议。

## 心理治疗师在团体心理治疗中的角色

一位或多位治疗师均可使用本书提供的团体方案。如果团体成员数量较少，那么一位治疗师就足够。治疗师在方案实施中有两个主要角色。第一个角色是主持人。主持人是向团体成员展示计划内容并指导练习的人，他不必一直是同一个人，如果有两位治疗师的话，交替出席可能更有乐趣。信息的呈现方式无论在清晰度上还是在吸引和保持注意力方面都十分重要。大多数医疗专家都有良好的表达能力。主持人应使用语音语调、非语言行为和视听辅助手段的相关技巧，使演讲尽可能有趣，不要只是照本宣科地阅读文本，要把它变成你自己的东西展示出来！

另一个角色是指导或训练团体成员回顾个人作业和做练习。在这两个过程中，有一些较为重要的原则。在回顾个人作业时，积极的态度是很重要的。治疗师应尽量寻找在成员恰当、正确地完成所规定的治疗时给予赞扬的机会，同时对错误给予小心、谨慎的信息反馈。许多患有抑郁症的个体是完美主义者，他们会认为任何批评都是在暗示他们毫无价值。

在训练成员完成练习时，遵循心理学的原则也很重要。一旦主持人布置一个练习（这个练习可能包含了例子或示范，那么在讲完例子或在做完示范后），需要团体成员处理自己的素材，就像在课堂上一样。治疗师在团体中走动，帮助团体成员完成治疗任务。在帮助团体成员时，治疗师可以使用行为教学的原则。第一次，治疗师可以和团体成员一起完成整个任务，如一个垂直箭头过程或者一个逻辑分析。然后，治疗师可以让团体成员进行另外一个例子的分析，然后让团体成员自己完成任务的下一个步骤。最后，再回到团体成员面前，指出并强化任何进展。在这个过程中，治疗师也可以适时提供恰当的帮助。

最近有很多关于过程问题的讨论。多年来，我在多种情景下运行这些团体几乎没有遇到什么困难。最大的困难是在一两个团体成员身上花大量不成比例的时间。在练习中，重要的是要让所有的团体成员都参与到练习中来。有一个或以上的助手会有很大的帮助，但即使如此，也要严格管理你花费在团体成员身上的时间。花少量的时间去帮助一个人完成一个小的步骤，然后继续下一步，而不是花大量的时间去做一个大的步骤，忽略了其他的团体成员。对于那些实在不能承受素材的人，最好使用个体治疗的形式去帮助他们。或者，如果他们的参与能力需要得到改善，最好让他们先从团体中退出，并安排他们到个体治疗或者其他团体中去提高这些能力。在这个方案中，如果对一个人来说理解这些素材太痛苦，那么继续这个方案是毫无意义的。

另一个主要的困难是，团体成员想要争论每一点，或者有人试图用个人化议题来吸引治疗师和团体，在这些情况下最好提及在第一次会谈中提出的基本规则，并礼貌地返回要讨论的材料上。通常是尽力倾听、对其共情、总结所述要点并与会谈的素材连接，然后，继续讨论治疗的内容。如果这些方法均未能奏效，那么就有必要与其他团体成员共同讨论基本规则。我发现，团体的结构有其自身的推动力，团体成员很容易就能够有次序地在各种各样的任务中进行社交活动。其他困难的议题将在它们最可能出现的会谈内容中进行讨论。

## 选择一种形式

当前版本的团体认知治疗方案是灵活的。其中的 25 个课时的自主内容可以单独运行，也可以组合使用。每个课时大约需要一个小时，但若在治疗开始之前有大量讨论或延迟，则很容易超过这个时间。它们也可以在不同的时间间隔内运行：每周一次、每周两次，或者合并成组块运行。以下是我认为最合适的配置，应该注意的是，这些是基于最低限度的次数的。

**25 次每周一小时的治疗。** 这样的设置可以从容且全面地覆盖所有的素材，但要花较长时间。如果你对治疗收费，这对一些人来说可能更易于管理。另一个困难是长程治疗面临的团体成员脱落的问题。

**每周一次，每次连续两小时。** 这与方案的初始形式非常相似，并且对勤奋的团体成员很有效。这也使得处理素材的过程变得相当紧张，主要原因是，这对于那些易受干扰或易陷入困境的团体成员、那些没能完成个人作业或者个人作业落后的人来说是很困难的。在这种设置中，一次个人作业必须包括两节的内容，但之前方案已经这样设计过，所以这是可行的。

**每周两次，每次连续两小时**。这是最适合住院情景的设置，它与完成个人作业的条件进行了最佳结合。

**以单元为基础的组块**。本方案每个单元有 4 ～ 6 个课时。每个单元可以合并为一个组块，在半天内完成。这对于忙碌的人来说是很有价值的，但它并不像其他形式那样全面，团体成员只能在参与的时间里抽取他们一些负性思维来处理。对于种设置，我建议最好将它扩展到两个组块，第一组块放置大量素材，第二组块回顾和解决问题。

# 操作手册

# 表层信念及其过程

第一单元

课时 1

# 团 体 基 础

## 课时 1 目标

建立团体基本规则，作为应对之后可能出现的困难的参照。

## 课时 1 所需材料

- 课时 1 所需的幻灯片可在网站下载或附录 F 中找到（幻灯片按照标题的英文首字母顺序排列）：
  ◇ 相识练习
  ◇ 基本规范
  ◇ 团体基础（1）
  ◇ 团体基础（2）
  ◇ 课时 1 个人作业
  ◇ 团体认知治疗方案的各个单元
  ◇ 第一单元　表层信念及其过程
  ◇ 使用问卷的原因
  ◇ 每课时治疗的结构
- 个人作业协议（附录 E）
- 前测问卷（如不同于团体过程评估的问卷）
- 过程评估问卷

## 课时 1 框架

（1）回顾治疗开始之前的个人作业。

（2）致欢迎辞，浏览治疗结构，设置基本规则。

（3）练习：成员相识。

（4）布置个人作业。

## 回顾在治疗开始前的个人作业

［当团体成员进入团体治疗室时，检查他们是否已经填写并交回了问卷和机构的人口统计学信息表格。］

### ■ 致欢迎辞

欢迎各位参加团体认知治疗，今天是方案的课时 1。对在座的许多人来说，来到这里，就已经是跨出了最艰巨的一步。在开始任何新事物的时候，跨出的第一步是最关键的。如同在开始一项新的身体锻炼活动时，仅仅来到泳池或健身房就是一项重要的成就。这无关乎你第一次去那里做了什么，重要的是你已经迈出了第一步。你决定要尝试一些新事物，它在某种程度上已帮助你建立了新的模式。你现在需要跟随这个模式，然后持续努力地从本团体方案中获得最大收益。刚开始会很难，但它最终会让你拥有更适宜的情绪，更有能力地达到目标，比以往更加能享受生活。

### ■ 介绍

在开始主要的任务之前，我要先向你们简单地介绍一下本团体方案将如何开展。［根据实际情况修改以下内容。］

本方案适合于受到焦虑问题困扰、难以管理自己愤怒情绪以及长期感到抑郁的人们。本方案基于如下理论：情绪困扰的产生和维持都源自人们对于所经历的事件的想法。

这个介绍非常重要。最重要的两点：一是对于责任的强调，即团体成员自己，而不是治疗师对他们的情绪功能负责；二是关于团体中的行为的基本规则的介绍。大部分人很可能记不住基本规则。如果仅仅依靠聆听一遍规则，并不会使侃侃而谈的人减少说话，或使沉默不语的人不再那么沉默。一开始就提到团体规则，意味着它们可以被反复提到，并且在以后的治疗中被用来塑造团体行为。举个例子，团体领导者可以说："我要提醒你们，团体基本规则里面有一条是……"此外，个人责任这个主题也可以在整个方案开展过程中不断被强调。

［展示幻灯片"团体基础（1）"。］本团体涉及：

- 解释我们的感受是由想法引起的这一观念
- 教团体成员去分析他们的想法
- 教团体成员去发现他们有问题的思考方式
- 教团体成员去改变那些有问题的思考方式
- 使团体成员开始改变那些适得其反的行为

关于本方案，你还需要知道一些其他的注意事项。［展示幻灯片"团体基础（2）"。］

**本团体并不是会心团体。**本团体是一个心理教育团体，它更像是参加烹饪或木制品雕刻的夜校，而不是那种闲聊团体（rap-group），它也不是你在好莱坞电影里面看到的治疗团体，或者你曾经参加过的其他团体。本团体的主要活动是你在团体领导者的协助下学习新的技能，在团体活动中应用，在课后个人作业中练习，然后应用在你的生活中。除此之外，先前的团体中的成员提出，对他们来说最重要的事情，就是加入到一个大家都有着相似问题的团体之中。

**不鼓励，也不期待集中地和所有成员讨论你自己的情绪经历。**团体时间最好用来讨论技术性的问题，比如怎样运用各种技巧。我可能不时地需要从团体成员的作业中来举例子。在举例之前，我会征得该成员的同意。

**个人作业是必不可少的部分。**在团体中完成所有的练习几乎是不可能的。你完成的个人作业越多，意味着你越能够从团体治疗中获益，因为每一步进程都是在之前的环节上开展的，如果你没有完成课后练习就会掉队。如果你感到有困难，尽早和团体领导者联系是很重要的。这里有一份个人作业协议需要你完成。［如果条件合适，可发放个人作业协议。在与门诊患者工作时，该协议更加重要。］

**责任在于你自己！**你自己，作为团体成员，要学习新的技能、完成课后练习，并在你自己的生活中应用所学到的东西。团体领导者的责任是以专业的、可理解的方式呈现学习资料，并为团体成员顺利学习技能而尽其所能地提供协助。团体领导者不时向团体开展中在某些特定方面有困难的个体提供有针对性的个体会谈，或许是可行的。

## ■ 方案的结构

　　[适当地修改以下内容。展示幻灯片"团体认知治疗方案的单元"，然后是"第一单元　表层信念及其过程"。]这五个单元为表层信念及其过程、表层之下：探索负性信念系统、检验信念、改变想法和感受、改变适得其反行为。第一单元有五个部分组成：团体基础、思想和感受、逻辑错误、恰当逻辑和反驳逻辑错误。[展示幻灯片"每课时治疗的结构"。]

## ■ 每课时治疗的结构

　　每课时包含以下内容：

　　（1）收集问卷（在当天课时开始时进行）。

　　（2）回顾和讨论上一课时的个人作业。

　　（3）新内容的讲解。

　　（4）在团体治疗师的协助下完成基于新材料的练习。团体治疗师是我和……（介绍协同带领者）。我们将在团体周围走动并帮助你们。

　　（5）布置个人作业。个人作业可以在课间或者在家中完成。

　　**问卷**。情绪监控问卷将在教室（或者等待室）发放，并且是在治疗开始之前。问卷可能会有一个或者两个，你需要在进入团体治疗室后就开始填写。如果你能提前 10 分钟到达治疗室并填写这些问卷，接着准时参加治疗就更好了。

　　在治疗结束时，我会邀请你参加随后的后续治疗会谈，它们分别安排在治疗结束后的一个月、三个月和六个月。这些后续治疗会谈有助于在治疗结束之后继续保持你所学到的新技能。

　　这里有填写问卷的一些理由。[展示幻灯片"使用问卷的理由"。]

　　（1）监测你的情绪功能。

　　（2）观察方案在多大程度上影响了你的情绪，以及你的思考方式。

　　（3）观察方案的总体效果。

　　（4）为将来的练习获取更多的信息。

第 3 章中讨论了一些监控治疗过程的工具。我认为拥有一套可以每周使用的快捷、简单、敏感的工具是非常重要的。基于临床目的，目前我使用的是稍作修改的抑郁、焦虑和压力量表（Lovibond & Lovibond，1995）；（http://www.psy.unsw.edu.au/Groups/Dass/），同时我也正在尝试使用《效果评估量表》（OQ45）（OQ45；http://www.oqmeasures.com/；Lambert，Hansen，Umphress，Lunnen，Okiishi，Burlingame，Huefner & Reisinger，1996）。QQ45 的施测和计分方法。Stevenson，医学博士，美国职业认证机构认证。

我还会使用《贝克抑郁问卷》作为前后测工具，同时使用 ATQ 和 DAS 来监控负性思维。

## ■ 基本规范

好，以上是关于治疗结构的基本内容。接下来我们将会谈到基本规范。大部分做团体治疗的心理学家发现，在治疗之初设定基本规范是必要的。这有助于方案的顺利进行，以便于使每位成员都受益。团体认知治疗的基本规范的作用是使学习更便利，使每个人有相同的机会参与到方案活动和讨论中。我希望每个人都能同意以下四条基本规范。[展示幻灯片"基本规范"。]

**避免负性谈话**。像这样的团体很容易沦陷在自己的负面信息当中。试着将谈话内容保持在你正在做的事情上，而不是那些发生在你生活里的糟糕事情上。

**相互支持**。在团体中不去惹怒他人或者对他人表达愤怒是很重要的。人们以不同的方式来理解不同的事情。我们会对尽自己所能帮助他人的个体表达欣赏。有些个体希望在课后聚在一起完成作业。我们支持这样做，但前提是它不会损害团体作为整体性的存在。

**时间均等**。为了每个人都能在方案中获益，人人都应当有机会分享自己的观点、提出问题和讨论自己所面临的困难。因此尝试分配给每个人同等的时间。如果你在平常是说话较多的人，那么试着控制一下你自己，给他人一些机会，这样的做法会是很有帮助的。如果你平常是一个害羞、安静的人，那么这个团体对你来说是一个尝试开口交流的极好机会。

**保密**。尊重团体过程中表达出的个人信息，并予以保密是很重要的。希望你不要与任何人讨论其他成员的个人信息，即使是在家里和家人一起的时候。当然，欢迎你与他人讨论你自己的进步，讨论你所学的技能或者整体的进展。

大家对这些基本规范有什么想法吗？［收集问题和意见。试着支持这些基本规范。］

## 练习：认识大家

以上说明是课时 1 的一些必要事项。我们将以一个简短的练习作为结尾。接下来_____，我们将会一起度过这一大段的学习时间。尽管这是一个心理教育团体，你会在这里学习新的技能，不会将重点放在相互之间的深度探索中，但你依然有很多和其他成员互动的机会。下面这项练习有助于我们团体的开始。

现在我希望你做的是，告诉你右手边那位成员，你的名字和三项关于你的基本的信息。［展示幻灯片"相识练习"。举三个关于你自己的比较浅显的信息的例子，比如我的名字是迈克，我已经结婚了，并且有三个孩子，我住在一栋有 100 年历史的房子里。然后在团体周围走动，鼓励他们说出关于自己的三个信息。之后直接到中场休息环节，这项练习会给他们提供一些彼此交谈的材料。］

## 课时 1 总结

本课时，我介绍了团体认知心理治疗方案的主要思想，关于识别和改变那些对你的生活产生负面效果的想法。我们探讨了团体治疗的基本事项，团体方案的结构和每节治疗的结构。我们也查看了参加团体的基本规范，做了一项互相认识的练习。

## 课时 1 个人作业

［展示幻灯片"课时 1 个人作业"。］你们之所以坐在这儿，是因为你们有一些关于情绪和行为的困扰。下一课时开始之前，我希望你们识别出在这几天经历情绪和行为困扰的两个例子。它可以是关于物质滥用、抑郁加重，或者焦虑，抑或一次攻击的行为。

课时 2

# 想法和感受

## 课时 2 目标

（1）介绍认知疗法的主要概念：激发事件、信念、逻辑错误、自动化思维、情绪后果和行为后果。

（2）团体成员能够识别和辨认最初的表层信念，这些是介于激发事件、情绪化反应以及情绪本身之间的想法，然后在相应的三栏记录表中记下激发事件、自动化思维和情绪、行为后果。

## 课时 2 所需材料

- 课时 2 所需的幻灯片可以从网站下载或者在附录 F 里找到（附录 F 中的幻灯片是按字母顺序排列的）：
  ◇ 自动化思维（1）
  ◇ 自动化思维（2）
  ◇ 常见的图式主题
  ◇ 负性情绪的产生
  ◇ 识别表层信念并将它们写在三栏记录表里（1）
  ◇ 识别表层信念并将它们写在三栏记录表里（2）
  ◇ 识别表层信念并将它们写在三栏记录表里（3）
  ◇ 识别表层信念并将它们写在三栏记录表里（4）
  ◇ 识别表层信念并将它们写在三栏记录表里（5）
  ◇ 课时 2 个人作业

◇逻辑错误的种类

◇逻辑错误

◇图式：定义

◇捕捉自动化思维的技术

◇认知治疗中的主要元素

◇负性思维序列

将以下内容制作成幻灯片，参考附录 G：

- 附录 G 中"确定信念 ACB 工作表"和"确定信念 ABC 工作表"副本
- 确定信念 ACB 工作表
- 确定信念 ABC 工作表
- 过程评估问卷

## 课时 2 框架

（1）回顾课时 1 个人作业。

（2）主要概念介绍。

（3）逻辑错误。

（4）自动化思维。

（5）信念。

（6）图式。

（7）捕捉自动化思维：ABC 记录表和三栏记录。

（8）布置个人作业：收集日常的 ABC。

## 回顾课时 1 个人作业

［检查团体成员记录的事件是否符合要求。经团体成员许可，可以分享几个例子。帮助那些没有例子的团体成员来识别在他们最近的生活中是否有适当的例子出现。］

## 讲解：思考与感受

［展示幻灯片"负性情绪的产生"。］这是一个以心理教育形式进行的团体认知

治疗方案，着眼于你的负性情绪和适得其反的行为。如同我在上一课时提到的那样，心理教育意味着你在团体中学习新的知识，然后将它们应用于课后作业以及你的真实生活中。认知治疗是一项对**信念**（belief）进行工作的治疗方法。认知心理治疗师认为，你强烈的负性情绪是由**错误的想法**（faulty thinking）所引起或维持的，其表现形式为**适得其反的信念**（counterproductive belief）。示意图显示了它是怎么产生作用的。[讲到这部分时，展示示意图中相对应的解释部分。]

大箭头代表着你的**意识流**（stream of consciousness）。它们是一系列在你大脑中不断运行着的评价和对周围环境的意识。依靠你的感觉，你可以意识到你所处的外部环境。我们能够任意地将环境中所发生的划分为不同的事件。当情绪被卷入的时候，我们把这些事件称为**激发事件**（activating events）。激发事件就像是足球运动比赛时，裁判对一支队伍吹罚了一个点球时的情景。

当裁判判罚一个点球发生时，正在观看的每个人都体验着相同的情绪吗？他们可能体验到什么情绪？[试着让团体成员都参与进来，给出不同的答案，比如失望、满意和愤怒。]

为什么他们体验到不同的情绪呢？首先，坐在运动场不同的位置，关注点不一样的人们有着稍微不同的体验。其次，人们处理的信息内容不同。在体育比赛中，当裁判做出点球判罚时，被罚点球的球队的支持者会感到失望和愤怒，赢得点球的球队支持者会感到满意。生气的人可能会持有一种偏见，即认为他们支持的球员是厉害的和有道德的，因此不可能犯规。这种逻辑错误被称为"有偏加权"。让我们来思考一下逻辑错误。[展示幻灯片"逻辑错误"。]

逻辑错误是在思考的**过程**（process）中产生的错误，通常会导致错误的结论。它们不是错误的感觉或知觉……所有适合的信息准确地进入了大脑……他只是错误地对这些信息进行了解释。一些认知治疗师将其称为"认知歪曲"。[展示幻灯片"逻辑错误的种类"。]

逻辑错误有许多不同的种类：幻灯片展示了一种错误逻辑的分类。**糟糕至极**（more dire than justified）指的是一个人认为某件事要比实际情况糟糕得多。**消极预期**（unjustified negative prediction）指的是一个人预言的事件比它真正发生时更糟糕。**过度概括**（overgeneralization）和以上两个逻辑错误相似。个体仅仅通过一个小例子得到的结论，将其应用到所有情形中。**非黑即白**（black and white thinking）指的是，对事件或人的看法只有两个极端条件：完全的好或完全的坏。**无效分责**（invalid allocation of responsibility）指的是，一个人把某件事发生的大部分原因归因于自己或者另一个人。**心灵感应**（mindreading）指的是，在没有事实依据的情况下，一个人就对其他人如何评价他，或为什么做这样的行为做出结论。**有偏加权**（biased weighting）指的是，在没有合理理由的情况下，对某些信息格外地重视或者格外地确信。**忽视事实**（ignoring facts），也叫**否定**（denial），是指某人对事实采取完全忽略的情形。最后这两个逻辑错误通常源自人的利益或偏见：他们只看到自己想看到的东西。在一场比赛判罚点球时，以上类型的逻辑错误都可能会发生。支持者会偏向他们的队伍，认为他们是出色的运动员，而对方队伍则是一群暴徒。他们可以选择性地忽视裁判在先前的公平判罚。他们会相应地对事实进行偏向并加权，因此可能会对裁判的判罚做出错误的结论。**绝对化**（false absolutes）指的是，当人们使用"总是"和"从不"这些词语来描述不正确的情形时，如果将这些绝对化的词汇替换为"有时""经常""偶尔"和"很少"会更加合适。

　　上述例子来源于对真实世界的总结，可以被称为极端思维。最后两种逻辑错误出现得更加武断，它们很少基于现实世界的信息。**武断思维**（arbitrary thinking），常以"必须"或"应该"为我们所知，指的是一个人运用武断的标准去衡量自己或他人的行为。最后，**情绪推理**（emotional reasoning），指的是一个人在他已有情绪的基础上做出看似符合逻辑的结论。比如，这东西让人感觉很好，所以它是一个好东西。

## ■ 自动化思维

　　［展示幻灯片"负性情绪的产生"，然后"自动化思维（1）"和"自动化思维（2）"。］这里只做一个简单的概述。我们稍后将对逻辑错误进行详细解释。回到刚才球场裁判的那个例子，一个人经历的每一个逻辑过程都可能会导致自动化思维，它发生在一个人的意识洪流之中。**自动化思维**（automatic thought）来源于其他认知过程产生的回声或残留信息，这个过程包括我们刚才已经讨论过的逻辑过程。自动化思维的内容是简短与具体的，它可能只是由几个单词或短语构成的。它甚至也可能是图片，如视觉、听觉和运动知觉的图像，或者它是以这些任何形式存在的记忆。

　　自动化思维通常反映了一种**信念**（belief）。信念是一个**命题**（proposition），常被认为是一个事实或一个结论。它可以是特定的，比如"那不是犯规"，或普遍的"裁判是有偏见的""裁判应该被打倒"。自动化思维是信念的简略表现形式，它需要通过解码来识别信念的完整形式。自动化思维非常重要，它可以帮助我们识别逻辑错误，识别你给自己的命题以及属于你的**图式**（schemas）内容。图式是接下来我们要讲述的内容。[展示幻灯片"负性情绪的产生"。]

## ■图式

你会在图中看到，逻辑过程的结果是你的一个或多个图式被激活。[展示幻灯片"图式：定义"。]

图式是存在于你的大脑中的具有持久性的参考信息。你对万事万物都有一个图式：平板状的事物比如桌子和凳子；抽象的概念，比如"正义"；对你自己和世界的一般性认识。[展示幻灯片"图式就像一个盒子……"。]

图式由四部分组成：命题或信念、记忆、相应的情感反应和行动倾向。

关于图式的命题，诸如"桌子，是一个平行于地面的平板，你可以在上面放东西"。以这种方式，我们可以识别我们从来没有见过的其他类型的桌子，并知道它们的功能。记忆中的桌子图式，来源于我们见过的所有的对桌子的记忆。我们过去可能见过折叠牌桌，知道它的脚可以向后折叠，把脚展开就可以作为桌子使用了。我们对每个图式的记忆，还连接着一些与之相关的情感，当这个图式被激活时，我们能够再次体验到那些混合的感受。相比其他记忆，具有强烈情感的记忆常常占据主导地位。诸如抑郁、愤怒和焦虑等负性情绪，通常与相关图式中的绝大多数在负性内容上有关联。

我们大多数人对桌子并没有强烈的情感记忆，但是对于一个在餐桌上经常体验家庭争吵与紧张情绪的个体的记忆来说，再次看到类似的桌子将会唤起他的那些记忆以及随之而来的情绪。关于桌子，我们大多数人的行动倾向是在上面放东西，但是对于对桌子有负面记忆和情绪的人，对桌子的行动倾向可能是采取回避措施。生活中存在这样的情形，有的人很难坐下来与家人一同吃饭，因为餐桌与童年时跟家人的紧张情绪产生了联结。[展示幻灯片"常见的图式主题"。]

当然，对桌子有负性图式内容的人是很少见的。心理学家已经发现，最常见的负性图式内容有：

- 自我的价值
- 我们的生活/世界/社会的本质
- 我们自我的完整感/安全感
- 他人的价值

该内容尤其与情绪障碍相关，比如抑郁和焦虑障碍和长期愤怒产生的问题。[展示幻灯片"负性思维序列"。]

我们将在接下来的几个课时，回到情感障碍这个话题上来，但同时也有必要回顾激发事件、逻辑流程和自动化思维。在我们详细了解认知治疗的各个要素之前，我们先来看看关于负性思维序列的另外一个例子。在这个例子中，足球运动员未能达到目标。他犯了逻辑错误，夸大了这件事情的重要性，并激活了曾经被父亲虐待的负面记忆。他在 8 岁时，由于没有达到目标曾被父亲虐待，激活了沮丧的情绪感受。他现在表现出的沮丧行为与小时候的情形一致。

## ■ 捕捉自动化思维

认知疗法关注的是识别那些引起并加重情绪问题的想法。我们从表层的自动化思维开始。捕捉自动化思维是发现你正在犯什么逻辑错误，你在假设的命题是什么，以及你的负性图式内容是什么。做到这些并不容易，因为自动化思维的速度很快且残留很少。这条线索是你在做一项会引起你情绪反应的事情，或者一个负面的行为，比如避免用到某个东西，或者打碎一件陶器。我们会使用一种叫作 ABC 的方法来帮助我们。最后产生的情绪或行为是情绪或行为的**结果**（consequence）。我们首先要确定是，尝试找到**激发事件**（activating event），然后我们试着识别我们冒出来的**第一个想法**（first thought），这在 B 点（信念），它介于 A 和 C 之间。即使失败了，与激发事件、情绪或行为的后果有关的任何自动化思维都是有用的，如图中所示。

认知疗法传统的做法是使用三栏记录表，分别是激活事件（A）、信念（B）和情绪结果（C）。如果你特别关心行为后果，你可以添加第四栏。

我们来看一些例子。[展示幻灯片"识别表层信念并将它们写在三栏记录表里（1～5）"，鼓励成员尽可能发现自动化思维。]

每个人都有想法吗？那我们就从课时 1 那些你确认的事件开始做起。这并不像看起来那样简单。如果你能记住你的想法那最好了，如果你不记得，这里有一些技巧可以使用。[展示幻灯片"捕捉自动化思维的技术"。描述的各种方法。]

捕捉你的自动化思维就像在捕捉一只害羞的动物，你需要把它活着提住，并带回动物园里驯服它。首先，你得知道这只动物长什么样子。我之前在幻灯片里描述过自动化思维的模样。我们再重复一遍。[再次展示幻灯片"负性情绪的产生"，然后展示"自动化思维（1）"和"自动化思维（2）"。]

接下来我们需要发现它的习性。我们可以通过观察它的脚印和粪便来寻找线索。利用自动化思维，我们能够通过它所留下的情绪信息辨别它们在哪儿已经出现过……比如突发的焦虑、短暂的低落、一瞬间的愤怒。通过这些迹象，看看你是否可以窥视到自动化思维，或者自动化思维的片段。当你习惯使用这种方法时，你将能够看到更多的信息，直到你能写下一个完整的句子。

对以上部分有什么疑问吗？

> 通过学习这些 ABC 的例子，我们和团体成员不断工作，最后让他们可以识别自己在事件上和想法上的变化而引起的情绪的变化。你会注意到，当成员可以区分其他人可能的想法和情绪时，他们就会有所进步。我发现以第三人称的方法来发展技能，相比一开始就观察他们他们自己的信念要容易得多。因为这样避免了阻抗，阻抗通常发生在使用成员自身的事件和情绪的时候。不仅如此，我们试着去介绍一个观点，关于基于情绪而产生的想法有时是错误的。人们通常会发现，在别人那里比较容易发现可替代的信念，以及识别非理性的想法。因此，我强烈推荐使用这种"第三人称"的方法。

[让他们把举例事件分为 3～4 栏的格式。保持单元进行，直到所有成员都达到要求。你也可以根据需要完成一个"确定信念工作表"。] 好，一切顺利。现在让我们总结本次方案并布置一些个人作业。[展示幻灯片"认知治疗中的主要元素"。]

## 课时 2 总结

本课时我们看到了在"此时"负性情绪的产生，思考了一些认知过程以及影响它的本质。我们思考了逻辑错误、自动化思维、图式与情绪和行为的结果。我们还学习了如何识别自动化思维并在 3～4 栏记录表中记录它们。

## 课时 2 个人作业

- 在 3～4 栏记录表里，每天至少写下一条 ABC 的内容。[展示幻灯片"课时 2 个人作业"或"确定信念 ACB 工作表／确定信念 ABC 工作表"。看看团体成员有没有问题。]

- 或者在下次治疗前，试着记录一些关键情境在 3 ～ 4 栏记录表中。你可以把它们记在一张纸上或是工作表中。有两个版本的工作表：一个版本是我们用过的例子，包括激发事件、自动化思维、情绪和行为结果（ABC）；另一个版本是自动化思维这一列放在结果栏的后面（ACB），这是按照人们的意识过程排列的，你可以选一个对你更有帮助的版本来使用。在这个阶段不用担心逻辑错误。[ 展示幻灯片"确定信念 ACB 工作表"和"确定信念 ABC 工作表"。]

## 课时 2 可能出现的问题

本课时可能遇到的主要问题是，如何把正确的内容填写在正确的栏目里。团队领导者对团体成员填写的内容要进行充分的反馈，此外，在某些情况下，我们可能还需要对什么是情绪、什么是想法，以及它们之间的差异，提供额外的解释。我常常让人们使用几个限定的情绪词汇，来描述最基本的具体的情绪，比如害怕、焦虑、伤心、沮丧、生气、罪恶感，而不是使用"不适"和"愤怒"这样的模糊词汇。有的人会写一系列无意义的、模糊的短语，而不是简洁的句子。有时候可以教会他们把繁多的想法精炼为一种，然后写在 B 栏。治疗师在旁边的位置把内容重新精简并填写一下，这可能会对团体成员有所帮助。用荧光笔进行标注来识别特定位置的内容，有助于团体成员把自己关心的内容标注出来。最后，有些人需要很长时间才能学会用简单的句子表达他们的思想。工作表的使用正好能帮到这类人群。

出现团体成员没有完成足够的家庭作业这个情况是比较紧急的，即使是在治疗的初期。如果注意到一个团体成员很敷衍地完成家庭作业，或者是压根儿没做作业，建议单独跟他谈一谈，确保他明白家庭作业的重要性。提前就做一些前期控制，或者强化行为的措施来帮助他完成家庭作业从而使之受益是明智之举。

課时 3

# 逻 辑 错 误

## 课时 3 目标

（1）让团体成员能正确识别激发事件、自动化思维、情绪与行为结果，并将它们填入对应的列表中。

（2）让团体成员能正确地识别位于这些信念或自动化思维之下的逻辑错误。

## 课时 3 所需材料

- 课时 3 所需的幻灯片可以从网站下载或者在附录 F 里找到：

  ◇ 课时 3 个人作业

  ◇ 确定逻辑错误的问题

  ◇ 哪一个逻辑错误（1）？

  ◇ 哪一个逻辑错误（2）？

  ◇ 哪一个逻辑错误（3）？

  ◇ 哪一个逻辑错误（4）？

  ◇ 哪一个逻辑错误（5）？

- 给团体成员的讲义："逻辑错误及其示例"

- 过程评估问卷

## 课时 3 框架

（1）回顾课时 2 个人作业。

（2）讲解：逻辑错误。

（3）练习：逻辑错误的识别和分类。

（4）布置个人作业。

## 回顾课时 2 个人作业

［检查个人作业，确保成员能够区分事件、想法和情感，将它们填在正确的列中。如有必要，可为个体或者整个团体再次解释。］

## 讲解：识别逻辑错误

上一课时，我介绍了逻辑错误、自动化思维、图式与情绪及行为结果。我们学习了怎样识别负性自动化思维，并在 3 ～ 4 栏记录表中记录它们。现在，大多数人能够记录一些自己的事件，拥有了可以在接下来这一课时识别逻辑错误的自动化思维。让我们再仔细看一下逻辑错误。［展示幻灯片"确定逻辑错误的问题"，分发讲义"逻辑错误及其示例"。浏览逻辑错误，给予解释。］

> 对逻辑错误或者认知歪曲的分类似乎并没有共识。你可能会想要使用贝克（1766），或者伯恩斯的系统（1980），而不是上面展示的。

### ■ 逻辑错误及其示例

**糟糕至极**。对一个情景的总结比它真实的情景要更加糟糕，"我的车第一天就抛锚了，简直糟糕透顶"。

**负面预期**。在考虑所有信息后，预测一件事情会变得比其可能的情况更糟糕，"他再也不会跟我约会了，因为我的车在第一次约会时坏了""如果我在社区会议上发言，那么人们就会笑话我"。

**过度概括**。将一个小例子的总结概括到所有事情上，"我无法和托儿所里的其他妈妈愉快相处，……我无法结交朋友"。

**非黑即白思维**。只会用极端的词思考事情或人，要么全都好，要么全都坏，"她是个不折不扣的婊子""他就是个白痴""我是一个失败者"。

**无效分责**。把负性事件发生的责任不合理地归结到自己或者重要他人身上，"我父母离婚完全都是因为我""我的配偶不开心不是我的错"。

**心灵感应**。一般将自己作为参照，在还不了解他人的原因、动机和目的时，就认为自己知道别人所有的想法和行为的诱因，"他那样做是为了使我看起来特别愚蠢""他认为我很愚蠢"。

**有偏加权**。你对某些信息产生偏见，通常与一种情形、某个人，或是仅选择要么积极要么消极的单一信息源有关，"我女儿绝不可能那么恶毒""我儿子绝不会那样做""凡是我投票的政治领袖所说的都是绝对正确的；反对党的领袖是一个自私的骗子"。

**忽视事实**。只选择看到支持某一结论的事实，而这个结论通常是消极的，"我是一个没用的家长，因为我有时会忽略我的孩子，还会让孩子自己去看电视""如果不吸烟，我连一个小时都过不了，但我却不是一个瘾君子"。

**绝对化**。当事情反复无常或某种情况有可能发生但是可能性不太大时，使用绝对化的语言，诸如"从不""总是""每一个人""每件事情"；如果可能不发生时则会说，"我永远都不会在体育运动中取胜""在操场上的每个人都恨我"。

**必须或应该**。在没有诱因的过程中，武断地认定在确定的环境中，某些事件会发生或将要发生，"我应该随时都让别人开心""人人都应该服从法律"。

**情绪推理**。基于自己的感受把事情归结为好事或坏事，"以时速150公里开车是件好事，因为我觉得很爽""那个人吓了我一跳，所以他一定很邪恶"。


## 练习：识别逻辑错误

现在让我们看一下你是否能够识别一些例子中的逻辑错误。你可以借助手边的讲义来识别出那些特定的逻辑错误。[展示幻灯片"哪一个逻辑错误？（1～5）"。帮助成员识别每一种情况下的逻辑错误。注意！一个自动化思维可能不止有一个逻辑错误。]

现在让我们自己先练习一下。[让自愿者报告他们的ABC。将结果展示在白板上，帮助成员识别涉及的每一种逻辑错误。通过提供针对性的具体的反馈以完善他们的理解，然后让他们自行开始工作。在结束本课时之前，检查一下每个人是否都做到合理与准确。]

## 课时 3 总结

本课时我们更加细致地考察了逻辑错误，并进行了逻辑错误识别的工作，这些逻辑错误与我们自己或者其他人所经历的自动化思维紧密联系。

## 课时 3 个人作业

［展示幻灯片"课时 3 个人作业"。］在日常生活中不间断地记录 ABC，识别逻辑错误。

## 课时 3 可能出现的问题

识别特定的逻辑错误是相当困难的。如果可能识别的话，很多逻辑错误会蕴藏在给定的命题之下。需要知道的是，即使进行强调，这些逻辑错误的分类之间仍然是非常模糊与易混淆的。最重要的很可能是成员能在他们的思维中得到一个可以用来识别自己的逻辑错误的标签，这使他们能够反复地识别出逻辑错误，并在"当下时刻"加以改变。即使只能做到大致上识别，强化对逻辑错误的识别很可能仍然是有用的。

# 恰 当 逻 辑

## 课时 4 目标

让团体成员发展出具有恰当逻辑的应对思维。

## 课时 4 所需材料

- 课时 4 所需的幻灯片可以从网站下载或者在附录 F 里找到：
  ◇ 恰当逻辑示例及其关联问题
  ◇ 恰当逻辑示例
  ◇ 有逻辑错误的自动化思维示例
  ◇ 填写"确定信念 ACB 工作表"中的逻辑错误
  ◇ 课时 4 个人作业
  ◇ 逻辑错误和恰当逻辑
  ◇ 挑战逻辑错误的问题
- 为团体成员准备"恰当逻辑和替代信念工作表"的打印资料
- 过程评估问卷
- 你可以给团体成员复制一些幻灯片，供他们参考

## 课时 4 框架

（1）回顾课时 3 个人作业。
（2）讲解：使用恰当逻辑。

（3）练习：使用恰当逻辑来促进理性思维。

（4）布置个人作业。

## 回顾课时 3 个人作业

[检查团体成员记录的 ABC，确保他们已经可以区分事件、思维和情感，能够把他们填在相应的栏目中。必要时可以进行纠正并给予解释。]

## 讲解：使用恰当逻辑

我们来看一下我们一直在使用的一些信念。[展示幻灯片"有逻辑错误的自动化思维示例"。]

同样情景下，有一些人可能有其他的想法。[展示幻灯片"恰当逻辑示例"。]

两种逻辑之间有什么区别？[鼓励人们用下面的回答："它们是客观的""它们使用了良好的逻辑""它们在寻找证据"。]

是的，它们使用了良好的或者恰当的逻辑。对每个逻辑错误来说，都有与之对应的一个恰当逻辑。在幻灯片与学习资料中，我们展示了你可以用来取代各种不同类型的逻辑错误的恰当逻辑。[展示幻灯片"逻辑错误和恰当逻辑"。]

改变我们思维的第一种方式是尝试改变我们思维的**逻辑**，并使其更加精确。与之产生的结果是一种可替代的合理的（或是逻辑的、客观的、真实的）思维或者信念，而不是负性的、非逻辑的、不合理的自动化思维。让我们多看一些例子。我们可以使用"ABC 或 ACB 信念识别工作表"。[展示幻灯片："填写'确定信念ACB 工作表'中的逻辑错误"。]

幻灯片展示了填写"确定信念的 ACB 工作表"的一个例子。当然，"确定信念的 ABC 工作表"上的结果都是一样的，哪怕将 B 列和 C 列进行位置调换。我们已经看到了示例中的人的自动化思维，并且找出了所涉及的逻辑错误。让我们看一下你已经识别并决定它们涉及了哪些逻辑错误的自动化思维与信念。

## 练习：使用恰当逻辑

[在一块白板上或者幻灯片上详细检查团体提供的例子，帮助他们识别逻辑错

误。〕现在，试着自己做一下。〔治疗师到团体中去帮助团体成员在他们的 ABC 表上识别出逻辑错误。〕

恰当逻辑是一个过程，通常它会生成证据和结论。对逻辑错误和自动化思维同样如此，只是证据是偏见的与不完整的，结论是无效的。这就像用一个错误的配方烘烤蛋糕，或者用错误的说明书来修理汽车：蛋糕不会很好，汽车也不会良好运行。

逻辑错误的证据与结论都是有偏颇的或无效的，但也存在一个例外……逻辑错误包含了许多的"应该"，它不会出现与证据和结论有关的选择，这些选择其实是一种对渴望的表述。因为对渴望的表述其实就是这个结论本身。相关的这个证据在你们每个人心中。最终，选择权在你的手上，同时当你将许多的"应该"变为对渴望的表述时，非常仔细地思考究竟什么是你想要的，以及你为什么想要，这是非常重要的。

恰当逻辑有几个重要的特征，它们是：

- 积极地去尝试获得尽可能多的关于问题中情境的信息
- 使结论的证据基于所获得的证据
- 如果证据或信息不足，不下结论

在你找出尽可能多的逻辑错误后，接下来你要做的是用恰当逻辑替代每个逻辑错误。我们可用"恰当逻辑工作表"来完成这一过程。〔展示幻灯片"恰当逻辑工作表"。〕

当我们已经决定恰当逻辑是什么的时候，我们须在一些过程的形式中来应用它们。提问是常见的应用方式。示例中此人问："基于所有的情况和过往的证据，我能写完这本书的真正可能性是什么，或者最准确的预测是什么？"很明显这会得出一个逻辑答案。下一张幻灯片展示了你可以询问的一些帮助你使用恰当逻辑的问题的例子。〔展示幻灯片"挑战逻辑错误的问题"。〕

接下来，让我们看一下"ABC 工作表"的使用情况。〔使用团体成员提供的例子去说明如何识别逻辑错误，选择恰当逻辑，然后提出一些问题。一旦团体成员有想法，可帮助他们完成自己的逻辑错误分析。你可能会希望使用"恰当逻辑工作表"。〕

大多数人似乎有了想法。第一种改变思维和行为的方法是消除逻辑错误，更多地在生活的各个方面使用恰当逻辑。改变思维方式并不是什么神秘的事，就像改变你做其他任何事的方式一样，这就像改变习惯，或是提高技能。有的人在蛙泳的时候，手脚同时划水，这意味着他们会在游泳池里一冲一冲地前行。教练可能会教他们改变手脚的姿势，交替划水，使得他们游得更加平稳、更快。用这种方式改变泳姿的人一开始会觉得很困难，但是慢慢地会变得自动化。再以后，如果他们在尝试使用其他的方式时，反而会下沉。

有哪些关于人们改变已有的习惯或者技能的例子呢？［鼓励人们描述类似的情况，诸如打高尔夫球的摆动、击打网球、人际行为、儿童的行为管理、工作习惯和驾驶习惯。你可以使用自己的例子来代替蛙泳的学习过程。］

## 课时 4 总结

本课时我们讨论了如下几点：

（1）可以使用恰当逻辑替代逻辑错误。

（2）每一个错误逻辑都有特定类型的恰当逻辑来进行替代。

（3）人们能学习使用恰当逻辑，正如学习或提高生活中的其他技能一样。

（4）使用恰当逻辑会减少情绪痛苦，并增加更多的建设性行为。

## 课时 4 个人作业

［展示幻灯片"课时 4 个人作业"。］

- 把迄今为止你写的 ABC 都看一遍，识别其中的逻辑错误，使用恰当逻辑去提问

- 尝试在"当下时刻"发现自己正在犯的逻辑错误，或事后尽可能快地发现它们。在尝试使用更为恰当的逻辑时，无论成功与否，都可以记录在日记中

- 你可以使用"恰当逻辑与替代信念工作表"记录这些活动

## 课时 4 可能出现的问题

这一课时的内容非常简单明了，团体成员似乎很容易掌握替代性的恰当逻辑的想法。关键是首先识别逻辑错误，然后对恰当逻辑提出问题。强调使用标准化的问题以及充分利用例子来进行工作，可能是有帮助的。

课时 5

# 反驳逻辑错误

## 课时 5 目标

让团体成员使用恰当逻辑来发展反驳观念。

## 课时 5 所需材料

- 网站上的幻灯片或者附录 F 中的幻灯片：
  ◇ 通过改变信念或命题进行反驳
  ◇ 通过改变逻辑进行反驳
  ◇ 反驳的定义
  ◇ 使用索引卡进行反驳
  ◇ 发掘反驳观念示例
  ◇ 练习：形成反驳观念
  ◇ 课时 5 个人作业
  ◇ 逻辑错误和恰当逻辑
  ◇ 过程知觉转变示例
  ◇ 反驳的规则
  ◇ 两种改变表层思维的方式
  ◇ 过程反驳的句子
- "发掘反驳观念工作表"
- "反驳"讲义副本

- "知觉转变过程工作表"
- 索引卡

## 课时 5 框架

（1）回顾课时 4 个人作业。
（2）讲解：反驳。
（3）练习：形成自己的反驳观念。
（4）讲解：通过认知转换巩固反驳。
（5）布置下一课时的个人作业。

## 回顾课时 4 个人作业

在团体成员的"确定信念 ACB 工作表"或"确定信念 ABC 工作表"上回顾他们对逻辑错误的分类、对每一种情况下的特定逻辑错误的识别、对错误逻辑与之对应的正确的恰当逻辑类型的匹配，以及产生恰当的问题。可给予团体成员必要的帮助。

## 讲解：反驳

在上一个课时，我们学习了可以使用恰当逻辑来替代逻辑错误，每一种逻辑错误都有特定的对应的恰当逻辑，人们可以学习使用恰当逻辑，就像他们学习或提高生活中一些其他技能一样，他们对恰当逻辑的使用会减少情绪痛苦，并增加更多的建设性行为。对于个人作业来说，尽你可能地捉住自己"当下时刻"犯下的逻辑错误，或者尽可能快地发现，尝试使用恰当逻辑。对你来说它是如何走掉的？你是否注意到你的痛苦变少了，建设性行为增加了？［鼓励讨论，展示幻灯片"两种改变表层思维的方式"。］

以上仅仅是改变思维的第一种方式。你会注意到它分成两部分：通过使用恰当逻辑来改变思维过程，通过改变命题或信念来改变思维内容，这叫作**反驳**（countering）。当然，内容是从过程中得出的：如果你使用正确逻辑，那么你很可能会得到正确信念，而受到较少的困扰。在新情景中使用恰当逻辑是非常好的，更好的方式是尝试在所有时间都使用恰当逻辑，但是许多人会发现，那些导致情绪痛苦的情境会反复出现，而你在这些情境中有着相似的负性信念，因此你可以在这些情境中准备一些可供选择的信念或命题来使用。我们把这些可供选择的信念或命题称之为"**反驳观念**"（counter）。

假如你想要改变别人的想法，例如，改变他们的信仰，你会怎么做？［引出如下答案。］

- 给他们提供一些新的信息
- 用恰当逻辑与其辩论
- 威胁他们
- 在他们的逻辑中或是他们坚持的其他信念中找出一些不一致的地方
- 告诉他们，人们特别赞赏用你所告诉他们的思维方式去思考
- 在他们面前反复呈现可供选择的信念

反驳就是上述这些，但是你工作的对象是你自己。反驳需要反驳观念：基于良好的逻辑的信念，它对抗并最终会替代原先的那些信念。

以下是反驳观念的定义［展示幻灯片"反驳的定义"。］

反驳观念是指……针对负性思维、非理性信念或者错误命题的一个可替代性命题。反驳包括如下活动：使用恰当逻辑，进行逻辑自辩，实施与错误命题相反的行为。

## ■ 如何反驳

［展示幻灯片"通过改变逻辑进行反驳"。］反驳涉及使用良好的逻辑，形成准确的信念，以替代从错误逻辑中得出的负性信念。它是这样工作的：如果你使用良好的逻辑，你会停止与负性图式内容进行的连接。当你一开始这样做的时候，将有一些趋势对平常的路径进行激活：有一些是错误逻辑，一些是与负性图式内容相关联的，还有一些由负性自动化的思维所产生。但当你能更好的反驳时，反驳观念将会替代负性自动化的思维，与负性图式内容的关联也会变得越来越弱。你可以通过有意识的尝试尽可能长时间的使用恰当逻辑来进行这个过程。［展示幻灯片"通过改变信念或命题进行反驳"。］

你也可以将普通情景的反驳过程简化，为幻灯片所示这些一般场景设计有针对性的、充分准备的、预先排练的反驳观念。这与通过使用恰当逻辑形成正性命题是一致的：通过思考准确的命题，以替代基于错误逻辑的负性命题加工，你阻止

了负性图式内容与消极心理结果的出现。

## ■ 发展反驳观念指南

　　治疗师已经知道了许多有效反驳观念的特点，这在幻灯片和你的讲义上有展示。[展示幻灯片"反驳的规则"。]

　　（1）**反驳是直接与错误信念相对，正性的、有力的陈述为佳**。例如，如果错误信念是"如果我测试未通过，我就是没有价值的"，直接的反驳是"我在此次测试中的分数与我作为一个人的价值毫无关系"；"我是一个好父母"比"我不是一个糟糕的父母"要好；"我是一个非常慷慨、忠诚的朋友"比"我是一个足够好的朋友"要好。

　　（2）**有效的反驳是基于恰当逻辑的**。例如，"总体而言，这个裁判是相当公正的"。

　　（3）**有效的反驳是对现实的可信陈述**。例如，"我不需要每个人对我表达喜欢我才开心"是一个合理的陈述，"即使没有一个人喜欢我也完全没关系"则不然。

　　（4）**有效的反驳观念是你自己的**。使用你的典型话语和表达方式。"这简直是在胡说！"这句话对一些澳大利亚人来说非常有效。

　　（5）**有效的反驳是直接、简洁的**。直接、清晰，简短、有力，比冗长、复杂的反驳通常更加有效。

　　以上内容大多基于麦克马林（1975，2000）的思想。

　　[展示幻灯片"发掘反驳观念示例"。]因此，接下来要做的是将上述反驳的特征作为指南，为你所有的信念寻找反驳观念。你可以使用"发掘反驳观念工作表"。我们来看一些例子，请注意下面的次序：识别自动化思维，识别逻辑错误，决定恰当逻辑，收集并思考证据，得出结论，如果可以的话，利用结论形成反驳观念。因为只有少量种类的逻辑错误，也只有少量的替代性恰当逻辑。在例子中，这个人利用证据来形成反驳观念。在上一课时中，我们讨论了如何使用恰当逻辑来形成替代信念。下面是我要用逻辑错误和恰当逻辑表来提醒你们的。[展示幻灯片"逻辑错误和恰当逻辑"。回顾每一个恰当逻辑的类型。]

　　本课时我们聚焦于形成反驳观念。下面给出一些句子的例子，你可以用它们去反驳不同种类的逻辑错误。[展示幻灯片"过程反驳的句子"。完成提供的例子和团体成员提出的例子的分析，可借助白板，让团体成员对自己的材料进行分析。]

## ■练习：形成你自己的反驳观念

［展示幻灯片"练习：形成反驳观念"。使用"发掘反驳观念工作表"帮助团体成员形成他们自己的反驳观念。你可能会发现上面提供的句子是有用的。］

## 讲解：通过认知转换巩固反驳

反驳并不总是直接起作用，有时，我们需要一些额外的技术支撑新的思维过程和新的信念。有一种方式我们称之为"知觉转换"。知觉转换是由麦克马林（1975，2000）提出的，他也是我们今天所用的反驳相关内容的提出者。

我在早些时候提到过我们正在做的这种反驳的序列：

（1）识别自动化思维；

（2）识别相关的逻辑错误；

（3）识别替代的恰当逻辑；

（4）使用恰当逻辑，是指收集关于自动化思维的证据；

（5）得出基于证据的结论，这可能提炼成一个反驳观念。

接下来要做的是，在你的一般负性思维情景中进行反驳。有时候反驳可能不够有力，一种让它变得更加有力的方式是重复排练的反驳及其证据，即使是在情境外的一些你很可能会有的负面思维。如果你使用"恰当逻辑和替代信念工作表"或"发掘反驳观念工作表"，你会获得一些与反驳相关的证据。你也可以使用"知觉转变过程工作表"来帮助你。［展示幻灯片"过程知觉转变示例"。］

虽然这仅仅是将"发掘反驳观念工作表"中获得的信息进行反转，但它却能帮助你将注意力从之前的负性思维转移开。另外，你可以使用小索引卡，下面提供一个怎样在上述过程中使用索引卡的例子。［展示幻灯片"使用索引卡进行反驳"。］

## 课时5总结

本课时我们讨论了什么是反驳，思考了如何进行反驳，讨论了有效的反驳的规则。我们做了一些关于反驳的练习并介绍了知觉转变技术。

## 个人作业

［展示幻灯片"课时5个人作业"。］

（1）为那些你已经识别出逻辑错误的所有 ABC 发掘反驳观念。

（2）对同样的 ABC 完成"知觉转变过程工作表"。

（3）每晚预演一些知觉转变。

## 课时 5 可能出现的问题

　　团体成员会发现理解反驳过程和反驳观念本质之间的区别是很困难的。本课时所述的反驳方法强调对良好的，或恰当逻辑的过程的使用，形成能反映该逻辑以及从该逻辑中获得的信息的表述。这个表述（例如反驳）并不一定是治疗师或促进者的工作，但是它必须以团体成员为目标。如果团体成员对此有困难，最重要的事情是返回到逻辑错误中，识别出逻辑错误，识别出可替代性逻辑（使用讲义或讲解材料），再次强调可替代性逻辑的整个过程。这通常会有助于扩展团体成员关注信息的范围。促进者可以问一些抽象的、一般性的问题，以鼓励团体成员思考与信念源头有关的情形的其他的信息，或者一般性情境（大图（big picture））。一旦掌握了可替代性的恰当逻辑，促进者可以和团体成员一起找到适合他们的本土语言，这种本土语言所带的特征描述是极具反驳效果的。要询问团体成员一个重要的问题是"它（反驳表述）对你使用过的恰当逻辑的结果（例如，对所有证据的思考）进行了总结吗？"

# 表层之下：探索负性信念系统

第二单元

# 情绪、行为和人格障碍的一般模型

## 课时 6 目标

（1）介绍认知治疗方法的发展方向。

（2）让团体成员了解其负性图式内容的一些发展来源。

## 课时 6 所需材料

- 课时 6 的幻灯片或者附录 F 中的幻灯片：
  ◇ 情绪和行为功能障碍的一般模型
  ◇ 家庭类型及其产生的图式
  ◇ 课时 6 个人作业
  ◇ 第二单元　表层之下：探索负性信念系统
- 本书网站中的"生活史调查表"
- 过程评估问卷
- 图式疗法网站的"青少年养育量表"

## 课时 6 框架

（1）回顾课时 5 个人作业。

（2）讲解：一般模型。

（3）个人作业：个人历史中的模式和事件。

## 回顾课时 5 个人作业

回顾团体成员的反对意见（态度）和知觉转变形式表格，必要时提供协助。

## 第二单元介绍

［展示幻灯片"第二单元　表层之下：探索负性信念系统"。］欢迎来到团体认知治疗的第二单元，在这一单元，我们将探索表面之下的内容。首先，我们看看情绪和行为障碍的科学解释。然后我们试着发现背后想法，或我们在第一单元确定的表层信念之下的想法。我们使用一种叫作"垂直箭头"（或者叫作箭头向下，vertical arrow method）的方法来找出所有影响你的情绪和行为功能的负性想法。然后我们用各种方法去试着理解这些想法是如何结合在一起的，以及它们如何影响你的行为。我们把它们分为不同的类别，我们制作地图或图表来说明它们是如何相互联系的，然后形成一个"构想"，或者总结这种负性想法如何结合在一起，以及导致和保持你的情绪和行为困难的原因。

## 讲解：情绪、行为与人格障碍的一般模型

我们将以一个相当长的关于我们情绪和行为问题根源的演讲来开始这一课时。［展示幻灯片"情绪和行为功能障碍的一般模型"。］

该图展示了情绪、行为和人格障碍的一般模型。这些疾病经常导致人们去做心理咨询。情绪障碍是指主诉或问题是正遭受过度的非建设性情绪……通常是抑郁、焦虑或愤怒。行为障碍指的是一个人的行为问题。这通常是一些成瘾行为，或是一些激烈情绪的表达（如，愤怒表达为身体暴力）。其他行为问题包括盗窃这种情况，不适当的性行为、故意自我伤害。通常，这些行为就像成瘾行为一样，与试图控制负性情绪有关。人格障碍指的是负性行为发生在一个人生活的大部分区域，影响此人生活的方方面面，并且从青少年时期就已经开始这种现象。人格障碍通常涉及许多不同行为的模式，但有相同的主题，如回避或依赖。下面讨论该模型的要素以及各要素之间的关系。该模型是认知的，其核心概念与思维有关。虽然我们讨论了行为和生理因素，但它们被认为是认知现象的次要原因。该模型包括我们发展的主要方面以及它们与认知因素的关系。模型从上到下追溯了我们成长的消极方面和后来

形成的非适应性的认知因素之间的关系，说明了这些认知因素是如何在关键的生活情境出现时导致负性情绪和行为的产生，以及它们是如何维持情绪和行为问题的。

主要认知结构是**图式**（schema）。这个结构是我们成长经历的存储库，它以命题、与情绪相关的记忆和行动倾向等形式呈现，它们统称为"图式内容"（schema content）。

## ■ 遗传素质

如今有相当多的证据表明，各种情绪和行为障碍都有遗传倾向。我们还假设我们的遗传禀赋促成我们的基本性格。关于气质的主要维度有很多不同的理论。以下七个主要维度与杨等人（2003）描述的相似：有反应能力的与无反应能力的、悲观的与乐观的、焦虑的与平静的、强迫的与容忍的、易接受的与咄咄逼人的、急躁易怒的与开朗的、害羞的与好交际的。

## ■ 成长经历

主要的成长经历与父母教养方式以及同伴经验有关，偶尔也会与其他有重大意义的经历有关。

## ■ 父母教养方式

［展示幻灯片"家庭类型及其产生的图式"。］父母教养方式可能是对我们今后生活产生最大影响因素。杨假设，不同的父母教养方式与特定的早期适应不良图式关联，我们称之为负性图式内容的特定区域。其中一些在本页的幻灯片中有所展示。与父母发生的特定事件也可能对一个人的认知结构产生深远的影响。一次拒绝或贬低可能影响一生。也可能是遗传因素导致某些孩子更容易受到单个事件的影响。［展示幻灯片"情绪和行为功能障碍的一般模型"。］

## ■ 同伴经验

同伴经验往往是单一的经验，但它们也可以产生持久的影响。在新的学校被同伴拒绝的经验可以使一个人变得脆弱以及在其余生中回避社会。

## ■ 其他事件

其他事件很少会对图式内容产生影响，但重大的单一事件，例如父母、同伴或兄弟姐妹的死亡，严重的虐待或重大自然灾害都会产生影响。有时，这些事件可以调节经验，导致一种直接的情绪反应，或者它们可能是一些替代性经验，这些替代性经验要么是在现实生活里，要么是在影像或通过别人的经验观察到的，又或者只是在被告知的人的头脑中构建而来的。

## ■ 逻辑错误

逻辑错误可发生在童年，事实上它们更可能确实发生在童年。例如，一个六七岁的孩子，他们的父母正在经历婚姻破裂。可能是因为一方有外遇。事情本身充满张力，孩子最终会因为一些轻微的不端行为而大声喊叫。几天后，父母其中一方离开了。这个孩子想："这是我的错，因为我很坏。"那个孩子开始把不正确的负性内容放进她的图式里。还有许多其他的例子，有时是父母在无意中助长出来的，有时是有意助长的。最为悲惨的情况，例如一些孩子被告知他们如果报告了被性虐待就是不好的。更轻微和更常见的，但仍然会产生负性图式内容的是，孩子们因为在学业上经历失败，功课不及格而被告知或得出他们是不好的结论。

## ■ 图式内容

图式内容包括命题、记忆和相关的情绪反应和行为倾向。行为和情绪障碍与在某些特别重要的图式中占优势的负性内容相关联，这一点尤为重要。这些图式是关于自己、他人、社会环境、物质世界和未来的内容。一个抑郁的人通常会有的主要负性图式内容是（自己是）毫无价值的。这包括"我是毫无价值的"命题，对过去那些已经得出结论（正确或不正确）的事件的记忆，以及与退缩和可能反刍思维相联系的情绪和一种行为倾向。

一种特殊的命题是关于行为倾向的。这可能包括思维反刍是一个好主意或酒精能解决一个人所有的问题等命题。另一种分类是**终极命题**（ultimate proposition）和**共同命题**（contributory proposition）。贝克称之为**核心信念**（core belief）和**中间信念**（intermediate belief）。核心或终极信念通常与自己、他人、社会世界、物质世界或未来有关。中间信念是关于诸如"我是一个坏父母""我是一个不称职的治疗师"之类的次核心的东西。中间信念可能包括**条件信念**（conditional belief），如"如果我是一个坏父母，那么我是一个没有价值的人"。贝克说，中间信念可能是态度、规则或假设。她给出了"做一个糟糕的人是可怕的"作为一个态度的例子；"我必须尽可能地努力工作"作为一个规则的例子；"如果我尽可能地努力工作，我可以做一些别人容易做到的事情"作为一个假设的例子（Beck，1995，p. 16）。

即使是最平常的图式也富有行为倾向。我们对冰淇淋图式的行为倾向是去舔；我们对表格的图式是把东西填进一个空格中；我们在鲨鱼的图式中快速地离开水。行为倾向可以在不同程度上发挥作用。当提到的图式被激活时，在大多数情况下，舔、填空和离开水可能都是有用的。但逃离一种无害的绿色青蛙可能不甚有用，这种行为倾向可能是恐惧症的基础。有时，通过训练或有意的控制，行为倾向可以很容易地改变……例如，在有的国家的公路上，必须在另一侧行驶。但当涉及情绪时，就要困难得多（如恐惧症）。

当一种行为倾向起反作用，并与整个一类情况相关联或者这种行为倾向是这个人处理他生活中遇到的重要情况的主要方法时，事情便会变得复杂。然后一个行为倾向会成为一种策略。这种与情绪、行为和人格障碍相关的策略通常旨在防止情绪上的痛苦。不幸的是，虽然这些策略在短期内有效，但从长远来看，只会适得其反，因为它们会造成局势紧张，使得自身痛苦，或产生长期负面影响，使用酒精以及其他物质来消除情绪上的痛苦就是很典型的例子。贝克列出了三种主要策略：补偿策略、维持策略和回避策略。

**补偿策略**（compensatory strategy）弥补负性图式内容。一个认为自己是没有价值的人，可能会形成一个自我牺牲策略。他们试图迎合别人的需求，以此来承认自身的价值更低。这个策略会适得其反，它完全没有处理相关的负性情绪，因为需求是一个无底洞，最终，当个体意识到自己的需求和欲望没有得到满足时便会产生紧张感。人们会继续他们的行为，但却变得越来越不满。

**维持策略**（maintaining strategy）指个体行为屈从于自身信念的情况，例如通过"性滥交"行为屈从于"我是个荡妇"之类的情况。矛盾的是，与自己的图式内容一致的行为确实对自身的负性情绪有着一些缓解，但负性内容仍然存在，并保持着一定程度的情绪困扰。人们用于维持图式的行为也可能与他们的目标不一致。

**回避策略**（avoidance strategy）与焦虑有关。人们避免了可能激活图式内容的情况，或使用其他方式来避免情绪困扰。很多物质能在短期内减少情绪困扰，但一般来说长期的使用会增加情绪困扰或造成身体损害，如动作障碍（impaired performance）和肝脏损害。避免社交场合意味着这个人永远不会得到对大多数人来说都很重要的社会支持。

我们在情绪障碍中看到的另一种特殊策略是集中注意力。我们尝试以保持对我们害怕的事物的警惕来平复情绪。对于一个患有青蛙恐惧症的人来说，那是对青蛙聚焦；对于一个患有惊恐障碍或疑病症的人来说，那是聚焦于身体症状；对于创伤后应激障碍（PTSD）患者来说，那是对创伤的提醒。

情绪、行为和人格障碍根据条件性焦虑、线索、注意力集中、特定的图式内容（以及相关的自动化思维内容）的结构以及所使用的策略的不同而有所不同。

## ■ 脆弱点

图式内容的三个方面构成了人的脆弱点。一个有着"如果我是一个好的管理者我便是有价值的"条件性信念的人，他的自我 – 图式中有一些他是无价值的命题材料，还有一些他所认为的不好的记忆和相关的情绪。他对与作为经理的胜任力相关事件有相当大的脆弱性。此人可能用回避策略而在会议中一言不发。

## ■ 关键事件

关键事件是与一个人的脆弱点有关的事件。对上述的人来说，若晋升失败，也许是因为他在会议上没有发言。对另一个人来说，可能是因为没被邀请去参加聚会，或是知道自己的孩子被逮捕了。

## ■ 逻辑错误

在关键事件之后，前文所描述的模式开始启动，逻辑错误产生，负性图式内容和负性情绪被诱发，以及产生了负性自动化思维。适得其反的策略将会被唤起，通常会使模式循环往复。如果这个模式不能被打破，那么个体就会陷入一种混乱状态，这种症状可能会变得更糟，就像著名的"抑郁旋涡"一样。

在前面的单元，我们注重逻辑错误以及将其转换为恰当逻辑，这可以减缓自动化思维和阻止图式诱发。对某些人来说，这就足够了。但对另一些脆弱性太高以及适得其反策略过于普遍和（或）根深蒂固的人来说，我们需要找出一些内容来帮助他们解决那些更为严重的问题。这些内容包括：

- 主要的问题图式及其内容，具体为
  - 附带强烈情绪的负性记忆
  - 负性命题的内容
  - 适得其反的行为倾向
- 适得其反的策略，也就是回避、屈从和过度补偿本单元中的其余部分将涉及识别这些内容以及理解它们之间的关系。

## 课时 6 总结

在这一课时中我介绍了情绪和行为障碍的一般模型。它考虑了遗传素质和成长经历的作用，包括父母的教养方式、同伴经历和其他主要生活事件。有人认为，这些成长经历是经过加工处理的，有时会伴随着逻辑错误，从而形成以后人生中的图式内容。这种包括了命题内容、记忆的情绪和行为倾向，从而导致了更普遍的行为模式的图式内容，称为策略。这些都与我们的"当下"想法相吻合，产生了我们典型的负性行为模式和负性情绪。当负性的想法和适得其反的行为变得自我维持，情绪困扰变得频繁或持续时，我们就会产生情绪或行为障碍。在对这种适得其反的行为只有有限的控制或者毫无办法的情况下，心理健康专家会断定这种人有人格障碍。

## 课时 6 个人作业

[展示幻灯片"课时 6 个人作业"。]
- 做一个完整的你认为可能影响自己图式内容的重大事件和父母教养方式的列表
- 完成"青少年养育量表"和"生活史调查表"

## 课时 6 可能出现的问题

这是一个相当复杂和深奥的模型，要使团体成员一次性掌握全部信息是困难的。对于那些掌握了模型的人来说，这将是有益的，但对其他还未掌握的人来说，也可能无关紧要。尽管有些人认为总体理解是有用的，我认为团体成员没必要对指导他们治疗的基本原则的更抽象的部分做更为详细的了解。该模型将在本方案的不同阶段出现，因此团体成员有机会获得一个累积性的理解。总是有这样的现象：知识量大的团体成员会对模型的技术方面着迷，而不会对自己的问题给予足够的关注。这是不提倡的。通常友好地与团体成员讨论这种倾向，便可解决问题。

# 使用垂直箭头确定负性图式内容

## 课时 7 目标

（1）使团体成员了解图式的性质和负性图式内容。

（2）使团体成员了解图式和自动化思维之间的关系。

（3）使团体成员能够使用垂直箭头法确定自己的图式。

## 课时 7 所需材料

- 课时 7 的幻灯片或者附录 F 中的幻灯片：
  ◇ 基本垂直箭头的操作说明
  ◇ 课时 7 个人作业
  ◇ 隐藏在我们意识之下的思维
  ◇ 垂直箭头示例（1）
  ◇ 垂直箭头示例（2）
  ◇ 垂直箭头示例（3）
  ◇ 垂直箭头工作表示例
- "垂直箭头工作表"
- 过程评估问卷

## 课时 7 框架

（1）回顾课时 6 个人作业。

（2）讲解：垂直箭头的程序。

（3）练习：垂直箭头技术。

（4）布置个人作业。

## 回顾课时 6 个人作业

（1）收集"青少年养育量表"和"生活史调查表"。

（2）回顾主要内容。

## 讲解：垂直箭头的程序

上一课时我们看了"大图"：在你的生活中思维是如何影响你的行为选择和策略的。在这一课时中，我们将"深入"表层的思维之下。此时你会有一些捕捉自动化思维、表层想法的练习，将它们以信念的形式记下来，这样你就可以看到发生的模式。你还学会了如何识别那些可能驱动表层想法和信念的逻辑错误。你可能会发现，似乎会有一种或两种自动化思维和相关的逻辑错在一些情景中不断重复，导致一种特定的情绪在某一特定的日子里反复出现。你有类似的发现吗？[从团体中获得一些例子。]

有时候，某些无意识的想法引起他们某些情绪的原因是显而易见的，但有时候则不然。[展示幻灯片"隐藏在我们意识之下的思维"。]

让我们回到"思维是如何运作的"这一图解。记住，激发事件是指如何激发一种思维，这种思维激发了一个逻辑过程，而这个逻辑过程激活了一个产生表层思维、情感和行为结果的图式。这实际上是一个过于简化的过程。正如幻灯片中所显示的，可能还有许多其他的思维。每种思维可以产生另一个逻辑过程，这个逻辑过程又将产生另一种思维，其中一些思维会激活图式，直到这个过程耗尽为止。它们通常是通过一个带有强烈情感内容的图式来被激活的。现在让我们做一些实验来证明我们的思维是如何运作的。你需要闭眼一分钟，看看你的思维飘向哪里。现在闭上你的眼睛，想象有一碗水果，然后让你的思绪跟着它，看看你们会到哪儿。如果你有视觉意象的困难，你可以尝试使用另一种你觉得舒适的意象模式，比如远处的钟声，爱人在呼唤着你，或者你正在奔跑，那么开始吧。[给团体成员大约一分钟的时间。]

现在停止！记下你心中的想法……然后告诉我们，即当我说"停止"的时候，你心里所想的东西。[在团体里走一走，让他们报告当你说"停止"的时候，他们在想什么。你会发现很多人都在思考一些与原始图像完全不同的东西。]

谁能告诉我它们（思绪）是如何飘到那儿的？[鼓励一两个团体成员描述一种想法，或者图像与另一种想法之间的联系。]

那么你认为一种思维是怎么与另一种思维联系在一起的呢？[鼓励回答，以相似、同现（共现）关系（co-occurrence）或逻辑来关联。]

把一个思维连接到另一个思维的纽带通常是联想。联想可以以多种方式出现，它可以在不同的事件之间共同发生。很多人都熟悉巴甫洛夫的狗这一实验。他的研究表明，若对狗进行多次重复"食物出现的同时铃声响起"这一事件，那么某次仅仅是铃声响起，狗就会（过量地）分泌唾液。对你们中的一些人来说，这碗水果可能与你所知道的其他水果有关，并且可能与那些水果、铃声或跑步的情形有关。

一种思维可以连接到其他思维的另一种方式是通过此种思维的意义与其他思维意义之间的联系。人类有一种倾向，即赋予他们所意识到的每个事件或事物的某种意义，然后再将其他事物与此种意义联系起来，依次类推。其意义可能是因为过去的同现，或是人们已经应用于自己所感知到的逻辑过程。

当然，我们赋予一个事件的意义可能是错误的。这主要有两个原因：过去的同现可能不适用于现在的这种情况，比如铃声没有在食物出现时响起，或者我们可能犯了一个逻辑错误。有没有人想起某件事情并期待它发生，原因是它曾经发生过，可现在却没有按照期待的发生？[鼓励一些人的报告，找出在期望出现之前有多少次"同现"发生。]

现在让我们再来思考关于体育比赛中裁判的例子。[展示幻灯片"垂直箭头示例（1）"。]

这是一种相对正常的思维链吗？这个过程中发生了什么？[鼓励团体成员得出逻辑错误以及这些陈述变得越来越宽泛和消极。]

没错，这个人犯了逻辑错误，并且利用图式，得出一个新的命题，然后再犯另一个逻辑错误，并重复这个过程。他的情绪每次都可能越来越强烈，行动的趋势可能也会越来越强，直到最后他开始唉声叹气或摔酒瓶。这是一个关于情感和行为障碍的微观例子。人们反复经历这些事情，最终会产生情绪问题，如抑郁、焦虑、愤怒和行为问题，如逃避、自残、攻击和成瘾。但好的一方面是人们有习惯性的行为模式和负性思维。我们在这个单元中的工作是找出它们是什么，在以后的单元中要了解如何改变它们。接下来我们要做的是关于治疗的最重要的部分之一，你需要找出的是：

- 你的习惯性的联想链是什么？
- 你的核心信念是什么？
- 你典型的逻辑错误是什么？

[展示幻灯片"基本垂直箭头的操作说明"。]你可以通过缓慢地跟随联想过程来实现这一点：

（1）一次只对一个 ABC 序列进行分析；

（2）聚焦于一种情绪和第一个自动化思维；

（3）假设特定的自动化思维是真的；

（4）问自己，如果是真的，

- 对我来说意味着什么？
- 为什么会这么沮丧？
- 为什么会如此糟糕？

这种技术被称为"垂直箭头法"，它还指明你该如何去做。我们在语句之间使用向下的短箭头来提醒我们，我们正沿着负性联想链从表面深入到你的核心信念。下一张幻灯片展示的是一名足球队员和他所在的球队输了一场比赛，在比赛中他特别想踢进球门可惜却失败了。请注意"当我们经历这个过程时，信念是如何变得更加普遍和绝对的"。我们也可以看到，随着垂直箭头的向下，情绪强度也随之增强。[展示幻灯片"垂直箭头示例（2）"。]

接下来的幻灯片将显示一个真正的垂直箭头。[展示幻灯片"垂直箭头示例（3）"。]

再次注意，当你往下走的时候，信念会变得更为宽泛、绝对和消极。从"B4"开始它就相当宽泛了，在你到达底部之前，它们似乎在绕圈。但这不重要，只要是这个方向的信念越来越宽泛，其情绪也越来越强烈。除此之外，还要注意它们是如何从指向未来转变到指向现在的。我们可以预测，这个转变与焦虑转变为抑郁的过程有关。我们鼓励大家每次使用一种情绪来做垂直箭头。

## 示范

［邀请志愿者提供一个 ABC 的例子，然后为该 ABC 做一个垂直箭头分析，并讲解其中可能出现的问题。如果时间允许，你可以进行第二次示范，可使用"垂直箭头工作表"。可使用书中的"垂直箭头工作表示例"，或你自己的例子，或者其他你在本课时中使用的"垂直箭头工作表"例子。］

## 练习：垂直箭头技术

［展示幻灯片"基本垂直箭头的操作说明"。］

对于团体成员和团体治疗师来说，这可能是这个方案中最困难的部分。最重要的是，团体治疗师要有丰富的与患者进行垂直箭头分析的经验。最好让团体治疗师清楚地了解本课时和下课时中执行垂直箭头的所有方法。必须牢记，最重要的事情是关注关键字以及保持对每一个垂直箭头上的情绪追踪。同样重要的是要避免对情绪的描述（如"我会感到沮丧和痛苦"），因为这通常会导致循环。如果垂直箭头运行良好，你应该注意情绪强度增强时的表情以及身体姿势。同样的道理，无须去担心一些小的循环。有时候，探索那些在分析过程中出现的内容将会很有用。

［让团体成员用他们自己的 ABC 做一个垂直的箭头。团体治疗师在房间里来回巡视，以指导团体成员。如果他们被困在一个循环中，帮助他们，然后再让他们独立进行下一个循环，必要时给出提示。］

## 课时 7 总结

在课时 7 中我们了解到，我们的表层思维与深层的、不易接近的信念之间存在着联系。这些深层次的信念往往是我们主要的情绪问题和非适得其反行为的根源。通过问"如果这是真的，对我来说将会意味着什么"以及与这类似的问题，我们学会了试着以"遵循通常的联系轨迹"这一方式去使用垂直箭头技术来追踪人们信念之间的联系。

## 课时 7 个人作业

［展示幻灯片"课时 7 个人作业"。］

- 继续写下 ABC，尤其是新的情况
- 用垂直箭头分析至少两个你自己的 ABC

如果团体成员已经学习到了垂直箭头分析的技能，你可以建议他们尽可能对所有 ABC 做垂直箭头分析。我发现通常在这个时候让他们在个人作业中做少量的（2 ~ 3 个）垂直箭头分析是更好的选择，因为如果他们的技术还有缺陷，在大量分析之前还有机会补救。

## 课时 7 可能出现的问题

教团体成员自己做垂直箭头分析是相当困难的，因为这可能会发生两种主要问题。有些人会陷入困境，而另外一些人则倾向于在原地转圈，或者直接偏离轨道，产生与原始信念关联越来越少的信念。一个好的垂直箭头分析具有以下特征：

- 这些陈述显然是相互关联的
- 参与所有陈述的情绪是相同的
- 当垂直箭头向下时这些陈述变得更为宽泛
- 当垂直箭头越往下走，这些陈述涉及的情绪更为强烈

对于那些陷入困境的人，我试图通过提问来探究他们陈述的意义，以帮助我理解他们所表达的意义。例如，探究他们所使用词汇的意义，比如："那么什么是'失败者'"以及"如果你是那样的话，会有什么后果"。有时，让团体成员去自由联想困住他们的信念或者想象这种信念对他们来说意味着什么，可能会有用。使用一些其他技术如眼动心身重建法（EMDR）、双侧刺激法去"清空"一个人的头脑，看看出现的想法中包含什么话题或主题。随着时间的推移，我不再那么关心某一个序列是否完美，而更关心获得更多与团体成员原始陈述相关联的各种不同意义的信息。在这个更加聚焦图式的新版本方案中，获取与所涉及概念相关的所有主要信息聚类是很有用的。一旦获得了所有含义的分类，就可以容易地根据团体成员评估的情绪强度来对每条陈述进行排序。课时 8 中介绍的"主观不适度量

表"（例如，Wolpe，1997）对这部分是有用的。因此，获得一组陈述后，可以用唤起的情绪的种类来分组，然后根据唤起的情感强度来排序。这整个过程随之可以得到验证，因为每一组陈述都有一个共同的主题，随着情感强度的增强，这些陈述变得更加宽泛、绝对和突出。

另外，我发现牢记垂直箭头的主题往往与情绪相关的是有用的。抑郁常常与"我毫无价值"或"我（或将会）很孤独"的图式主题相联系；恐惧和焦虑常与将要受伤害的信念相联系；愤怒常常与"你不好"的想法相联系。虽然焦虑和抑郁可能持有相同的信念，但抑郁是事件已经发生，而焦虑是事件还未发生。在抑郁中的人会认为"我是毫无价值的"或"我将孤身一人"，但处于焦虑中的人仍然无法完全确定"如果……我将毫无价值"或"我也许会孤身一人"。按照这样的理解，你可以问一些开放式的问题来引导垂直箭头的过程，比如"你害怕的是什么？"或者"你认为可能会发生什么不好的事"。

当得到大量陈述后而陷入困境时，认知三角（Beck et al.，1979）或许可以用来提示可能会想到的内容，例如"作为一个人，这意味着什么""这对世界意味着什么呢""这对未来意味着什么呢"。如果在似乎已经接近某个垂直箭头的末端时，提示幻灯片上在"常见的负性图式主题"和"常见的图式主题"中列出的特定信念将会有所帮助，例如"那意味着你是无用的或是毫无价值的"（我厌恶自己／我厌恶自己的价值）以及"那是否意味着你终将孤身一人"。

最后，为了防止一个陈述到下一个陈述的情绪在转换中发生偏离，持续地问"这个陈述是否唤起了同样的情绪"是非常重要的（垂直箭头中相邻的陈述）。

# 高级垂直箭头和主观不适度

## 课时 8 目标

（1）巩固在垂直箭头上的工作。

（2）能够用"主观不适度量表"来确定主观痛苦程度。

## 课时 8 所需材料

- 课时 8 的幻灯片或者附录 F 中的幻灯片：
  ◇ 高级垂直箭头技术（1）
  ◇ 高级垂直箭头技术（2）
  ◇ 高级垂直箭头技术（3）
  ◇ 基本垂直箭头的操作指南
  ◇ 课时 8 个人作业
  ◇ "主观不适度量表"
- 过程评估问卷

## 课时 8 框架

（1）回顾课时 7 个人作业。

（2）讲解：高级垂直箭头。

（3）练习：更多的垂直箭头。

（4）讲解："主观不适度量表"。

（5）练习：用"主观不适度量表"对信念进行评估。

（6）布置个人作业。

## 回顾课时 7 个人作业

［在开始之前，先快速看一下每个人的垂直箭头。检查关键或核心信念的形式和推进过程，纠正发现的所有错误，进行反馈，并提醒本次讨论的主题。回顾个人作业是本方案最重要的部分之一。由于大多数个人作业是在治疗之外完成，用正性的强化来替代批评是很重要的。（垂直箭头的）目的是获得人们信念的实质意义，并以一种可测试的方式来表达它。重要的是，垂直箭头应该引导含义的进一步深入，这通常反映在更宽泛、更绝对的陈述中，同时，随着垂直箭头的推进，情绪强度也明显增加。没必要在每一步垂直箭头中都显示出一个比之前更明显的普遍性和增强的情绪强度，因为有时候只要围绕一个特定的陈述去探索，就能更好地理解它对于个体意味着什么。］

## 讲解：高级垂直箭头

你的垂直箭头练习如何？有没有人愿意分享自己的发现、成功经验以及困难之处？［现场评论；解决遇到的困难；注意共性。］

没有必要每条都做得尽善尽美，因为"条条大路通罗马"，当你做几个垂直箭头后，你可能就会发现你开始得到同样的思维链。然而，重要的是要覆盖到所有在你生活中引起你情绪低落的情况，因此，你应该留心那些与你已知的模式不匹配的 ABC 事件。［展示幻灯片"基本垂直箭头的操作说明"。］

让我们快速回顾一下这个过程：

（1）选取一个 ABC 事件，并选择一个与之相关的情绪结果。如果情绪不止一种，就选择其中一种进行工作，其他的随后处理。在尽量远离前一个情绪后，重复其他情绪的垂直箭头分析。

（2）发现与这种情绪相关的自动化思维或非理性信念。

（3）考察自动化思维的句子，寻找关键词，并问自己："如果这是真的，这对我来说意味着什么呢""为什么这会让我如此苦恼呢""如果这真的发生了，为什么会那么糟糕呢"。尝试在每一个案例中去理解每一个想法或信念对你的意义。

（4）持续进行该过程，直到不能再做下去为止。有时可能是在 3 步之后，有时是在 15 步或更多步之后。

幻灯片展示了一些其他可能有助于你的垂直箭头分析的技术。[展示及解释幻灯片"高级垂直箭头技术（1～3）"。]

## ■ 聚焦关键词

大多数信念或命题都会有一些关键词，而这些关键词是产生情绪的主要因素。确定这些关键词，并集中精力找出自己赋予它们的意义。

## ■ 运用你的想象

想象你正在思考的情景。想象或者回忆一个会产生你正在工作的这个情绪的情景。你甚至可以夸大这种情景，或者将它带到逻辑的极端。你的脑海中浮现出了什么呢？

## ■ 注意与每个信念相关的画面

你可能产生与信念相关的图像。这些画面可能是视觉上的，如看到你的父亲站在你的旁边，或者是听觉上的，如同听见某人愤怒的声音，或者是运动感觉上的，如当你想到某个信念时你可能会有向下坠落的感觉。

## ■ 从你的生活史中寻找想法的意义

从你的生活经历来思考自己想法的意义。

## ■ 具体化每一个信念或命题

- 条件句的两个部分，"如果我的房间凌乱不堪，我母亲会讨厌我"，而不是"母亲会讨厌我"
- 代词的含义，"我的生活将是一场灾难"而不是"这将是一场灾难"
- 一句话的所有部分，例如，"我的生活一败涂地"而不是"我一败涂地"
- 具体的人，"我的兄弟们会嘲笑我"而不是"他们会嘲笑我"
- 所有的可能性，"有 95% 的可能性我得不到那份工作"

### ■ 增加情绪强度

随着垂直箭头向下情绪强度会增强。底层核心信念应该有强大的情绪影响力。

### ■ 当你无法更进一步时

当你无法进一步深入某个特定的垂直箭头时，问自己一些更具体的问题："如果这是真的，这意味着……"

- 我作为一个人？
- 这个世界？
- 我的未来？

### ■ 基本图式内容

基本图式内容，这是垂直箭头底层的重要内容，可以通过以下几点来识别。

- 它是普遍的、宽泛的
- 它通常以绝对化的、断而言之的形式出现："我是 / 将是毫无价值的"
- 它通常关乎自己、他人或者整个世界

## 练习：更多的垂直箭头

让团体成员继续用 ABC 做更多的垂直箭头练习。在必要时协助他们。

## 讲解：主观不适度

我们已经讨论过，沿着垂直箭头向下走时情感强度会增加。现在，我们要用它来理解在我们头脑中发生了什么。我们将使用**主观困扰度**（subjective units of disturbance）或者**主观不适度**（subjective units of distress）的概念。[展示幻灯片"主观不适度量表"。]

"主观不适度量表"就像摄氏温度计一样，有 100 个刻度：0℃（冰点）为某种情绪完全不存在，100℃（沸点）为某种情绪达到你最大的想象那样多。显然，在这两者之间还有不同强度的情绪，就是"主观不适度量表"存在的重要意义。什么想法可以让你联想到等级为 100 的主观不适度？什么想法不会给你带来任何不适度？哪些想法与快乐无关，却与没有情绪有关？什么想法大致在刻度的一半位置？［鼓励大家讨论和制定自己的基准。］

## 练习：对信念进行主观不适度评定

- 让团体成员在目前为止所拥有的每一个信念旁边写下主观不适度等级

## 课时 8 总结

本课时我们回顾了垂直箭头分析程序的基本概念，并考虑了一些有助于在该分析过程中获得有用结果的更为复杂的规则。我介绍了主观不适度的概念。它非常有用，是垂直箭头过程中最重要的内容。

## 课时 8 个人作业

- 根据你当时和现在的想法，选取你生活中最糟糕的 10 件事，来继续进行 ABC、垂直箭头分析以及评定主观不适度
- 把垂直箭头按照主观不适度从低到高的顺序重新写一遍
- 确定与每个信念相关的逻辑错误

## 课时 8 可能出现的问题

在这一课时中遇到的主要问题是使用垂直箭头程序去确定图式和负性图式内容。虽然我们已在上一课时，介绍了垂直箭头过程中遇到的常见问题，但一小部分团体成员仍会遇到困难。对于这类团体成员，最好的解决方法可能是安排一个或几个单独的会谈来与其一起完成一系列的垂直箭头。通常可以花一两个单独的会谈来教他们垂直箭头程序，但如果一个人在这之后仍然有很大的困难，就可能有必要让他从团体中退出。

我发现一种非常有用的方法是，让有困难的团体成员抽一个早上或下午的时间去我的诊所进行训练，然后在进行其他活动时，花一点时间和他们相处，每隔

半个小时左右对他们进行一次辅导。

　　本团体治疗方案在这个时候，需要考虑的一个重要因素是：我们希望团体成员的负性信念有多全面。总的来说，我们的目标是让每个团体成员都获得一套全面的信念。出于各种各样的原因，一些团体成员可以在设定的两周时间内迅速而轻松地实现这一目标，而另一些却在团体要进入方案计划的下一个步骤之前，还没能完成任务。团体治疗师的困境为是否要放慢方案的步伐或者推迟进入下一步的行动。我通常和大多数人保持一致——如果大多数人没有完成他们的垂直箭头的话，我将额外安排一课时治疗时间。这样团体成员就有机会获得两个小时的团体训练，以及多有一周时间来做垂直箭头的个人作业。在这个方案的操作中，我还从来没有增加过一课时以上的治疗时间。

　　即使额外增加了治疗时间，仍可能会有一些团体成员没有完成他们的垂直箭头。不过，我认为这并不重要。第一，他们有机会在接下来的几周内赶上进度。第二，不是必须要有一套全面完整的信念才能完成这个治疗方案。对团体成员来说，必要的是，他们已获得足够多的信念来完成本方案中的其余部分。

# 理解信念：信念分类和认知地图

## 课时 9 目标

（1）让团体成识别他们信念中的模式和主题，并开始制作他们负性图式内容的认知地图。

（2）让团体成员开始列他们的"负性信念总览清单"。

## 课时 9 所需材料

- 课时 9 的幻灯片或者附录 F 中的幻灯片：
    - ◇ "信念总览清单示例"
    - ◇ 认知地图示例（1）
    - ◇ 认知地图示例（2）
    - ◇ 认知地图示例（3）
    - ◇ 认知地图示例（4）
    - ◇ 常见的负性图式主题
    - ◇ 课时 9 个人作业
    - ◇ 基本图式的关系
- "信念总览清单"副本
- 过程评估问卷

## 课时 9 框架

（1）回顾课时 8 个人作业。
（2）讲解：理解你的负性思维。
（3）练习：信念分类和制作认知地图。
（4）练习：制作一个"负性信念总览清单"。
（5）布置个人作业。

## 回顾课时 8 个人作业：ABC、垂直箭头和主观不适度评定

回顾团体成员的 ABC、垂直箭头和主观不适度评定。检查他们的每个步骤是否正确。

## 讲解：理解你的负性思维，即图式主题和认知地图

我想大家到现在已经或者很快就会完成很多垂直箭头的练习。凭经验，我们建议你分析 14 个与负性情绪反应相关的"日常"情景，并分析 10 件（根据你当时的想法）你觉得的生活中最糟糕的事，然后，为你现在头脑中所出现的想法做一个垂直箭头，你就会发现你的模式。但即便你还没有做过很多的垂直箭头，也会有一些模式开始出现。有谁已经开始看到一些模式了呢？［鼓励团体成员谈论自己思维内容主题和思维过程主题（如逻辑错误）。将内容主题写在白板上。］

你会发现这其中有很多重复，这是因为人们通常倾向于犯同样的逻辑错误，并且持有同样的负性信念。在你的垂直箭头中，你可能已经注意到一些以下现象：

● 相同或相似的思维序列一次又一次地出现
● 这些思维序列导致同样的普遍的、令人非常痛苦的想法。我们可以称之为"核心信念"。我们也可以把这些核心信念看作你的主要主题或是你图式中负性内容的主题。我们稍后会详细讨论这个问题

有很多方法可以将我们从垂直箭头中得到的信息进行组织编排。你已经学会了一种方法：用"主观不适度量表"把材料按照痛苦程度从轻到重进行排序。另一种方法是制作认知地图，这是关于你的负性信念如何相互关联的图表，比如下面

的示例。［展示幻灯片"认知地图示例 1 ～ 4"。］

这个人在这里做了什么？［鼓励讨论，然后总结。］

这个人所做的事情是：

- 使用垂直箭头程序获取负性思维的信息
- 根据痛苦的程度，用"主观不适度量表"来组织思维序列的顺序
- 收集所有与特定核心信念相关的序列，并将它们放在同一图表上

我们早些时候识别出了你的一些核心信念。认知疗法领域的专家已经开发出了许多核心信念的列表，甚至有一些测量。下面的列表为本团体方案的作者开发，但和其他类似的列表大同小异。该列表基于三个范畴的内容：自我本身、自然界和其他人，我们简称自我、世界和他人。在自我的内容范畴里，自我可以被看作毫无价值的、孤独的，或处于危险中的；在世界的内容范畴里，世界可以被看作不美好的，或者是危险的；在他人的内容范畴里，他人可以被看作批评、有害或不善的。这就给出了八个主要的主题，这些主题可以与过去、现在或未来联系起来。［展示幻灯片"常见的负性图式主题"，并讨论以下内容。］

**自我—不好**（self-no good），指的是任何贬低自己或让自己低落的信念，无论是人际关系情景，还是成就方面。这包括你总是觉得自己没有价值或不好，或者在特定的情境下觉得自己没有价值或不好。

**自我—危险**（self-in danger），指的是你认为自己正处于危险之中。这些危险既包括来自外部的，如海啸或是对你生意的恶意收购；也包括来自内部的，如心脏病发作或其他疾病。

**自我—孤独**（self-alone），指的是所有与被他人拒绝、（正在或将会）被孤立有关的信念。

**世界—不好**（world-no good），指的是你认为这个世界，或者为世界负责的事物（如上帝）不公平、不好的信念。

**世界—危险**（world-dangerous），指的是你认识到这个世界本来就很危险，很可能会给自己和别人带来伤害的信念。

**他人—抛弃**（others-abandoning），指的是你认为某人或某些人常被抛弃，以及 / 或者他人可能会拒绝或者离开你的信念。

**他人—有害**（others-harmful），指的是你认为某个或某些人对你怀有敌意，或者很可能会给你和他人带来伤害的信念。

他人—不好（others-no good），指的是所有你贬低他人，你认为他们是坏的，或者在特定的情景之下他们是坏的（如没有做他们应该做的）的信念。

可能用以上主题来对所有信念进行分类是不够的，有些时候一个信念的分析可能要用到多个主题。这些关系是错综复杂的。该图只显示了复杂关系中的一部分。[展示幻灯片"基本图式的关系"。]

举个例子，图中"无价值"与"孤独"两个方框之间的双短箭头，表明一个人可能会认为自己由于"孤独"而"无价值"，也可能认为自己由于"无价值"而"孤独"。[如果你愿意，可以浏览一些其他复杂的关系。]

## 练习：信念分类和制作认知地图

接下来我想让你们做的，是把你们目前发现的所有信念都归类到我们讨论过的，或者其他的可能对你们来说更加特殊的主题之中。完成分类后，把所有序列放在一起，为每一个主题做一个认知地图。[再次展示幻灯片"常见的负性图式主题"，帮助他们尽可能准确地识别出正确的主题，并完成他们的认知地图。]

## 讲解：制作一个"负性信念总览清单"

[展示幻灯片"信念总览清单示例"。]在这一课时中，最后要做的是制作一个自己的"负性信念总览清单"。它就是一个在你做垂直箭头时已经发现的所有的独特信念的列表。我们已经注意到，人们在许多不同的情况下都会有相同的信念。举个例子，当你的孩子打碎了邻居家的花瓶，或者你正在看怎么教育孩子的电视节目，又或者当你在学校接孩子，把你自己孩子的鞋跟其他孩子的做比较时，你可能会认为"我是一个糟糕的家长"。那么你只需要将该信念或命题在你的"信念总览清单"上记录一次。

你可以选择将所有的信念罗列在一个列表上，也可以根据你所认为的重要程度，或者其他方式来编排它们。

你应该记得我们从垂直箭头一开始就有一些信念。这些信念是很表层的，并且是在特定情境下有的。有一些信念是更深层的，它们是普遍的和绝对的，我们称之为核心信念或核心图式。我们还谈到了条件信念，例如"如果我没有完全成

功，我将毫无价值"，所以你可以列出三个列表："特定情境信念""条件信念"和
"核心信念"。

或者你可以根据内容来组织编排你的总览清单。你可以把与自我有关的信念
放在一个部分，对世界和他人的信念放在另外的部分。你可以把这些列表写在练
习册上、纸上，或者写在"信念总览清单"上。下面我们来举例说明你该如何填写
"信念总览清单"。［展示幻灯片"信念总览清单示例"。］

接下来你要做的就是评估你的主观不适度，记录你目前对每个命题的确信程
度，就像在示例中对第一个信念所做的那样。

## 练习：开始一个"信念总览清单"

［帮助团体成员开始一个"信念总览清单"。特别是要帮助他们选择一种适合
自己的方式来组织他们的总览清单。只有少数负性信念的人，可以把它们都罗列
在一个清单上。混合了琐碎和重要信念的人，最好是将它们按照重要与琐碎的界
限来划分。有许多复杂主题的人，最好根据主题来划分它们。］

## 课时9 总结

在课时9中我们开始考察负性思维的结合方式。我们探讨了认知地图，它是
体现负性思维如何结合的图表。我们开始制作信念的总览清单，它是与你所有负
性情绪和不良行为相关的信念的列表。

## 课时9 个人作业

［展示幻灯片"课时9个人作业"。］

（1）继续做垂直箭头，直到完成所有的ABC，除非所做的垂直箭头已经完全
是之前工作的重复。

（2）对信念和逻辑错误进行分类，并完成认知地图。

（3）完成"信念总览清单"，即列出每个信念，为每个信念做主观不适度评估，
并且在"可信度"栏中，对所有的信念做"初始"可信度评定。

（4）找出你犯的最常见的逻辑错误以及你犯这些错误的常见情境。

（5）试着抓住错误逻辑并把它转换成恰当逻辑。

## 课时 9 中可能出现的问题

课时 9 中呈现的材料有两个主要的问题：与本单元的其他课时中的材料类似，更关键的是它们缺乏完整性。一些团体成员陶醉于有机会理解自己的信念当中，而另外一些团体成员似乎只完成了一两个主题的认知地图。团体带领者密切关注团体成员在他们的认知地图和"信念总览清单"上的表现是非常重要的。如果团体成员所做的主题或议题对他们的情绪困扰影响很大，那么最好不要去追求更多的次要主题；如果团体成员没有参与到带领者所认为重要的主题当中，那么一些温和的鼓励可能会对他们有所帮助，或者要注意他们是否或为什么要回避这些领域；如果团体成员的与情绪反应有关的主要议题是仅仅思考这个领域，那么这提示可能需要一个单独的会谈来对他进行处理。本方案其余部分内容都是基于总览清单中的材料，因此，尽可能使这些材料成为团体成员负性思维全面、准确的表达是非常重要的。

课时 10

# 理解信念：认知诊断

## 课时 10 目标

课时 10 的主要目标是让团体成员识别其负性行为模式。

目前，我们应该已经对减少成员循环往复的原理进行了操作。很可能的情况是，使用 ABC 和垂直箭头的方法现在已很难产生新的信息。这些不同的对许多信念进行组织的方法，使团体治疗师和团体成员能识别出相对较少主题的信念集群和模式。如果这种情况还未发生，团体成员或许在完成个人作业时正遇到某些困难。这时，我们有必要对那些落后的团体成员开设个性化的课程，目的在于帮助他们继续前进。如果整个团体状况均不佳，那么就值得停下来，直到全部团体成员都完成初期工作后，再接触本课时的材料。

## 课时 10 所需材料

- 课时 10 的幻灯片或者附录 F 中的幻灯片：
  ◇ 情绪和行为功能障碍的一般模型
  ◇ 气质维度
  ◇ 课时 10 个人作业
  ◇ 认知概念化的组成部分
  ◇ 杨的父母教养方式
- "认知概念化工作表" 副本

- 过程评估问卷
- 本课时相当复杂，人们可能需要讲解的脚本以及 / 或者模型的主要图表的副本

## 课时 10 框架

（1）回顾课时 9 个人作业。
（2）讲解：认知概念化。
（3）练习：填写"认知概念化工作表"。
（4）布置个人作业。

## 回顾课时 9 个人作业

检查上一课时的个人作业：信念总览清单、认知地图和常见的逻辑错误。在团体中找出并纠正他们的逻辑错误。

## 讲解：开发一个认知的概念化或诊断

今天我们的工作是为自己做一个认知诊断。诊断的另一个名称是"概念化"。诊断具有为某种状态寻找标签的含义，而概念化具有理解这种状态的意义。对于我们来说，这意味着要去理解是什么因素导致我们现在的状态：是什么因素使这些状态的产生以及是什么因素导致这种状态的持续。我们对造成这些过程的认知因素特别感兴趣，那就是：我们的信念、想法和思维过程。回到课时 6 的内容，我们考虑了情绪、行为和人格障碍的一般模型，如该图所示。［展示幻灯片"情绪和行为功能障碍的一般模型"。］

你现在已经得到了很多自己的信息来填写这个模型的各个部分。我们有一个工作表供你来完成这个工作。我们将逐一完成每个格子。［发放我们的"认知概念化工作表"。］

### ■ 遗传倾向性

第一格是遗传倾向性。长期以来，科学家们认为许多疾病具有遗传倾向。但是遗传倾向很难具体确定，原因包括难以区分某一行为是先天而来，还是后天学

习父母而塑造。随着人类遗传图谱的发展，我们在这一领域正处于新发现的起点。杨等人（2003）提出的七个假设的情绪气质维度，之前我粗略提到过。［展示幻灯片"气质维度"。］

第一个维度涉及你对外部事件的反应。在大多数人都会做出反应的情况下，你会做出更富戏剧性的反应，还是可能不会有反应？你倾向于对世界抱有类似"杯子是半满的"这种乐观态度，还是"杯子是半空的"这种更倾向于看到事物的消极面？你的紧张度如何？面对可能的困难，你倾向于焦虑还是平静、祥和？你对自己想要的是很挑剔、要求明确，还是当它不是你想要的时候依然可以忍受？当事情不向你希望的方向发展时，你会接受这种情况，还是会变得有攻击性？你通常的状态更倾向于开心的还是烦躁的？最后，你是一个害羞腼腆的人，还是一个更外向、更善于交际的人？你可能会觉得你处于这些维度的两端，而且它对你的问题的产生起了作用。如果是这样的话，把它放进格子里。另一个关于气质的线索是你看起来像你父亲或者母亲，又或者两者都像。你必须谨慎，因为你很容易无意识地从父母那里学习了处世之道。值得提示的是：气质一般是指在你生活的各个方面都有的一种普遍行为倾向，而学到的东西则为特定情境下的反应。如果你认为你有某种特定的气质，就把它写到工作表上。

### ■ 父母的教养方式

我们考察成长经历，是想找出是什么对我们的图式内容具有最大的影响。记住，图式内容包括命题、记忆、回忆的情绪和行动倾向。图式内容最重要的方面是关于自我、他人和世界的图式。图式内容的一个重要来源是父母的教养方式。杨指出了五种教养方式：不可预测的/拒绝的、权利剥夺的、纵容的、条件性接纳的以及严厉的且完美主义的。［展示幻灯片"杨的父母教养方式"。］

这些教养方式显而易见。**不可预测的/拒绝的**（unpredictable/rejecting）：父母可能由于精神疾病、极端人格障碍、物质滥用或极端利己主义而变得无法预测，还有可能是父母极度贫困或者繁重的工作让他们精疲力竭、压力重重而变得无法预测；此外，父母会以多种方式显示出或表达出他们对孩子的拒绝。**权利剥夺的**（disempowering）：父母不允许孩子自己解决问题，这可能是因为父母认为自己的孩子无能，或者可能是父母自我牺牲，愿意为他人做任何事情。**纵容的**（permissive）：父母可能会太过迁就孩子，即不为他们设定界限，不加选择地对他们的要求做出回应，这有可能是因为孩子的出生很不容易，于是父母对他们非常珍视，或者父母对孩子没有竞争性要求，例如家庭经济条件良好的独生子。**条件性接纳的**（conditional acceptance）：父母可能会对孩子反应积极并且深爱他们的孩子，但这种反应取决于孩子的某种行事方式，在学业上、家务上、体育场上或舞台表演上表现良好。条件性接纳父母的情感和回应在**严厉且完美主义的**（grim & perfectionistic）父母中是缺失的。严厉且完美主义的父母自身是非常完美的，只有当孩子的行为与他们的期望完全一致的时候，他们才会认可孩子。

你的父母是否符合这些模式？如果符合，请把它写下来。你的父母也有可能会使用三种主要策略中的一种：屈从、回避或过度补偿。要提醒你们的是：**屈从**（surrender）是行为与信念吻合；**过度补偿**（overcompensation）是行为与信念相反；**回避**（avoidance）是避开与信念相关的情境。有没有证据表明你父母的行为与信念与上述三种策略之一一致？如果答案是肯定的，那可能会影响了你的行为倾向，因为你的处事方式是从父母那里学来的。如果是这样的话，把它填进格子里。

有时候父母真的会很符合以上模式。有些时候，父母真的会非常消极地看待孩子。而且还有一个关键点，有时孩子会犯逻辑错误，他们会得出结论：父母的爱取决于其自己是否成功，或者其他条件，但这不是真实的。我们再来看一下这个部分。［展示幻灯片"认知概念化的组成部分"。］

## ■ 关键同伴事件

父母教养方式可能是与一个人情绪功能相关的图式内容的最重要影响因素，然而，同伴经验也非常重要。例如，学校中同学们的嘲笑或拒绝。童年时期的友谊模式可能会很重要，更换学校和建立新的同伴关系网所具有的困难也可能会产生长期深远的影响。你们在之前的治疗中，有没有发现有可能会影响你们的图式内容的关键同伴事件？

## ■ 其他关键事件

其他事件对我们的图式内容产生的影响较小，也不太容易影响我们成人之后的情绪和行为功能。只有那些非常严重和具有创伤性的经历才会产生强烈的效果。例如，儿童遭受自身或他人的死亡（或者死亡威胁）或严重受伤的事件，遭受被某个重视的人拒绝或虐待的事件。当然，遭受到无论是同龄人还是成年人的持续虐待或欺凌，都会造成严重后果。写下所有你所能想起的类似的事件。

## ■ 占主导地位的负性图式内容

这部分应该很容易，只需要填上你在垂直箭头中得到的核心图式内容即可，也就是你的垂直箭头最底层的命题。最常见的是"我不好""我（将）是孤独的""我处于危险中""世界是不公平（不好）的""他人是不好的"以及这些命题的变体。通常你会有 1 ～ 4 个这样的命题，把它们填在格子里。

## ■ 儿童时的逻辑错误

我们儿童时是有可能犯逻辑错误的，甚至比成年人犯逻辑错误的可能性更大。现在值得考虑的是，你所描述的成长因素与你的核心命题之间是否有任何联系。你是根据父母教养方式和（或）你所描述的事件来提出这些命题的吗？［鼓励团体成员分享他们的发现。］

看来，有一些人能够识别童年经历和图式内容之间的联系。有可能命题的图式内容是基于你儿童时所犯的逻辑错误的。你可能已经得到"我不好"的命题，基于你没有得到全优，或者没有打进决胜球时父母的反应。或者你可能已经得到"我不可爱"的命题，因为你在小学时，你最好的朋友把你抛弃了。你现在能理解或至少可以质疑这个命题了吧。如果你能看到可能的逻辑错误，就把它放在格子里；如果你不确定，就使用问号标注。

到目前为止，大家有什么评论吗？有没有人发现了成长因素与核心图式内容之间的联系？有谁认为自己在发展图式内容时有犯逻辑错误的可能性，哪怕是一点点可能性？有谁认为自己很有可能在发展图式内容时犯了逻辑错误？［鼓励分享信息。］

## ■ 典型的触发负性情绪的事件

这包括激发因素……让你在某些情况下感到不适的因素。你可能已经发现自己的一种模式，甚至几种模式。通常，一个模式基于一个命题主题（如"我不好"）。在制作认知地图时，我们已经划分了这些主题。你可能希望每个模式都做一个概念化表。如果你的确有多个模式，暂时我们只关注其中一个，选用那个你认为最主要的负性核心命题。如有必要，你可以在工作表上加下划线来标记。现在回头看看你的认知地图，看看你是否能识别激发事件的类别：它们可能是有关人际关系的事件。比如，你的伙伴在没有你的情况下做了什么，或是与权威人物发生了冲突，或者它们可能是与成就相关的事件。比如，你在某个活动中犯了错误，或者错过了晋升机会；它们可能是那些你不能按照自己的方式去处理的事件。[ 给团体成员一些时间来发现自己的典型激发事件。在团体中进行走动，必要时给予他们帮助。]

## ■ 典型的逻辑错误及典型的情绪

接下来的两部分很容易完成。从你最初的 ABC 和你的垂直箭头记录中，确定哪些是你最常见的逻辑错误，哪些是你最常经历的负性情绪。你可能又希望最后能为每种情绪做单独的概念化，但我们暂时只选"最常见"或"最常经历"的。[ 给团体成员一些时间调出他们激发事件的典型逻辑错误和情绪。]

## ■ 典型策略

接下来的部分可能会困难一些。回顾一下，你在第一张工作表上写下了什么作为行为结果。你的典型行为是什么？是退缩吗？你会在这种情况下攻击其他人吗？你工作更加努力是为了完成任务还是为了取悦别人？你很忧虑或者思维反刍吗？你是否物质滥用（包括食物），或者你有没有尝试伤害自己？

这些只是一些可能性。回顾一下你的 ABC 和 ACB 的工作表，在你的行为结果中是否有某种模式？如果有，请把它写进空格里。[ 给团体成员一些时间让他们从自己的工作表中找出典型策略。在团体中进行走动，必要时帮助他们。]

## ■ 策略类型

由于你已经确定了你的典型策略，你能确定它们是什么策略类型吗？屈从策略是策略与图式内容的核心信念一致。例如，一个认为自己毫无价值的人可能会性滥交，或者生活在肮脏的环境中。（过度）补偿策略涉及很多在与你图式内容的核心信念不一致时所进行的活动中使用的能量。一个认为自己没有价值的人可能会对性过于保守，同时还可能会有一间很整洁的房子。回避策略是指人们使用能量来避免会触发图式内容的情境。一个认为自己不值得爱的人，不会把自己放在可能形成关系的情境中。[ 给团体成员一些时间来确定他们正在使用的策略。在团体中进行走动，必要时帮助他们。]

## ■ 策略信念

现在我们来看一种新的信念——关于你所使用的策略的命题。你可能没有想过这个问题：你之所以选择你正在运用的策略，是因为你认为它们会成功，或者是因为在你看来它们是这种情况下的上策。你可能认为这个策略会给你一个成功的结果，但实际上，大多数时候你是用它来消除你的负性情绪：你焦虑，是因为你认为它会对你有所帮助；你酗酒，是因为它能让你的疼痛消失，或者它能帮助你更顺利地交流；你与他人保持距离，是因为那样你就不会受到伤害，也不会发现自己真的很不值得被爱。你对你的主要策略有什么看法？［给团体成员一段时间来识别他们自己所使用策略的信念。在团体中进行走动，必要时帮助他们。］

## ■ 概念化的检验

我们要做的最后一件事是检查我们刚刚的工作。主要的新材料是成长经历相关的材料。检查它的一种方法是使用一个典型的垂直箭头的全过程。当你达到最底层的信念或者命题时，闭上眼睛，聚焦到自己的情绪，看看是否能找到儿童时有那种感受的记忆。如果你这么做发现它们与你做的概念化一致，那就是上了正确的轨道。例如，一个有着"我不好"信念的人，写下的父母的教养方式为"严厉且完美主义的"，可能会记得父母对一份近乎完美的成绩单表现出了不认可。现在，你可以像这样试试。一旦想起那段记忆，就睁开你的眼睛。我们没有必要在现在去沉浸于一段负性的记忆中。［留出时间做这个练习。］

谁发现了自己概念化的一些证明？好吧，一些人可能会希望继续再做一些练习，而其他人可能已经相信自己是正确的了。不过，还是需要谨慎对待的是，这个检验过程我们只是想要确认概念化是否正确，而不是去开启沉湎于过去负性事件的大门。

好了，填写概念化表格的时间结束了，它把我们在这个单元中得到的所有信息都汇总在了一起。现在谁对自己的问题有了更深的理解？［鼓励团体成员分享他们的理解和见解。］

谁学到了新东西？［鼓励团体成员分享他们的见解。］

在这一课时中，你所得到的一组重要的新信息可能是关于你的策略的有效性或效用的信念。这些都是像"我不可爱""月亮是由绿色奶酪做成的""罗马是意大利的首都"之类的命题。因为它们对你很重要，所以你必须把它们记录在你的"信念总览清单"中。

## 课时 10 总结

在课时 6 中我们已经介绍了本方案的基础模型，但这次我这样介绍它，你可以利用我们到目前为止所获得的信息，从模型的角度来理解你自己，这就是所谓的概念化。我们鼓励你们通过填写"认知概念化工作表"来完成概念化。我们还试图**认可**（validate）你的概念化的许多方面。

## 课时 10 个人作业

［展示幻灯片"课时 10 个人作业"。］

- 像做认知地图一样为每一个核心的图式内容主题制定一个"认知概念化工作表"
- 回顾你的"信念总览清单"，并在必要时增添信念

## 课时 10 可能出现的问题

请参阅"课时 5 可能出现的问题"。检验的过程可能会引发令人痛苦的负性情绪。如果出现这样的情况，应该立刻停止练习。你可能需要使用一些可以分散注意力的愉快意象来将团体成员的想法从童年记忆和相关情绪中抽离出来。当然，任何这样的反应都是值得注意的重要信息，并且它们通常都能证实概念化是正确的。

# 检 验 信 念

第三单元

课时 11

# 信念可变及对抗分析

## 课时 11 目标

（1）让团体成员接受信念并非不可改变。信念改变是在人类历史中出现的自然过程，对于个体来说，他们也会在历经了人生历程之后自然而然地发生改变。

（2）让团体成员理解用于评估负性信念的过程，并告诉他们这些过程是我们日常生活的一部分。

（3）让团体成员接受识别潜在的负性信念，分析并改变这些信念，如果适当，这是一个自然的潜在受益过程。

（4）通过类推英国法律体系让团体成员理解对抗分析的原则。

（5）使得团体成员可以客观地评价他们的信念。

最后一步可能是最有趣也最重要的。许多适得其反信念的问题在于：个体会不顾它们适得其反的现实，依然坚持使用它们。如果有迹象表明信念会被审核评估，人们便会产生负性情绪反应，并拒绝评价它们。如果人们此时尝试审视自己的负性信念，便会陷入偏差，只能看到那些支持负性信念的证据。对抗分析及后文所述的分析理念，是通过将信念视为被分析的客体，鼓励团体成员扮演分析者的角色，以拉开个体与信念的距离。比如，在这个案例中，团体成员的角色是律师。人们认为这些技术之所以有效，是因其起到了阻止团体成员将信念与自己视为一体的效果。例如，鼓励持有主观、负性情绪的团体成员对信念进行全面、公正的评价。

## 课时 11 所需材料

- 课时 11 的幻灯片或者附录 F 中的幻灯片：
  - ◇ 信念可以被改变
  - ◇ 信念评价
  - ◇ 对抗分析示例
  - ◇ 填写"信念总览清单"示例
  - ◇ 课时 11 个人作业
  - ◇ 对抗分析步骤
  - ◇ 认知治疗中识别出的信念类别
  - ◇ 为什么我们会改变信念？
- "对抗分析工作表"副本
- 过程评估问卷
- 可视情况提供之前案例的 A4 纸质副本

## 课时 11 框架

（1）回顾课时 10 个人作业。
（2）介绍第三单元。
（3）讲解：信念可以被改变。
（4）讲解：介绍对抗分析。
（5）练习：对抗分析。
（6）布置个人作业。

## 回顾课时 10 个人作业

　　当下是一个为你个人的记录收集、备份所有认知地图、"信念总览清单"及"概念化工作表"的好时机。这会帮助每个人形成聚焦图式"认知诊断"。[回顾团体成员的垂直箭头、ABC、"信念总览清单"、认知地图和"概念化工作表"。检查以确认自动化思维、核心信念等都是用精确的完整表述表达的正规语句，没有隐藏条件等。确认信念不包含可以避免的、对情绪结果的描述。确认主观不适感评定及信念的初始等级已在"信念总览清单"上被标注。]

## 第三单元介绍

欢迎来到团体认知治疗方案的第三单元。本单元主要关注挑战个体信念。你已经在第一单元考察了表层信念，在第二单元全面检索了所有的负性想法，并将它们整理为自己可以理解的形式。以上结果构成了与你的情绪及行为问题相关的"信念总览清单"，并在认知地图中体现了所有信念之间的关系。这两个成果，尤其是"信念总览清单"，将会是展开接下来的这两个单元的基础。第三单元，我们会尝试分辨哪些信念是错误的。第四单元，我们则会用正确的、理智的、更有建设性的信念替换它们。

## 讲解：信念可以被改变

### ■ 信念改变的自然过程

至今，我们已经讨论了很多关于"信念"的问题，但我有时也会用"命题"来替代它们。这表达了我认为信念（本身也是命题）不一定反映了真实事实，以及信念会随时间而改变的想法。让我们思考一下，在人类历史中有过信念改变的例子吗？[展示幻灯片"信念可以被改变"。引出例子，如地平面是水平的；太阳绕着地球转；女人比男人智力低，并将它们写在书写板上。]

它们为何产生了变化？[引出原因，如基于探索得到与信念有冲突的信息、科学实验或情景思考。]

你自己的信念是怎样的？有哪些信念在经历了人生历程后被改变了？[引出例子，如圣诞老人的存在，接吻会怀孕，太阳绕着地球转。]

好，现在我们已经有了足够证据来支持信念改变是正常的：在过去的几十个世纪里，人类的信念一直在变化，而你作为一个人类个体，也已改变了很多次信念。那么我们为何会改变信念呢？为什么社会或个体会随着时间而改变信念？[展示幻灯片"为什么我们会改变信念？"引出原因，如获得新信息，被朋友劝说或类似例子。]

通常都是信息侵入我们的生活，并迫使我们改变。我们很少会系统性地对信念进行反思，而这将是我们在这个团体中将要做的事情。

至今为止，我们已经识别出了几类信念：[展示幻灯片"认知治疗中识别出的信念类别"。]

- 你的自动化思维下的信念
- 你的图式的命题内容
- 有关你的策略有效性的信念

但愿现在这些信念已经被列在你的"信念总览清单"里了。或许一些人会对于发现自己持有的信念有些惊讶,一些人早就已经改变了一些信念。我们的下一步工作就是更系统地评价它们,并确定哪些值得继续坚持,哪<u>些</u>应该被改变。

## ■ 信念评价:对抗分析

[展示幻灯片"信念评价"。]在西方社会中,我们有三种信念或命题评价的主要模型:对抗法、调查法和一般科学步骤。基于以上模型,在本次认知治疗中,我们有三种检测信念的方法:对抗分析、调查分析和科学分析。本次治疗的剩余时间,我们将了解对抗分析。当一个人被指控犯罪后,上法庭前,都会有哪些法律流程呢?[引出评论,如法官和陪审团会根据已有证据判断当事人是否有罪;律师要尽力为双方辩护。]

在英格兰地区、美国及部分英国殖民地使用的大英帝国法律流程中,所持观点为被告是有罪的。但由于律师要为双方辩护,所以这便是一个对抗的过程。步骤为:[展示幻灯片"对抗分析步骤"。]

(1)从你的"信念总览清单"中挑出一个信念,写在"对抗分析工作表"上。

(2)将你自己想象成是在为该命题辩护的律师,什么是对该命题来说最有力的论据?

(3)将你自己想象成是为另一方辩护的律师,什么是反对命题最有力的论据?

(4)然后决定你在每个证据上所放的权重。

(5)之后做出裁决,如果你必须考虑证据,并对于哪个命题是正确的,哪个是错误的做出决定,你会怎样决定?

下面举一个例子。[展示幻灯片"对抗分析示例",并进行以下步骤。]

## 练习:对抗分析

现在对你"信念总览清单"上的一个信念进行操作。[为团体成员留出时间完成这一任务。在团体内走动，帮助团体成员写下他们用作命题的信念。然后尝试鼓励他们在两栏表格中各写下证据。询问一般的、宽泛的问题，如"哪些证据支持一个人是个差劲的家长……在哪些方面你会找到支持或反对的证据"，而不是类似于"我看到你和你儿子了，你把他养得很健康"这样非常详尽的证据。]

当你认为你已经搜集了所有可用于做出判断的证据后，首先把自己想象成一个法官或陪审团成员。你会怎样做出权衡呢？我们可以使用 0 ～ 5 分的评价量表（5= 非常高，4= 高，3= 中等，2= 低，1= 非常低，0= 无关）。然后用得分进行决断。你会得到什么答案？写下 T 代表真，F 代表假，或者 U 来代表不确定。当然，你的信念可能是一个进阶式的情况，而不是非黑即白的（100% 为真，0% 为假），而你的信念等级可能落在其间的任何位置。无论等级是什么，都要在"信念总览清单"中适当的位置写下来，正如案例演示的那样。[展示幻灯片"'信念总览清单'填写示例"。给团体成员留出时间完成任务。可以提出问题引导他们认真思考、权衡和总结，但是不要用面质的方式挑战他们。]

## 课时 11 总结

本次我们讨论了关于信念改变在人类历史和个体身上都是正常的、自然的过程这一观点。我们对人们改变信念的原因进行了思考，接触了一个在西方社会中用于检测信念的模型——对抗分析法，并在我们个人的信念中进行了应用，还开始在"信念总览清单"中分析信念的部分进行工作和记录。

## 课时 11 个人作业

[展示幻灯片"课时 11 个人作业"。]

- 完成对目前已识别信念的对抗分析
- 更新"信念总览清单"

## 课时 11 可能出现的问题

在我的经验中，很少有人会对接受本课时"信念可以被改变"这一部分产生困难，但会有人会难以接受某一信念在某一天是正确的，第二天就不正确了。这些人需要少量的个人作业来帮助他们接受这个观念。在对抗分析中，人们要是保持客观的确不易。在完成任务时我通过向他们提问进行简单的引导，比如"哪些证据支持或反对该信念……如果你是控方律师，那么你会说什么？如果你是辩护方律师，那么你会说什么？如果法官和陪审团看了证据、听了陈述，那么他们会下怎样的结论？"如果团体成员没有在这次治疗中驳斥所有的信念，没有关系，但最好是他们能驳斥其中的一些。在接下来的治疗中，团体成员还有充分的机会挑战、驳斥那些更复杂的信念。

# 挑战信念：调查分析

## 课时 12 目标

在认知治疗中，运用行为实验来检验认知准确性的传统手段是强劲有效的。1979 年，贝克及其同事写道：

我们概念化了患者关于自己的功能失调的想法和信念，然后据此形成其经历和未来的假设，之后，试图使用系统化的方式检验这些假设的准确性。因此，几乎每一次经历都可能成为患者检验负性观点或信念的实验机会。比如，如果一个患者相信所有人见到他都会恶心地转身离开，那么我们会帮助该患者建立一个评价他人反应的系统，然后鼓励他通过他人的面部表情和肢体语言来进行客观评价。如果患者觉得自己难以执行简单的监测步骤，我们可以联合设计一个核查清单或图表，让他用于记录执行这些行动的成功程度。(p.7)

近来利维（Bennett Levy）及其同事（2004）出版了《牛津认知治疗行为实验指南》，其中收录了 200 多个详细叙述的实验。在本课时及下一课时中，团体成员将会学习如何针对曾经没有挑战成功的信念设计行为实验。利维等人对两类实验进行了区分：行动实验与观察实验。在行动实验中，来访者有意识地实施行为并记录发生了什么，在观察实验中来访者只简单地收集资料。设计观察实验与本节提到的"调查分析"相似，设计行动实验与下一课时中的"科学分析"相似。现在，已经向团体成员介绍了信念是命题或者假设的理念。在调查分析中，会为团体成员介绍另一个理念，即潜藏在他们某些命题之下，还存在更多的一般原则。这些原则本身也是命题。无论是一般原则还是特定命题都可以被客观地分析并检验准确性。因此，本课时的目标为：

- 团体成员可以辨别与特定信念相关的原则
- 他们可以决定与特定信念的准确性相关的信息来源
- 他们可以获得信息并判断原则的可靠性，以及特定命题的含义
- 如有必要，他们可以决定与特定命题信度相关的信息来源
- 他们可以获得信息并判断特定命题的准确性

## 课时 12 所需材料

- 课时 12 的幻灯片或者附录 F 中的幻灯片：
  - ◇ 命题和原则示例
  - ◇ 课时 12 个人作业
  - ◇ 调查分析示例：当原则无关时
  - ◇ 调查分析示例：当原则相关时
  - ◇ 调查分析示例：当原则为真时
  - ◇ 调查分析的信息来源
  - ◇ 调查分析步骤（1）
  - ◇ 调查分析步骤（2）
- "调查分析工作表"副本（见附录 G）
- 过程评估问卷
- 可视情况提供之前案例的 A4 版副本

## 课时 12 框架

（1）回顾课时 11 个人作业。
（2）讲解：调查分析。
（3）练习：调查分析。

## 回顾课时 11 个人作业

1.回顾团体成员的对抗分析。在上一课时的治疗中你可能提出了一些澄清性的问题来引导团体成员谨慎权衡、下结论，但是没有以面质的方式挑战。

2. 让团体成员计算被列为错误信念的个数。

本课时团体成员要完成一个较为复杂的工作表。治疗师可以通过案例演示来帮助他们填写工作表。对于团体治疗师来说，幻灯片的展示将会贯穿整个治疗，还必须使用其他的投影或纸质案例，并且带着团体成员一条一条地学习。在这些时间点，文本会提示使用幻灯片展示"命题和原则示例"，此时，无论进行到哪里，团体治疗师应该返回查看这个部分的内容。

# 讲解：调查分析

在上一课时治疗中，我们学习了如何判断某个事物的正确或错误：对抗式诉讼制度。有一些国家并不适用对抗式法律制度，它们使用的是调查式诉讼流程，其裁决是依据关于案件的调查取证做出的。你可能也会发现，在判断你的信念是否正确时，是缺乏足够依据的。有谁有类似经验吗？［促进交流。］

当缺乏信息时，就需要进行调查。调查共分为 14 个步骤，可以通过"调查分析工作表"完成。［展示幻灯片"调查分析工作表"和"调查分析步骤（1）"。演示空白的"调查分析工作表"和"调查分析工作表"示例。］

下面将要按照步骤开始操作。你也可以根据示例工作表里的步骤看到其他人是如何完成调查的。

## ■ 陈述命题

第一步是陈述命题。命题是你在 ABC 或垂直箭头法中所列出的信念。当然，它也应在你的"信念总览清单"上。其内容可能是"如果从舞台上掉下去，人们会嘲笑我""是我让儿子得了精神分裂症""我是一个差劲的家长""我没有用""如果我的心跳加速了我就会死"，等等。将你的信念／命题写在工作表上。

## ■ 确定原则是否存在

确定你的命题中是否包含某项原则，是认知治疗中最重要的一部分。它会让你超越当下的处境，会让你看到更多的信息资源，让你更容易看到思维中的缺陷。

让我们来看一个警察调查案件的例子，案件中犯罪嫌疑人拥有不在场证明……嫌疑人说，"在 Y 镇发生案件之前的一小时，有目击者看到我在 X 市了"。

很明显，嫌疑人能否用一小时时间从 X 镇到 Y 镇成为关键。在这样的情况下，警察需要调查从 X 镇到 Y 镇用时少于一小时这一原则是可能的。

所以当进行调查分析时，你要问自己"有没有更普通的信息会影响我命题的准确性？"调查分析的步骤体现了这一点。如果调查结果说明你的命题存在一般性可能，你可以进行第二系列的步骤。只基于某一信念下的原则可以用"……是可能的"这样的句子来陈述。

这一页幻灯片只展示第一系列的步骤。如果从 X 镇到 Y 镇的时间允许，那么警察只能依此继续追查嫌疑人。如果警察认为目击者是可信的，而且在两个镇之间往返时间不足，他们可能就会得出结论，认为嫌疑人不具备作案条件，并且转而搜寻其他嫌疑人。同理，如果你信念之下的原则是错误的，那么这个命题也必定是错的。之后我们会花几分钟时间来看几个例子，但首先我们先看一下命题和原则的例子。[展示幻灯片"命题和原则示例"。]

幻灯片上有几个可能在接受认知治疗的人的命题示例，它们之下潜藏着一些原则。大部分的命题背后都有原则，但是最后一个"我的老板认为我是一个白痴"看上去没有什么有意义的原则作为支撑。我们可以说"老板认为员工是白痴是有可能的"或者"我老板有可能认为员工是白痴"，但是这不能解释命题。这种情况下，你要直接对命题展开调查。那么，你的命题背后会是怎样的信念呢？[鼓励讨论。帮助团体成员建立有效的、敏感的原则，并且让他们写在工作表上。]

## ■ 陈述原则

如果你已经确定要写下某个相关的原则是重要的，需要清晰记录，但是还没有这么做，那么现在针对你的几个信念写下来。如果你的第一个命题并不涉及原则，那就尝试其他的，这样能完整地完成一次练习。[给团体成员留出时间写更多命题和原则，必要时帮助他们。展示幻灯片"调查分析步骤（1）"。]

## ■ 确认你需要的信息

当你完整表达了原则之后，需要知道自己需要哪些信息。你可以考虑的是原则正确的信息，以及会证明原则错误的信息。在嫌疑人犯罪的例子中，我们需要知道两个镇的距离，还有使用交通工具能否在一定的时间内抵达。如果两镇相距 300 公里，那么一个人是不可能在一小时内到达另一镇的，因为没有交通工具能够做到。如果距离只有 150 公里，那么是有可以及时到达的交通工具的。至于幻灯片上的例子，我们需要了解典型团体成员的行为、当前对精神分裂症的科学理解、我们的文化、亚文化对教养和个人价值的看法，以及对高心率危险性和个人观念和医学观点。以下是一个例子。［展示幻灯片"调查分析示例：当原则无关时"。］

思考如果想证明你的原则是正确或错误的，需要什么信息。［协助团体成员在工作表的下一个空格中写下来。］

## ■ 搜集信息

［展示幻灯片"调查分析的信息来源"。］搜集信息意味着你将从什么地方获取信息。与调查分析相关的信息来源有五类：

- 运用你的感官
- 咨询权威人士
- 使用自己的经历、知识和价值观
- 使用推理和逻辑
- 了解他人的想法

以上是由麦克马林（1975，2000）提出的。

**运用你的感官**是真正的观察。你是否可以借此获得自己想要的信息？如果你的命题是"如果一个人从舞台上掉下去，人们都会嘲笑他"，你可以去看几场演出，看看一般观众会做什么。

第二个方法是**咨询权威人士**。咨询权威人士有很多种办法。可以咨询权威个人：其他舞台演员、心血管专家或者精神分裂症专家。机构也可以作为权威：人们可以咨询儿童看护机构哪些行为是差劲的父母会做的，也可以将书籍作为参考……一位担心是自己让儿子得了精神分裂症的女士可以看一些本科生的异常心理学教科书。当然，也可以上网咨询。最后，一些人可能想要就价值的问题咨询权威，比如咨询宗教权威：宗教认为人的价值有所差异还是所有人都有相同的价值。

**使用你自己的经验、知识和价值观**也非常有用。人们经常会自己获得相关的信息。案例中参与犯罪调查的警员可能知道从 X 镇到 Y 镇是可以用少于一小时的时间到达的；你可能从自己的经验中了解到观众一般不会嘲笑一个从舞台跌落的演员，除非这是一部喜剧作品的一部分；你自己的价值观也可能会告诉你每个人都是有价值的。

**使用推理和逻辑**将同样有用。犯罪的案例就需要逻辑：如果一个人不能在一个小时内从 Y 镇到达 X 镇，而嫌疑人在 X 镇被看到了，那么他就不可能在 Y 镇犯下罪行。推理与逻辑可以在调查事件责任时使用。除非一个人是故意撞车，不然一般会有很多其他因素导致事故的发生，比如天气、路况以及随机因素（如事发时其他车辆的位置等）。

　　**了解他人的想法**也有一定关系。在一些情况下询问专家很重要，但在另一些时候，问问你身边重要的伙伴是怎么想的也很有参考价值。他们可能对于一个人是否是个差劲的家长或是否有价值有他们的看法。你也可以询问今天在座的团体成员，他们怎样看待你的原则。现在看一下你的原则，并决定你将会使用什么方法。下面是一个例子。[展示幻灯片"调查分析示例：当原则相关时"。]

　　现在请你尝试。[帮助团体成员选择一个他们需要的信息来源。]

### ■ 为获得信息制订计划

　　当你决定采用某一个或某几个信息源时，想清楚需要多少信息来做出合情理的决定就很重要了。你要采访多少专家，问几位朋友，他们具体都是谁？你什么时候会搜集信息？你的计划完全看自己，但是也很有可能是极端不合理的。比如，你计划咨询 30 位心血管专家，就不是很合理。请制订计划，并将它写在工作表中合适的位置上。[协助团体成员在工作表中加入计划，然后让他们在团体中分享。]

### ■ 搜集信息

　　当你制订好计划时，下一步自然是将它付诸实践。你们中的一些人或许可以立刻行动，使用自己的知识、推理和逻辑，或者询问团体成员的想法。可能你认为团体治疗师是一名权威，可以从他那里得到一些信息！另一部分人需要在团体外搜集信息。看看例子中的人是如何获得他需要的信息的。

### ■ 得出结论

　　当你获得必要信息后，你需要得出结论。对于已经获得合适信息的人来说，可以现在就做。一共有三种可能性：正确（真）、错误（假）和不确定。如我们所见，本着尊重逻辑错误而言，一般每个情境都有灰色地带。通过这一信息得出结论，很重要的一点需要考虑，就是可能性的平衡：人们大多数情况下不会嘲笑掉下舞台的人；人们大多数情况下会同意有成为坏家长的可能性；大多数心血管专家认为较快的心率不会引发死亡。

　　那么你是怎么做的呢？[鼓励对结果进行讨论。有些人会说他们能证明原则的

错误；有些人会说原则在某些情况下正确，在某些情况下错误；有些人会说他们发现原则是正确的。］

好的，那么现在有三类可能的结果：

- 原则是错误的
- 原则在某些情况下正确，在另一些情况下错误
- 原则是正确的

在第一种情况下，当原则是错误时，命题一定也是错误的。如果一小时内不能从 X 镇到达 Y 镇，那么嫌疑人不可能作案。有多少人发现自己的原则是错误的，因此命题也错了？［讨论并强化信息。］

如果原则在一些情况下正确或本身就正确，那么我们需要针对情况获得更多信息。如果从 Y 镇到 X 镇每小时开 150 公里，我们需要找到嫌疑人是否有这样的交通工具。如果用某类交通工具可以从 X 镇抵达 Y 镇，那么我们就需要找到嫌疑人是否拥有，我们也要重新考虑新的因素来判断他是否有罪。在后两种情况下，我们就要考虑命题本身了。［展示幻灯片"调查分析步骤（2）"。］

## ■ 检验命题

我们可以运用与检验原则的相同手段检验命题。我们使用相同的步骤，这也是工作表中设定好的。一个人可能在调查原则后已经认定，一个人可能是个差劲的家长。然后，他需要验证自己是个差劲家长的命题。他可以通过审视自己关于好家长和差劲家长的概念，然后将自己和他们比较。他也可以从专家那里获得标准，或者询问朋友。认为自己的老板觉得她是个笨蛋的人，就必须想办法制订计划来了解特定的信息，可能需要细致观察老板对她的态度，直接问老板，或者问朋友老板对他们说了什么。这些都在工作表中靠下的部分和检验原则方法相同，所以现在看看你会如何做。［展示幻灯片"调查分析示例：当原则为真时"和"调查分析示例：当原则无关时"，然后帮助成员们在提示和工作表中填写内容。你可以将幻灯片"调查分析步骤（1）"或"调查分析步骤（2）"放出来，或者给成员一个纸质材料，在上面列出所有步骤。］

## ■ 积极立场

最后一件任务是要正性地展现你的结论。循环地想"我不是个坏家长""我的

老板没认为我是笨蛋"也是可以的，但是那些负性词汇"坏""笨蛋"依然被保留了，而且可能会给你带来消极的影响。心理学家一般认为，用积极的词汇来表述你的信念效果更好。你不可能让球队绕场大喊"我们不是失败者，我们不是失败者"，不是吗？所以，用积极表述完成练习效果更佳，即使只是倾向积极表述，比如，"我是个还不错的家长""我的老板可能认为我是一个有能力的人"，等等。有时候这样做会有些困难，但是尝试使用尽量好的陈述非常重要。所以尝试为你的分析写下一些积极表述。［帮助团体成员写下积极表述。］

## 课时 12 总结

本课时我们以犯罪调查的步骤为基础，学习了分析、挑战信念或命题的第二种方法。我们学习了如何鉴别在命题背后隐藏的原则，并且对其进行检验，思考原则的正确性或错误性对命题的影响。学习在原则适当时检验命题，最后了解了如何由调查导出并陈述结论。

## 课时 12 个人作业

［展示幻灯片"课时 12 个人作业"。］

● 完成对于仍然判定为"真"（正确）的命题进行调查分析

## 课时 12 可能出现的问题

在这一版本的团体认知治疗方案中，最主要的改变在于将逻辑分析区分为调查分析和科学分析。这是因为它们是两个不同的过程，也因为逻辑分析是成员掌握起来最困难的一个部分。将其分成两个部分，可以一步一步地接受它的技术和理念。尽管如此，它与科学分析也依然是这个项目中最难的部分。主要的困难在概念层面：抽象出原则以及制定调查方法。团体治疗师一定要做出示范，并带领团体成员抽象出原则。通过改写命题，或使用苏格拉底式提问，可能会让原则更加明显。对于产生抽象原则以及制定调查命题的方法，还有一个行之有效的策略是将其与团体成员个人生活中的简单问题相关联：询问团体成员他们如何判定一个蛋糕烘焙好了，或者如果下雨会使什么东西变湿。

# 科 学 分 析

本课时治疗与前一课时都是基于麦克马林（1975，2000）关于"逻辑分析"想法的。逻辑分析是提出假设、操作定义及检验信念的科学方法。我发现团体成员（包括治疗师）很难一次掌握逻辑分析的步骤，所以在这个版本中，我将逻辑分析分为两部分。

## 课时 13 目标

本课时的目标是让团体成员能够使用科学分析的步骤来分析信念。科学分析步骤是挑战人们信念的最有力的技术，但也是概念上最难的。这种方法的步骤和社会科学实验使用的步骤非常相似，所以，大多数治疗师应该对它非常熟悉。为了顺利执行步骤，团体成员需要了解以下的各个环节：明确要检验的原则或命题、定义术语、确定关键信息、策划实验、实施实验、分析结果、得出结论。

**明确要检验的原则或命题**就好比你定义自己的研究问题。确认一个人的信念究竟是什么是非常关键的。有时检验如"一个人如果在职业上不成功，那就是无价值的"这样的潜在原则会更重要，而有时检验如"我是不成功的"这样的与个体有关的信念会更重要，也有时候同时检验二者会更有帮助。确认检验内容就是做治疗决策。如有必要，可以先确定一般原则（往往会更容易），然后，再向更个人化的命题靠近。要帮助团体成员做出判断，需要了解他们的信念结构及其环境。在科学分析中，挑战一个信念的方式多种多样。而团体治疗师的任务之一就是带领团体成员学习能为他们所用的科学分析方式。这意味着治疗师要将分析目标定到概念化层次，以便于团体成员理解。由于科学分析的一部分涉及融入其他一些上层信念和价值观，因此，这也会帮助科学分析和适应与这些上层信念和价值观的协调。如果团体成员对确定要检测的信念有最深层次的偏见，那么这就是不太适宜的。如果你想要检验这些偏见，那么最好是分开进行。

**定义术语**与社会科学研究的操作化定义过程相似。这是为了用描述现象的术语来将信念定义为①可观察的；②（对于所涉及的原则来说为）可接受的表述。很重要的一点是，要避免对概念极端特殊地定义（如"失败"）。要以多种方式来操作化地定义信念，但最好能遵循以下准则：

- 被团体成员接受的
- 与团体成员所处亚文化的信念一致
- 易被合理地检验

有时，词典会很有帮助。有时，让团体成员对他们的某个构念做自由联想，得出所有的含义，然后选择最为突出的定义会有帮助。

**确定关键信息**与哪些可以将假设证伪相同。一个经典案例：为了能够证伪所有乌鸦都是黑的这个命题，就要找到一只白色的。为了证伪"我是个坏的家长"这个命题，就需要获得与已经定义的差劲家长的条件不一致的信息。

**策划实验**就是决定关键信息的收集方式。一般来讲，这是指团体成员在做某件事后，得到的结果支持或不支持他们的命题。策划实验一部分是要决定哪些关键信息是得出结论的充分条件。这有点像设定实验的参数一样：样本量、计划比较、Ⅰ类错误发生概率，等等。提前设定实验步骤、可以接受的支持或否定假设的证据，是实验的重要原则。

**实施实验**是关键的部分。虽然有的时候团体成员可以在治疗过程中思考，或者运用其他团体成员获得关键信息，但这部分工作一般是在团体成员的个人时间和生活环境下完成的。本次治疗的目标是让团体成员开启一个或多个贯穿本次和下次治疗的实验。利维及其同事（2004）为科学分析的这一部分提供了充足的信息。

**分析结果及得出结论**这两部分非常直接，其目的是让团体成员得出实验中的命题是错的这一结论。可能发生的结果有很多：团体成员认为信念错误；团体成员认为信念错误，但仍然"感觉是对的"；团体成员想改变实验规则，命题确实是正确的，或者命题可能是错的，但是实验中的一些步骤导致了错误信息或错误解读。部分以上问题会在本课时结束时加以讨论。

从某种程度上来讲，科学分析是尝试证明负性信念不成立。团体治疗师在本课时的主要工作就是鼓励团体成员使用科学分析，这对于证伪团体成员的信念是最有效的方法。在某种程度上，这需要先熟知团体成员所属亚文化及其基本信念和价值观。然后，利用这些理解制造团体成员基本信念和价值观与将要被分析的负性信念之间的张力，这样团体成员便能得到负性信念错误的结论。

## 课时 13 所需材料

- 课时 13 的幻灯片或者附录 F 中的幻灯片：
  ◇ 课时 13 个人作业
  ◇ 对命题进行具体化
  ◇ 设计实验
  ◇ 信念的测量规则
  ◇ 科学分析工作表示例
  ◇ 科学分析的几点提示
  ◇ 具体与不具体命题
  ◇ 科学分析步骤
- 给成员准备的"科学分析工作表"副本
- 制作空白的"科学分析工作表"的幻灯片
- 过程评估问卷

## 课时 13 框架

（1）回顾课时 12 个人作业。

（2）讲解：科学分析。

（3）练习：科学分析。

（4）布置下一课时个人作业。

## 回顾课时 12 个人作业

（1）回顾团体成员的调查分析成果。

（2）让团体成员计算有多少信念已经被证实是错误的，有多少信念仍不确定。

## 讲解：科学分析

在上一课时治疗中，我们学习的调查分析，是基于警察局或审讯系统决定嫌疑人是否有罪的程序发展来的方式。在调查分析中，我们了解的是已经存在的信息。如果我们感兴趣的事物相关信息是不存在的，那怎么办呢？我们将使用另外一种分析方式，它源于科学实验。在科学分析中，我们能发现新的信息。我们该怎样确定某件事物是正确或错误呢？我们该怎样确定月亮是不是绿色奶酪做的，或者水冻成冰的体积会不会膨胀？这些问题有科学家去探索，但是常人也一直在使用这些研究方法。一个绒球挂在摇篮上，婴儿会去拍打它。婴儿是在测验自己手臂的运动能否导致绒球来回摆动。同样的道理，音响工程师会测试线路的各个部分，直到发现问题出在哪里。虽然音响工程师测试的是所有线路，但每一次其实都是在验证的一个命题是"这一条线路坏了"。或者，让我们用上一课时治疗里的例子，如果警察不知道嫌疑人可以从 X 镇到 Y 镇，他们可能会用嫌疑人的车以最快的速度走一次，看看是否可行。所有方法都在使用科学手段，或者说在设计并进行实验。

与调查分析相同，有时候我们会检验命题和命题背后的原则，在科学分析中，我们可能会测试一个明确的命题是"我是没有价值的"，也可能测试一个普适的原则，"人可能是没有价值的"。

> 在之前的治疗中，在讲解过程中所用的材料很复杂，而且需要团体治疗师带领团体成员进行工作表上的多项任务，还要需要用例子来解释任务。使用幻灯片的团体，已经预设好每一部分只展示一个任务和例子；使用纸质材料或投影仪的团体，或者使用书上的工作表示例，或者自己制作工作表上的每一个分任务。如果使用书上的例子，团体治疗师要仔细地告知团体成员进行的是哪一步。文本会提示现在的内容是整个工作表，还是工作表一部分。说明部分会提示主题，这样团体成员就可以更容易地参与进来。

科学分析是我们要学的最有力，也最复杂的分析方法，所以我们最后才进行这个部分。当我们不确定命题或原则的含义，我们想要的信息无法获取时，使用该方法尤为有效。我们必须要改变外界的一些东西，才能找出想要的明确信息。

科学分析的步骤和调查分析的步骤很相似，都有六个要点：

（1）请你更仔细地确定命题并用可检验的形式将其写下来；

（2）请你定义命题每个部分的意义；

（3）确定如何检验每个部分；

（4）然后决定如何检验它们之间的关系，这就是你的实验；

（5）在你实施实验前，要先预设你证明命题或原则错误的标准；

（6）实施实验，即对你的行为或者外界（或你的期待）做一些改变，然后对比改变前后的结果。

［展示幻灯片"科学分析步骤"。］科学分析的步骤如幻灯片所示：确认要检验的原则或命题，定义原则或命题的术语，决定如何检验，将原则或命题改写为可以检测的形式，确定哪些信息是证明命题正确的关键信息，设计获取关键信息的实验，执行实验，分析结果并得出结论。我们将有一个工作表帮助完成这些步骤。［展示幻灯片"科学分析工作表示例"。］

## ■ 决定检验命题还是背后的原则

首先选择一个要检验的信念。它可以是一个你未能用之前的方法分析的信念，这可能因为它到现在为止似乎都是正确的，或者因为它不能被定义而没有进行检验，又或者因为无法获得检验它相关的信息。接着，你需要确定是想要检验命题还是其背后的原则。你应该还记得上课时治疗中关于检验命题与原则的部分。现在，你已经有机会对所有的信念进行调查分析了，所以，你应该了解自己想要检验的到底是原则还是命题。再强化一下之前的记忆，人们关于某个特定事物的信念基于一个事实：如果认为自己会因为心悸而死，在你检验自己是否会死于心悸之前，需要获得一些有人因心悸而死的证据支持。

## ■ 明确需要检验的原则或命题

你的原则或命题要尽量具体，这点非常重要。［展示幻灯片"具体与不具体命题"。］

在幻灯片中你可以看到关于具体与不具体命题的例子。使你的命题具体化的好处是什么？［鼓励支持命题越明确、越容易检验的回答。］

以下是一些将命题变得具体的建议。［展示幻灯片"对命题进行具体化"。］

- **明确条件句的两个部分**："如果我的房间凌乱不堪，我母亲会讨厌我"而不是"母亲会讨厌我"

- **明确代词的含义**："我的生活将是一场灾难"，而不是"这将是一场灾难"
- **明确所有可能性**："有 95% 的可能性我得不到那份工作"，而不是"我得不到这份工作"
- **明确句子的每一个部分**："我的生活一败涂地"，而不是"我一败涂地"
- **明确人物**："我的兄弟们会嘲笑我"，而不是"他们会嘲笑我"

［如果你不能使用幻灯片，可以在本课时治疗中使用附录 F 的"科学分析工作表示例"。］

以下是一个写得很具体的命题示例。

［展示幻灯片"科学分析步骤"的"命题"部分。］下面尽可能清晰地在工作表第一行写下你的命题。［帮助团体成员写出明确的命题。］

## ■ 定义术语

在科学分析中最重要的一部分是定义术语。同一个词，对于不同人来说有着不同的意义，同一个人有时也会对一个词的意思理解有所不同。一个很普遍的例子是"精神崩溃"。人们对什么是"精神崩溃"有着非常不同的理解，可能根本没有人知道它到底意味着什么。所以当一个人的信念是"如果事情再出差错，我就会精神崩溃"时，我们一定要理解这个人怎么理解精神崩溃。

为了达到最好的结果，我们必须对信念里的所有术语都进行定义，而且要定义得尽量清晰、明确。比如，我们可能会在真正关注的是"我妈妈讨厌我"的时候说"如果我……'人们'就会讨厌我"。"妈妈"比"人们"更明确。或者一个人可能认为"我会失去控制并伤害我的孩子"，这就比"我会精神崩溃"要清晰得多。定义术语时关键的一点是为你的词找到社会普遍接受的含义。用词典定义很有用，询问你社交圈里的他人也可以。关键是探索词汇的意义与事实是否相符。下面我们会讲几个例子。［展示幻灯片"科学分析步骤"的"定义"部分，鼓励讨论，让团体成员写出自己信念的定义。］

## ■ 决定测量

现在你已确认了信念中的关键术语，需要再确定通过什么方式测量它。和术语的含义一样，测量方式也要符合你所属的亚文化。所以，如果你说我要用一个工具测量"成功"，那么需要你的文化中有人能够认同你所使用的"成功"测量方式。[展示幻灯片"科学分析步骤"的"测量"部分。]

有时保守也是有用的……相比于使用一个比你所需要的更极端的测量，人们会认为你更充分地进行了测量。

在这个例子中，你将看到我们如何定义"生气""将导致""伤害"和"平息"，之后我们会针对每一个进行测量。你注意到了关于检验方法的什么？[让团体成员尽量客观地、尽量多地记录，然后展示幻灯片"信念的测量规则"。]

下面这些规则将会帮助你设计检验方式，测量应：

- 包括测量对象身上可观察的行为或者结果
- 可量化
- 尽量清晰、准确地描述，以让人们能够选择是否认同被测量的事物发生过或存在

让我们回到"平息"的例子。[展示"科学分析工作表示例"中"伤害"的部分。]

我们可以看到"伤害"这个词是通过可见的结果定义的，比如悲伤的情绪或是碰伤，会持续一段时间。伤害的每一种情况都是可量化的，描述也是清晰的，人们可以确定其是否存在过。你认为呢？

使用这些规则及规则之下测量定义的目的，是为了可以理清我们得到的信息是否支持了信念。下一步，列举一些你的命题的测量方式。[协助成员建立测量方式。]

### ■ 用可以检验的陈述改写原则和命题

当你确定了检验方式后，下一个任务是用综合之前两步的形式改写命题。让我们再看一下"平息"的例子。[展示幻灯片"科学分析步骤"的"命题改写"部分。]

注意，你不需要将所有的测量都囊括在命题中。你可以总结，使用定义中的词汇。常常可以参照测量方式来完成这个工作。

### ■ 决定关键信息

我们之前了解了调查分析中的关键信息。这类信息可能支持或反对我们的命题。在科学分析中，定义、设计检验及改写命题的过程，可以帮助你决定你需要什么关键信息。那在"平息"的例子中，关键信息是什么？

［讨论，标出例子中的关键信息。展示"决定关键信息"部分，并做如下评论。］

是的，关键信息是在一个人不妥协时人们是否会做些导致痛苦或伤害的事情。命题是"这会发生在所有情境下"。因此，需要的就是一个能够证明命题为假的例子。我们永远不能确定这是不是正确的，但是，即使我们已经经历了 100 个这样的情境，或许第 101 个就能证明命题错误。在科学实验中也是一样。一个理论可以在任何时间被证伪，如我们几个课时所述，在历史和人类发展进程中，甚至在我们的个人经历中都会发生。

## ■ 设计实验

［展示幻灯片"设计实验"部分。］下一步要做的是设计实验——我们如何获得关键信息？对于环境或自身行为，需要改变什么？在"平息"的例子中，这很容易找出来：如果我们不认输或不妥协，看看人们是否会做些导致他受伤的事情。这里你也可以看到，我们需要尽量小心。绝对地做某些会有潜在危险的事情，并不是个好主意。这个例子的现实情况是：团体成员向团体治疗师确认了不太可能会有严重的肢体伤害，然后她很开心地实施了实验。如果实验过于危险，有很多其他可能的措施：

- 模拟现实情况，比如在治疗团体中或在一个安全的关系中
- 使用不过于严重或不过于重要的情境来尝试改变行为
- 使用不那么极端的行为形式或其他变式
- 在情境中使用保护措施，直到你确信不会发生意外

［展示"设计实验"部分。］有三个关于科学分析的要点需要明确：

- 实验的程度
- 预期结果
- 结果的影响

我们刚刚讨论过，有些时候，你可以等待证明命题错误的信息出现，但有些时候，你必须要得出一个结论。为了避免你对结果的潜在偏差，以及你永远将实验做下去，在做之前先想好你想要什么非常重要。"科学分析工作表"可以帮助你做到这一点，它会让你写下实验的细节、预期结果及结论带来的影响。这意味着

一旦你已经完成了计划中的研究，就要停止，按计划进入结论部分并将结果用自己的方式加以解释。

在"平息"的例子中，主人公认为10次就足以检验命题了。如果他们在10次实验中之中被伤害了10次，那就证明有90%以上的可能性他们会被伤害到，那么，在这种情况下坚持妥协和退让便是合情合理的。

另外一点也很重要，要明确你可能获得的结果及它们的意义。工作表需要你完成这些。[展示"设计实验，明确结果"与"实施实验/得到结果"部分。]

你认为她的计划、结论及影响已经足够明确了吗？

## ■ 分析结果

[展示"结果/结论"部分。]做完实验，你便可以得到结果。小心、细致地进行分析十分必要。"平息"例子中的主人公发现，虽然她完全没有平息他人的情绪，在10次实验里并没有任何一次有人试图伤害她。其中的细节很重要：10次中没有任何一次。她非常吃惊，这是对她的信念的一个有力反驳。因此当你获得结果之后，也请写下细节。

## ■ 得出结论

结论是什么？在"平息"的例子中，结论很明显：信念是错误的。但有时不会这样简单明了，你可能要面临"很大程度上是错的"的结论。

有时直到科学分析结束，信念依旧是正确的。即使如此，也不能证明该信念就是绝对正确的。还有很多其他的方式来检验信念和命题。如果你的信念是正确的，可以尝试想想有没有其他方式能够加以分析。在下一次的治疗中，我们也会了解其他的检验依然为正确的负性信念的方式。

## 练习：科学分析

[展示幻灯片"科学分析的几点提示"。]现在开始对你自己的信念进行科学分析。但是在开始前，让我们一起看几点提示。如幻灯片所示，当你在写科学分析的句子时，要确保其完整。请尽量使用最清晰的词汇来表达你在当时所指的意思。因为有时候时隔太久，词汇的含义会发生变化。在科学分析中，重要的是，要使用当你真正地思考它时，会体验到负性的或痛苦的信息的词汇的含义。

我们之前提到过，科学分析与调查分析相似，有时候分析原则重要，有时候分析特定含义重要。例如，"我是一个没有价值的人"与"一个人有可能变得没有价值"。在任何情况下，重要的是决定分析哪一个，因为如果你的原则错误，你的特定信念也不太可能会正确。最后，在改写句子时，要确保它是尽可能清晰的、明确的。

科学分析可能是整个团体认知治疗方案中最难的一部分。如果你在纠结操作过程，可以选择一个你已经知道是错误的信念，并设计一个实验来证明它。当你对操作产生信心后，再去用它检验你仍认为是正确的命题。[展示幻灯片"科学分析步骤"。协助团体成员讨论例子，并完成自己的"科学分析工作表"。]

## 课时 13 总结

本课时我们学习的科学分析，是从科学家验证假设的方式中发展而来的信念检验方法。它通过开展实验，以提供信息，检验我们的信念或命题的正确还是错误。关键部分是要在我们获取信息之前，仔细定义词汇的含义，确定如何测量以及具体说明接受什么样的信息可以得出结论。

## 课时 13 个人作业

[展示幻灯片"课时 13 个人作业"。]
（1）针对你仍认为正确的信念使用科学分析。
（2）填写你的"信念总览清单"。

## 课时 13 可能出现的问题

本课时主要问题可能包括：团体成员理解相对真理有困难；团体成员将他们的信念定义为"合理的"；团体成员在分析过程中没有遵循一个一致的逻辑主题。最常见的问题是团体成员要么"卡"在将信念改写为可以检验的表述上，要么在决定实验的方法上出现困难。

一些人难以接受一个人可以将"真理"定义为特定调查的结果。有时有必要提示他们科学的进步方式，真理一直都仅限于此刻我们对于宇宙的探索和认知。

进行到此，很多团体成员应该已经发现是他们的负性信念的绝对化性质导致了他们的错误。他们会尝试用更合理的语句来定义它们的信念，比如"如果伴侣离开我，我可能会活不下去"，会转变成"如果我的伴侣离开我，我会面临情感及经济上的困难"，然后转变为"如果我的伴侣离开我，我的收入会降低"。询问团体成员如果这是他们的信念，他们是否感觉很糟糕，并鼓励他们使用导致该信念最初出现时一样糟糕的感觉的表述来重新定义该信念，或者问他们第一次用 ABC 和垂直箭头分析时该信念是什么，这可能也有帮助。

每个科学分析都遵循一个逻辑主题，这一点很重要。团体成员普遍存在的问题是他们常常偏离目标，定义信念的术语只停留在初始信念的关键信息的外围。因此，在练习中的一个关键是检查是否每一步骤都反映的是初始信念中最重要的部分。可以通过问团体成员初始信念中最重要部分是什么和关键词是什么，来引导他们，在随后的阶段中，询问他们是否在每一个阶段都触及关键议题。

同样的方法也可以用在"卡住"的人身上：询问初始信念中的关键议题是什么，关键词是什么，这些词对他们意味着什么。为了帮助团体成员完成定义过程，有时可以使用词典，也可以与其他团体成员讨论。为了帮助团体成员找到并检验的证据，可以先让团体成员想出许多可能的实验方案，然后选择其中最强有力的一个。事实上，科学分析的任何一个阶段都要将分析做到尽可能强有力。

# 巩 固 信 息

## 课时 14 目标

本课时的主要目标为巩固前三个课时的工作。具体目标为：

（1）回顾所有信念，核对它们是否全部被充分分析了；

（2）确定是否需要进一步分析；

（3）将材料分为命题主题和图式主题；

（4）整理信念，为下一阶段的工作做准备。

本课时团体治疗师有两个重要工作，一是如果一些信念仍被认为是正确的，要帮助成员筛选这些信念符合以下哪种情况：

- 正确，并且大体适用于行为或是问题解决过程。例如，如果一个人的命题是"我太胖了"，而他的 BMI 指数确实高于健康值
- 不重要，或不再重要，可能与某个特定事件相关
- 可能是错的，但需要进一步的工作

二是如果调查分析和科学分析获取的反驳团体成员错误信念的证据，能够为他们带来益处，团体治疗师要在本次治疗中鼓励一些团体成员进一步发掘这些错误信念的信息，尤其要将其应用在分析与自我或世界相关的更基础的负性图式内容中。

## 课时 14 所需材料

- 课时 14 的幻灯片或者附录 F 中的幻灯片：

◇ 图式就像一个盒子……

◇ 常见的图式主题 / 基本图式内容

◇ 课时 14 个人作业

◇ 信念总览工作表示例

◇ 图式地图示例（1）

◇ 图式地图示例（2）

◇ 图式地图示例（3）

◇ 图式主题与图式节点

- "图式内容任务表"副本

- 过程评估问卷

- 或许你愿意制作并分发给成员"信念总览工作表"示例及"图式地图"示例的副本。图式地图示例可以借鉴附录 F 中的相关幻灯片

## 课时 14 框架

（1）回顾课时 13 个人作业。

（2）讲解：

　　1）巩固信息，有多少信念是假的，又有多少是真的；

　　2）图式地图。

（3）练习：制作图式地图。

（4）布置个人作业。

## 讲解：巩固信息

### ■ 巩固个人信息

在这几个课时治疗中，方便使用幻灯片的团体治疗师，可以使用幻灯片来演示加工过的工作表示例的各个部分。对于其他不方便使用幻灯片的治疗师来说，我们建议，可以使用发放纸质副本，自己制作投影片（遮挡未涉及部分）或其他方式向成员演示所涉及的部分。

现在你已经完成了认知治疗中的多项重要步骤：学会了如何识别逻辑错误和负性命题；发现了如何意识到在意识流之下的潜在思维链；了解了自己的长期认知结构内容（如图式内容）；知晓了如何使用正确逻辑以及多种方法来检验信念和图式内容。现在是时候来巩固信息，尤其是迄今你发现的所有信念和图示中命题内容的真或假，正确或错误。

首先要做的是检查所有信念的评定。信念可以被评为"真""假"或"不确定"。分辨**理性**（lectual）正确或错误及**感性**（emotional）正确或错误也很重要。理性正确或错误是你通过不同方式的分析，运用逻辑得出的。但有时人们会在完成了一系列分析，并且证明某个信念在逻辑上或理智上不正确后，仍然感觉它是正确的。在本课时治疗后面我们会讨论这个部分，并且在下一课时里处理它们。现在，我希望你只思考信念的理性正确或错误。现在我们来回顾所有"信念总览清单"上的信念，并且检查在第三、四、五、六列你写了什么。应该有类似的内容。［展示幻灯片"信念总览工作表示例"。如果你使用的是附录 F 的模板，可以挡住最后两列。帮助团体成员检验所有的信念。］

下一个任务是在第七列，"真/假"列里填写"T""F""U"（分别代表真、假或不确定）。现在来完成。请尽量避免使用"不确定"。

现在有几项信念是错误的？几项是正确的？我们将从标记为"假"的信念开始，它们之中的哪些是肯定的并且不会产生任何麻烦的？在最后一列，标记为"DF"（definitely false），意为"一定为假"。下一步，哪些被标记为"假"的信念你还是觉得缺乏足够强的逻辑需要考虑？将它们标记为"NMW"（need more work），意为"需要更多考虑"。最后一步，有哪些是你知道逻辑上是错误的，但仍感觉是正确的。将它们标记为"FFT"（false but feel true），意为"错误但感觉正确"（假但感觉真）。

下面，我们要看标记为"真"的信念。有些信念是负性的，但也是"真"或正确的，如"我超重了"。你可能曾有这个信念，经过调查分析也认为它正确。现在你可以决定是否愿意改变潜在条件，对它做点什么。比如，通过改变行为来减轻体重。我们会在下一课时中讨论这类信念，并帮助人们发展改变现实的策略。最终，这些信念会因为你改变了事实而变化！类似的还如"我是个差劲的家长"和"我是孤独的"。如果调查分析显示这些信念是正确的，我们也肯定还有可能成为一个更好的家长，或者发展新的友谊脱离孤单。

也有可能你的信念是正确的，但现在它的影响微不足道（即使当时你深陷其中，它很重要），例如"她抛弃了我"。大多数人都有过被抛弃的经历。当时那一定是灾难性的，但在此之后我们常常会找到其他人，然后这个初始信念的正确或错误也就都不再重要了。其他的例子还有"我会丢掉工作"，丢掉了但找到了更好的，或者"我在××方面做得很糟"，做好这件事已经不再重要了。在学校里，有很多事情对我们很重要：要够酷，要体育好。通常这些在我们离开学校后也就不再重要了，这也与我们自己选择的生活环境相关。现在，你完成了这一部分，你也应该让类似的信念停止于此。[展示幻灯片"信念总览工作表示例"。帮助成员标记如前所述的错误信念。]

最后，虽然你现在已经完成了对抗分析、调查分析和科学分析，但仍有未能证明错误的信念，我们总是能再多做些什么。很多以前没有破获的案件会随着科技发展而破获，当然，有时候旧案子也是通过用旧方法、艰苦的侦查破获的。你的信念也一样，有时候只是需要再多做点工作，或是用个新法子。

所以现在我希望你考察这些仍然正确的信念，并将它们分类。浏览每个你认为"正确"的信念并思考他们是否可以归类为：

（1）最适宜用行动解决，标记为"WB"（work behaviourally），意思是"行为改变"；

（2）因为与某个特殊事件相关而变得琐碎、不再重要，将它们标记为"NLI"（no longer important），意思是"不再重要"；

（3）可能仍然是错的，但是需要继续工作，标记为"NMW"（need more work），意思是"需要做更多工作"。

完成这项任务，并数出每一类的个数。

好的，让我们看一下大家完成得怎么样。[在团体中走一圈，询问他们DF，NMW，FT和NLI的个数。]

之后要做的任务是明显的：NMW类的条目，需要你运用调查分析和科学分析对其进行更多工作。所以本课时治疗的个人作业一部分会是这个任务。那些琐碎的NLI类信念，我们不会再为之费神，在之后的治疗，我们会处理其他类型。

## ■ 图式内容

[展示幻灯片"图式就像一个盒子……"。] 接下来，是要巩固你的图式内容方面的知识。你应该还记得，在课时1的治疗中我们形容图式就像一个个装载所有与某个主题相关的信息的盒子。它们由与主题相关的内容组成，包括命题、记忆、

情绪内容和行为倾向。我们已经获得了一些命题，通过认知地图和科学分析之后，你或许已经对它们有了一些新的看法。现在，我们要做的是整理这些信息。［展示幻灯片"图式主题与图式节点"。］

首先，要弄清哪些特定图式主题在你的负性图式内容中占重要地位，这可以从你的认知地图中获取相关信息。我们也使用认知地图来识别图式节点。如示例中一样，无论哪一个命题似乎都在一些思考路线之下，我们都能得到一个图式节点。最重要的节点是在垂直箭头底层，是在这个治疗方案中已经多次提到的基础负性图示内容中的一个，如示例中"我是不好的"。还有，次要节点是更普遍的，其由多条思考线路汇聚构成，指向更基础的负性图式内容，如示例中的"我是个差劲的家长"。

为了了解图式主题，我们会使用图式节点中的命题，并用更抽象、中性的语言表达，如示例中将"我的价值"或"我的本质"作为核心节点，将"我适合当家长"作为二级节点。［展示幻灯片"常见的图式主题／基本图式内容"。］

我们已经知道常见图式主题是关于你自己、世界、你的社交关系、一般他人或特别的重要他人。有些人只对一个主题持有负性图示内容，而另一些人可能在某几个主题上都持有。所以，下面我希望你能够识别出自己的图式主题。［帮助团体成员写出他们自己的图式主题。］

在我们进入图式地图前，有一个重要的事情需要讨论：最普遍的负性图式内容是关于你本身，尤其是自我价值的。希望当你在做调查分析和科学分析时，你已经发现了一个原则，那就是人们有相对不同的价值；也希望你已经发现这是一个很有争议的概念。大多数认知治疗师会说对人的价值的评价是无效的活动，就像评定橘子的智力，评定石油钻台的音乐天分一样。在任何情况下，这都是一个独立于你自身本质问题，所以，我建议你将"人的价值"和"我的本质"分为两个图式主题。

## ■ 图式地图

［展示幻灯片"制作图式地图"。］现在你有了自己的图式主题，我们要为它们每一个制作一个图式地图。以下是制作图式地图的步骤。

（1）识别与你有关的图式主题。

（2）找出图式主题的组成部分。

（3）找出每个部分的负性与正性的命题。

（4）提取每个命题的关键记忆。

［展示幻灯片"图式地图示例（1）～（3）"。］下一步是将你的图式主题（如例子所示），写在一张纸的中心。然后决定哪些可能是每个主题的组成部分。在例子中，主人公写下了运动能力、外貌、家长、朋友、家人、社会地位和专业成就，这些都是他"自我本质"图式的组成部分。这个人其他有用的组成部分有什么呢？［鼓励讨论。］

现在选择一个图式主题，并想一些它的组成部分。［帮助成员选择一个图式主题，并找出组成部分。］

现在你有了图式主题和组成部分，下面你可以获得它们的命题内容。命题内容可以是正性的、负性的甚至中性的。对于我们这个团体的成员来说，它导致你陷入麻烦，因此，大部分是负性的。

获得组成部分后，下一个要点是找到支持命题的一些关键记忆。举个例子，如果我的命题是我适合当家长，我可能就会用我在体育活动中支持我的孩子们的记忆。这些记忆可以是真实事件，也可以是普遍的或典型的事件。你可能会有一个关于带孩子参加运动游戏的记忆原型，包括和孩子穿着制服坐在车里开车；也可能是某次特殊的比赛，在独特的天气、独特的地点等。示例展现了关于做家长的积极和消极的关键记忆。你的命题内容和记忆是什么呢？

## 课时 14 总结

本课时我们巩固了挑战信念的成果，你在本单元中收获的东西。我们使用了"信念总览清单"，你的信念现在被分为了几类：绝对错误、不再重要、需要做更多工作、错误但感觉正确以及行为改变。我们还开始了针对图式地图的工作，这是对情绪和行为功能有关键作用的图式内容的主要部分。

## 课时 14 个人作业

［展示幻灯片"课时 14 个人作业"。］

- 对标记"NMW"（需要更多工作）的信念进行调查分析和科学分析
- 完成负性图式内容中最重要领域的图式地图

## 课时 14 可能出现的问题

　　在本单元许多练习中，可能发生的主要问题是：如果团体成员的负性图式内容一部分与虐待或创伤记忆有关，他们可能陷入难以承受的哀伤中。在一些练习中，包含了可以用于处理这类情况的技术或者改进的技术。很多团体治疗师可能会有自己喜欢的技术。有一些情感卷入会获益，即使在当时是痛苦的。一个可能有用的方法是，给团体成员一些时间从治疗中恢复过来。有时候其他团体成员也具有支持性，我认为让他们这样做也是适当的，团体治疗师不一定要做团体中唯一的助人者。

# 改变想法和感受

第四单元

# 反驳和对抗辩论

## 第四单元简介

　　团体认知治疗方案的第四单元与改变你的想法有关。迄今我们的工作都是在为这一目标做准备。我们已经改变了一些想法。在课时 5 里我们学习了如何改变思考过程和如何改变一些表面的信念以及自动化思维。在第三单元里，你已经可以从理智上接受你的信念和负性图式的内容通常是错误的这一观点。本单元，大部分人将意识到大多数乃至全部负性图式的内容都是错误的，并将在经历第五单元充满挑战性的过程后，改变你的信念。在此之前，你仍需要改变一些位于深层并且顽固的图式内容，而这就是本单元的目标。我们将采用不同的方式来改变在你图式中的认知和情感内容。

## 课时 15 目标

　　本课时的目标在于发展两种改变信念的认知技术：反驳和对抗辩论。反驳最早出现在课时 5。在课时 15 里，我们会回顾反驳这个概念，并将其应用到在评估/发现单元发现的，以及已经成功地改变了的信念之中。另一种技术是对抗辩论，这是一种源自于杨的双人练习，在练习中尤其可以利用从对抗分析中获得的信息。

## 课时 15 所需材料

- 课时 15 的幻灯片或者附录 F 中的幻灯片
  ◇ 对抗辩论

　　　　◇反驳的定义
　　　　◇反驳观念示例
　　　　◇课时 15 个人作业
　　　　◇反驳的规则
　　● 索引卡
　　● 过程评估问卷

## 课时 15 框架

（1）回顾课时 14 个人作业。

（2）讲解：反驳。

（3）练习：对所有命题提出反驳。

（4）练习：对抗辩论。

（5）布置下一课时个人作业。

## 回顾课时 14 个人作业

　　从上一课时开始，我们要求团体成员对标记为"NMW"（意思为需要更多工作）的信念进行调查分析与科学分析，并为团体成员对最重要领域的负性图式内容绘制出了图式地图。请你回顾他们在这些方面做的工作，关注他们成功挑战了多少信念，并为他们或许可以的挑战仍在"NMW"类别中的信念提出建议。

## 讲解：反驳

　　你应该还记得我们在课时 5 讨论过反驳。反驳观念以及在反驳的过程中使用它们是认知疗法中最重要和最有用的概念。在课时 5 我们只把反驳运用到了我们的表层想法：我们的众多自动化思维和逻辑错误。在本课时我们会把反驳运用到前面两个单元已经提到和挑战过的图示内容。在我们开始做之前需要先修正在课时 5 中提到的关于反驳观念以及有效的反驳观念特征的定义。所以，现在回想一下，反驳观念的定义是：[展示幻灯片"反驳的定义"。]

　　一种对负性想法、非理性信念和错误命题的替代性命题。反驳包括使用恰当逻辑、与对方有逻辑地辩论以及采取与错误观点背道而驰的行为。

反驳涉及形成一个和原先错误命题不同的，叫作"**相反命题**"（counter-proposition）的思考方式。这种思维是正确的，是基于真实证据的，具有良好的逻辑，并且可以有效地替代原先错误的负性命题的位置。在课时5里我们强调了思考中的反驳过程，即在我们的思考中使用恰当逻辑，而不犯逻辑错误。在本课时里，我们将强调**命题的反驳**（propositional countering）。在这个过程中，我们将给出每种你认为是错误的信念发展至少一种有力的命题式的反驳观念。

## 有效反驳的特点

你应该还记得课时5里提到的反驳观念的特点，也被称为反驳的规则。[展示幻灯片"反驳的规则"。]

（1）**反驳是直接与错误信念相对，正性的、有力的陈述为佳**。例如，如果错误信念是"如果我测试未通过，我就是没有价值的"，直接的反驳是"我在此次测试中的分数与我作为一个人的价值毫无关系"；"我是一个好父母"比"我不是一个糟糕的父母"要更好；"我是一个非常慷慨、忠诚的朋友"比"我是一个足够好的朋友"要好。

（2）**有效的反驳是基于恰当逻辑的**。例如，"总体而言，这个裁判是相当公正的"。

（3）**有效的反驳是对现实的可信陈述**。例如，"我不需要每个人对我表达喜欢我才开心"是一个合理的陈述，"即使没有一个人喜欢我也完全没关系"则不然。

（4）**有效的反驳观念是你自己的**。使用你的典型话语和表达方式。"这简直是在胡说！"这句话对一些澳大利亚人来说非常有效。

（5）**有效的反驳是直接、简洁的**。直接、清晰，简短、有力，比冗长、复杂的反驳通常更加有效。

有效的反驳还应该处理一系列最强的负性命题。假设一个人的核心信念是"我毫无价值"，垂直箭头（箭头向下）中这个信念的上方是"因为我是个坏父亲（母亲），所以我毫无价值"。在这种情况下，"我存在，所以我有价值"是一个强力的反驳观念，而"我有价值是因为我是一个好父亲（母亲）"是个较弱的反驳观念。

以上关于反驳观念的想法以及反驳的概念是基于麦克马林（1975，2000）的思想。

下面是一些反驳观念的例子。[ 展示幻灯片"反驳观念示例"。]

他们是否遵循了这些规则？[ 讨论。]

你已经有大量从诸多分析中搜集到的可以在反驳中使用的材料。比如，你可能有说明你是一个合适的或好的父母的信息。使用这些信息来准备你的反驳会格外有帮助。

## 练习：对所有命题提出反驳

为了做这个练习，请你拿出你的"信念总览清单"。对每一个你标记为"假"的命题，提出一个好且强有力的反驳观念。记住反驳的规则和你从分析中所获得的信息。有很多种不同的反驳观念。一个反驳观念可能是基于你的价值观，比如"我相信所有人都是有价值的，我是人，所以我是有价值的"；反驳可能是基于证据的，如"坚定比姑息可以带来更多的正性结果"；反驳也可能是基于决策，比如"晚上外出在安全上是可接受的"。[ 协助团体成员提出反驳观念，注意提出反驳观念的例子。]

一旦掌握了反驳观念，就有许多使用它们的方式。一些人会发现他们在自动化地使用反驳观念。另一些人则需要刻意地练习。一种方式是把反驳观念写在小卡片上，这样就能随身带着，在公交车这样的休闲时间中便于阅读和预演它们。也可以把反驳观念贴到镜子上或者冰箱上，这样就能在每天的生活里提醒自己。另外一种有用的方式是在有可能出现负性信念的场合与时间准备好要使用的反驳观念。花点时间确认那些会激活你的负性信念的场合，为这些场合准备好反驳观念。过一会儿我将分发一些小的索引卡。在卡片的一面写下可能的情境和负性信念，在卡片的另一面写下反驳观念。完成了卡片后，你可以想象自己身在卡片中的情境，并重复想象在这个情境下你的反驳观念。你可以使用索引卡作为提示。[ 分发索引卡。让团体成员写下可能出现的情境，并在卡片的一侧写下负性信念，在卡片的另一侧写下反驳观念。为该练习预留半个小时。]

我们进行得怎么样了？[ 鼓励讨论。]

## 练习：对抗辩论

下一个练习叫作对抗辩论。如果你要改变另一个人的想法，你很可能需要和他辩论。所以，另外一种改变你的想法的方式就是和你自己进行严谨的辩论。你可以在家做这件事，但我们可以通过在下一个练习中让其他人扮演对手，这样子会容易很多。[展示幻灯片"对抗辩论"，按照下面的步骤仔细检查它。]

（1）使用对抗辩论的材料，或者重新考虑一系列新的支持并反对命题的证据。

（2）把材料给团体里的另一个人，让他做你的对手。从负性的例子开始进行陈述。

（3）你的对手会和你辩论。

（4）你的对手提出一个负性的例子。

（5）你为积极面做辩论。

（6）角色交换，为对手的负性命题做同样的工作。

## 课时 15 总结

本课时我们回顾了反驳的概念。我们回顾了有效反驳的特点，并思考了强和弱的反驳有何差异。我们为几项特定的反驳技巧做了准备，并进行了练习，比如使用索引卡和对抗辩论。我们也考虑了在可能导致负性想法出现的情境前准备反驳。

## 课时 15 个人作业

[展示幻灯片"课时 15 个人作业"。]

- 对"信念总览清单"上的信念提出反驳观念
- 做一些写着可能发生的情境的卡片，并尝试一周内应用它们
- 和你自己进行对抗辩论

## 课时 15 可能出现的问题

本课时可能出现的主要问题是，团体成员提出的反驳观念可能比较虚弱，或者只是套用了团体治疗师的原话来提出强反驳，他们自己并不是真的相信。因此对团体治疗师来说，帮助团体成员用他们自己的语言提出有力的反驳是非常重要的。这部分内容也可以参照课时 5。

# 命题知觉转变

## 课时 16 目标

本课时的目标是回顾和扩展知觉转变这一有力的认知改变的技巧。在知觉转变中，注意点已经渐渐从改变个体的命题变为改变图式内容。知觉转变这一课时的子目标是：

- 让团体成员理解一系列信息可以用多种方式看待，如同"老妇 / 少女图"所展示的那样
- 让团体成员理解知觉转变部分来自意愿，部分来自看到信息的细节
- 让团体成员学会形成知觉转变的要素：反驳观念、支持反驳观念的更大范畴的证据和支持反驳观念的细节证据

## 课时 16 所需材料

- 课时 16 的幻灯片或者附录 F 中的幻灯片：
  ◇ 改变你所见
  ◇ 课时 16 个人作业
  ◇ 老妇 / 少女图片
  ◇ 知觉转变索引卡
  ◇ 命题知觉转变工作表（附录 G）
  ◇ 命题知觉转变示例
- 为团体成员准备"命题知觉转变工作表"副本

- 为团体成员准备的索引卡
- 过程评估问卷

## 课时 16 框架

（1）回顾课时 15 个人作业。
（2）讲解：知觉转变。
（3）练习：命题知觉转变。
（4）布置下一节个人作业。

## 回顾课时 15 个人作业

上一课时的个人作业是给"信念总览清单"上的信念准备反驳观念，在卡片上写下可能发生的情境，尝试每周使用它们并进行对抗辩论。团体成员回顾在大组中出现的对抗辩论，并写下经历。

## 讲解：知觉转变

下一个改变信念的方法叫作知觉转变。这是一种特殊的反驳技术，它在危机时刻尤为有用。在课时 5 中我们已经使用了它的其中一种形式。就像很多本方案使用的技术一样，它由麦克马林（1975，2000）发展而来。就像我曾说过的一样，我们从身边的事件感知意义，有时候这个意义是由对事件的错误解读而来的，有时候有其他感知这一事件的方式。［展示幻灯片"老妇 / 少女图"。］

这是一堆黑线，但你会怎么感知它呢？你有可能把它看作一位老妇，也有可能把她看作一个少女。奇怪的是，我们可以对图片进行两种解释，并根据自己的意志进行灵活地转换。这个可以通过关注细节而实现。［展示幻灯片"改变你所见"。训练团体成员看到两张图片，并进行灵活转换。在有必要的时候，帮助他们关注图片的不同细节。］

这就是我们使用知觉转变来改变信念的原理。我们关注支持反驳观念和反对负性信念的证据细节。这些细节把我们的注意引导到了新的思考上来，把我们从旧的思维中解放出来，产生反驳思考所带来的情感。因此，与基础的反驳相比，这让我们的注意进一步远离了负性情境。

有两种主要的实现知觉转变的方法。第一种是扩展我们反驳用的索引卡。在卡片的背面写下反驳观念，然后写下支持反驳的证据，就像展示的那样。［展示幻灯片"知觉转变索引卡"。然后展示"命题知觉转变示例"。］

第二种是使用"命题知觉转变工作表"，或者你可以只用一张纸来实现。总共有七个步骤：

（1）拿出一张纸，然后把它分成五栏，或者你可以使用"命题知觉转变工作表"。用一张纸的好处是，你可以在每个负性想法下面留出足够的空间。将纸张横向或者作"风景画"而不是"肖像画"的布局。

（2）在页面的上方你可以写下你当前的情况，比如"我偶然听到我的朋友在批评我"以及这件事情引发的情绪，比如"悲伤、抑郁"。

（3）然后，在左栏里写下与这种情景相关的观点或自动化思维。

（4）在下一栏里，你写下"真"或"假"。对于我们一起讨论过的信念，你应该可以从"信念总览清单"里获得相应的信息。此时我们可以假定你已能为这些信念写下"假"。如果你从零开始地写下一个新的信念，你可能需要经历对负性信念证伪的步骤，比如对抗分析、调查分析或科学分析。

（5）在下一栏里，你需要为每个信念或负性自动化思维写下一个命题式的反驳观念，比如说，"即使有人不喜欢他，这个人仍然可以保持开心"。

（6）你接下来需要列举反驳观念的证据。比如，"很多公众人物都很开心，尽管有成千上万的人不喜欢他们""以前，即使有时有人不喜欢我，我也时常保持开心"。你把这些细节的反驳观念写在证据栏里。

（7）然后，你可以给每一个证据想一条特别的例子。比如，"我知道 X 这个人不喜欢我，但我曾经在与他共事期间举办了一个令人愉快的生日派对"。

最后的三步和我们在课时 5 做的基础反驳有细微的不同。在过程反驳中，我们只有反驳观念和证据，而且重点放在了使用合理逻辑上。在命题式的反驳这里，我们尝试着改变图式的命题内容，并且我们新增了步骤七。这一步，你要想出支持你在第六步写下的概括性事实的具体项目和记忆。

## 练习：命题知觉转变

你可以看到，命题知觉转变和过程知觉转变是非常相似的。过程知觉转变是你在课时 5 学习到的技术。最主要的区别在于，命题知觉转变的关注点是你的命题而不是你思考的过程。这是合适的，因为你已经通过垂直箭头法发现了许多命题。命题知觉转变有额外的识别特定例子的步骤。这一步骤使得它变得非常有效，你将在接下来的内容里见证这一点。所以，尝试对你的"命题总览清单"里的一个错误的命题使用命题知觉转变。［针对团体成员的一两个错误信念，帮助他们完成知觉转变的图表。］

## 课时 16 总结

本课时我们回顾了知觉转变技术，并把它扩展到了垂直箭头过程产生的命题上来。我们还介绍了"命题知觉转变工作表"。

## 课时 16 个人作业

［展示幻灯片"课时 16 个人作业"。］

- 完成"信念总览清单"上的每个信念的"命题知觉转变表"
- 继续完成图式地图

## 课时 16 可能出现的问题

在知觉转变过程中可能会遇到两个主要的问题：第一，团体成员可能无法看见"老妇 / 少女图"两个图像中的一个；第二，团体成员不理解知觉转变的过程。知觉转变由两个过程组成，分别是意志行为和知觉行为。意志行为把注意引向图片或情境不同的层面。这会引发一种不同的知觉，这种不同的知觉被紧接着的第二个意志行为，在试图看见图片或情境的不同层面的过程中所强化。当人们在看见两种图像和转变有困难时，团体治疗师可以把团体成员的注意带领到构成图像的线条上，比如少女鼻子的轮廓、脸庞的曲线和脖子环绕的项链。提示团体成员尝试把线条看作年轻女人的鼻子、脸或身体的其他部位。这个过程可以进一步被应用到常常使团体成员产生负性想法的情境当中。团体成员被要求思考（意志行为）与通常的负性想法不符的、支持正性反驳观念的证据。

通常把一个人的注意力引导到支持反驳观念的细节证据要经历两个阶段：一般总结陈述和证据支持陈述。例如，如果反驳观念是"我是一个不错的父母"，那么一般总结陈述可以是"我总是把孩子放在比我的个人兴趣更优先的位置"，证据支持陈述是"周二我关掉电视陪伴嘉华""周三我给小戴念故事，尽管我本来打算准备第二天要用的展示文案""周五我们去了麦当劳，尽管当时我想要吃鱼和薯片"。正如本方案的其他部分，我发现最好的利用本方案助人的方式就是带他们一步步地完成这个方案，而且要尽可能地避免分心。所以，如果团体成员有一个反驳观念，那么我会帮助他们发展出一个一般总结陈述，接着帮助他们形成一两个支持证据，然后让他们自己去形成更多的细节化证据，最后给他们提供积极化证据。下一次碰见类似的情形时，我会给他们更少的辅助。

課时 17

# 情绪转变和图式内容转变

## 课时 17 目标

本课时我们的关注点从特定命题与认知内容的言语表达，转移到更加整体考量图式、特定记忆与情绪内容。接下来，我会介绍两种技术：情绪转变和图式内容转变。情绪转变是基于杨的图式理论（Young，Klosko &Weishaar，2003）发展而来的知觉转变的延伸（McMullin，2000）。在知觉转变中，团体成员被要求把他们的意识从整体负性的命题转移到整体正性的命题（反驳），然后考虑支持反驳的证据集，接着思考组成证据的具体事件。比如，一个人可能有这样的负性命题："我是一个差劲的家长"。反驳观念可能是"我是一个胜任的家长"。一类支持这个反驳的证据是："在困难时，我总是和我的孩子在一起"。特定的证据是上述描述的一个具体情境，比如，当孩子摔断腿、得流感或被朋友拒绝时陪在孩子的身边。知觉转变在回忆事实时停止了，而情绪转变时，我们会鼓励团体成员回想事件发生时的情绪。所以，情绪转变的目标是通过再收集正性情感联结的特定事件来强化图式的正性情感内容，从而使得图式的整体效价被调整到正性的方向。为了实现这个目标，本课时练习要求团体治疗师尽可能多地促进成员识别与正性情感内容有关的特定记忆。

图式内容转变是情绪转变的进一步扩展：将预演正性情绪图式内容的理念，扩展到了以负性内容为主的个体的整个图式。练习以在课时 14 制作及在随后个人作业中完善的图式地图为基础。这些图式地图是以与团体成员相关的"图式话题"为起点的（例如"我的本质""我作为一个家长"）。大部分团体成员应该已经在课时 14 及随后发展出了足够多的图式地图，但有些团体成员需要做更多的工作。团体成员拥有了足够的图式地图后，就有机会在不断的练习中来实现情绪转变与图式内容转变的目标：让团体成员的图式地图与正性情绪有关的正性记忆和体验连接，强化图式的正性情感内容，最后使得图式的整体效价调整为正性方向。

## 课时 17 所需材料

- 课时 17 的幻灯片或者附录 F 中的幻灯片
  ◇ 情绪转变示例（1）
  ◇ 情绪转变示例（2）
  ◇ 课时 17 个人作业
  ◇ 情绪转变程序
  ◇ 图式转变程序
  ◇ 情绪转变的要求
- 过程评估问卷

## 课时 17 框架

（1）回顾课时 16 个人作业。
（2）讲解：情绪转变。
（3）练习：情绪转变。
（4）讲解：图式内容转变。
（5）练习：图式内容转变。
（6）个人作业设置。

## 回顾课时 16 个人作业

上一课时的个人作业是制作"命题知觉转变工作表"，并继续完成图式地图。看看团体成员的个人作业完成情况，尤其是他们完成的详尽程度，确保他们有一两个有较多具体记忆的相对完整的图式地图。

## 讲解：情绪转变

迄今我们已经仔细地审视过你的想法，识别、挑战并试图改变你的想法。在本课时，我们将把关注点转移到改变你的感受上。为了实现这个目标，我们将使用我们在知觉转变时生成的材料。这里有一个例子。[展示幻灯片"情绪转变示例（1）"。]

也许你有这样的信念："我妈妈不爱我"。但你已经通过调查分析确定了这是错误的。因此，你现在有了一个命题的反驳："我妈妈真的是爱我的"。同时，你还有不同类别的证据，比如"她在和爸爸分开时确保过我会得到照顾"以及"她送我生日礼物"。你还应该有特定事件的记忆，这些记忆可以支撑你的证据。你可能有她送的具体礼物的记忆。或者，即使你不在现场或记不太清楚了，你也可以建构一个很可能为真的图像。反正科学家早已经告诉我们，大部分记忆是重建出来的。所以，你可以想象这么一个画面，在这个画面里，你的妈妈心烦意乱，正处于打算离开你爸爸的高压之下，但她依然给你的外婆打了电话，只为确保你一切都好。或者，你的妈妈精心地挑选了一个礼物，并充满爱意地把它放在了包装袋里。有一些记忆或建构来支撑命题是很重要的。这里有另一个例子。[展示幻灯片"情绪转变示例（2）"。]

在这个例子的人使用了四年级时，或十年级时和凯特一起的快乐的记忆。[展示幻灯片"情绪转变的要求"。]

所以，让我们一起来看看我们接下来做什么。看看你的知觉转变内容，找到一个你可以用来做情绪转变的练习。对使用什么记忆和建构内容来练习，你需要非常清晰。把它们写在一张纸或者索引卡上。现在，你得到了什么？[鼓励团体成员分享正性命题、具体记忆和建构内容。即使是没有分享的团体成员，也请你检查一下他们是否有详细的材料。如果没有帮助他们形成材料，那么你可能会需要展示幻灯片"情绪转变程序"。]

好的，每个人好像都有了一些合适的记忆材料了。这一课时和下一课时里我们要做的练习有点像拼贴画。一个拼贴画是一系列物体的集合，会激发整体体验。这种体验比每个物体的单独体验要更多，并且有更多的情感内容。从你上次在沙滩的假期获得的一系列物体可能产生一种使得你想起沙滩、海水，漫步于高潮汐线的整体体验，并且会激发一种自由和平静的情感内容。蒙太奇常被用在电影中，当导演想达到同样的效果却又不想描述得太过细致时，通过展现一对情侣约会、牵手、接吻、海边嬉戏、烛光晚餐或者相互凝视等情节来描述一段罗曼史。当然，拼贴画和蒙太奇比我描述的方式以及电视和屏幕广告为增强效果所采用的技巧能够传达更为复杂、更为微妙的效果和情感。在本练习里，我想要你的记忆和相关的情绪模糊起来、相互融合，就像你在体验一组拼贴画或者蒙太奇一样。[说出与下面类似的话，但可根据你带领的团体的具体情况做出调整。]

　　请你让自己处在一个舒服的位置，先在脑中过一遍你即将使用的正性命题和记忆，然后闭上你的眼睛。首先，请你用言语来思考你的正性命题和反驳观念……请你继续想你的正性命题，重复你的第一段正性记忆，体验这段记忆和它伴随的情绪。继续想正性命题时，体验下一段记忆或建构内容以及相应的情绪，只要让它融入第一段体验里就好。接着感受下一段记忆和相应的情绪，尝试在尽可能多方面体验它：听觉、视觉、嗅觉、触觉以及情绪，无论这些感受有多么的细微。在记忆间穿梭，一个接一个地往下走。当你完成全部时，重新开始并继续体验记忆和相应的情绪。当你在记忆里盘旋时，保持对你的言语化的命题的觉察，并让这些记忆相互融合，直到这些记忆和相应的情感变成你的言语（言语化命题）的一部分。现在，请你继续做这个练习。[请留出一定的时间让你的团体成员处理材料，通常是30秒到2分钟。尽管在一些团体里，你可能会留出更多的时间，因为所有人都能从更长的时间中获益。尽管如此，对于有一个或更多情感脆弱的团体成员的团体，通常建议用更短的时间。你可能需要不时地给出一些提示。]

　　好的，既然你的正性记忆和情感已经混合并形成了一个整体的印象，就让它消逝吧。让言语、记忆和情感随着你对周围事物感受的增强而减弱。现在睁开你的眼睛。[请留出一些时间让团体成员从他们的想象体验里完全走出来。]

　　会怎么样？[鼓励团体成员描述他们的经历。]

　　正如你看到的那样，这是一种强有力的体验。它通过**预演**（rehearse），强化正性内容，以使得图式里正性和负性的内容达到一个有利而又现实的平衡。我们是希望通过预演真实的、正性的内容，来反转多年来错误的、负性的内容。该技术可以就像我们刚刚做的那样，应用于特殊的命题，它也可以应用到整个图式，就像我们马上要看到的。这个过程需要不断重复，而不是一次就完成了。大多数音乐家通过不止一次练习来掌握音乐作品。他们需要重复地练习，才能记住所有音符、旋律和节奏，只有这样乐曲才能被流畅和很好地演绎。改变图式里内容的平衡和练习音乐作品其实是一样的：它们都需要相当程度的反复预演。

## ■图式内容转变

　　为了把这个方法应用到整个图式，你需要使用你的图式地图。你需要记住在你的图式地图里的信息和我们刚刚在情绪转变里使用的信息类似：命题材料和支持命题材料的记忆或建构内容。现在，请你看一看你的图式地图，选择一个来做练习。选择那些正性与负性内容平衡得较好的图式。我将会看一眼你最后选择的图式。[在团体里到处走走，看看团体成员的图式地图，帮助他们选择一个相对完整的地图，有许多分支，而且每一个分支都有正性的记忆。分支不用太多，但是一定需要分支上面有正性的内容。给他们多一点时间，在必要时给予他们帮助。]

现在，好像每个人都至少有一个可以用的图式地图了。接下来的练习和你刚刚练习的情绪转变技巧非常类似，不同的地方在于现在我们要处理图式，而不是单一的命题。你的图式地图里有支持每个图式内容的正性和负性的命题，以及正性和负性的记忆。在接下来的练习里，我们只是用正性的命题和正性的记忆。[你可以展示幻灯片"图式转变程序"。]

把你的图式地图放在你可以看到的地方，然后选择一个你打算开始的分支。让你自己处在一个舒服的姿势，闭上你的眼睛，把你脑海中的正性命题言语化，然后预演正性记忆及其相应的情绪，就像你之前做的那样。每个分支的记忆重复回忆三遍，然后移动到下一个分支，暂时只关注正性的记忆。如果一个负性的记忆闯入你的大脑，只要稍微关注一下它，然后平静地把你的注意拉回到正性记忆。如果你需要做50甚至100次都没关系，因为你现在面对的就是你尝试改变的东西。如果你确实感到了过度心烦意乱，请你暂时睁开你的眼睛，然后把你的注意重新转向正性记忆。如果你需要提醒你自己地图上有什么，也请你睁开你的眼睛，看看地图，然后重新闭上你的眼睛。在你继续做这个之前，请你允许记忆模糊，直到你重新建构出了一个把记忆、命题和情绪结合在一起的内容。[花10～15分钟的时间继续完成这个练习，除非对于你带领的团体来说这难以实现。你可以时不时地轻声重复指导语。如果有团体成员感到过度心烦意乱，只要提醒他们在练习结束前保持安静即可。]

好了，你们已经在这个练习花了大概10分钟了。你们感受到了什么？[鼓励讨论，帮助遇到问题的团体成员。]

好的，这是改变图式内容的开始。我希望这个短暂的练习可以帮助你意识到这些提升情感功能技术的巨大潜能。刚刚并没有发生什么神秘或奇迹般的事情，我们只不过试图解除多年来的错误想法和随之而来的负性情绪给你带来的影响。我们已经对你所做出的结论进行了纠正，现在我们要试图解除你对多年来对错误事实以及负性记忆的预演偏向。

## 课时 17 总结

本课时我们在整个团体方案里第一次考虑到了情绪。我们尝试利用正性记忆和与之相伴随的正性情绪来工作。我们首先对特定命题进行工作，然后对包含了命题和记忆的图式进行工作。

## 课时 17 个人作业

［展示幻灯片"课时 17 个人作业"。］你的作业是制作知觉转变图，完成你的图式地图，从而可以做情绪转变练习和预演它们，直到正性材料轻松和自然地浮现。你可以理解这个技术是有强有力的。如果你在这个过程中感到心烦意乱，就不要在当天继续进行。你可以换个日子继续尝试，但是如果遇到困难，或者反复的心烦意乱且没有一点减轻，无论如何，请你告诉团体治疗师。

## 课时 17 可能出现的问题

就像课时 1 里说到的那样，我们讨论的材料可能会产生中度到极端的情绪反应。如果出现这样的情况，可能可以通过在治疗过程中使用相应的技术加以控制。团体成员也可以不做情绪转变这部分的练习，这样的话，本练习就可简化为知觉转变，如果团体成员需要更多高级的处理方式，他们可在个人作业中去尝试。有些团体成员有识别正性图式的困难。这可能因为他们在生活中缺乏正性的情绪体验，或者因为他们当下难以回忆已有的正性经历。在这两种情况下，通常涉及相对严重的精神障碍，因而需要建议团体成员接受个体治疗。团体治疗师需要帮助这样的人培养正性记忆，也要努力地和他紧密合作，识别既往生活里的正性事件。在第一种情况下，团体治疗师需要通过设置一些任务来帮助团体成员培养正性记忆，甚至让治疗本身成为正性记忆的源泉；在第二种情况下，团体治疗师需要对团体成员的既往史有比较清楚的了解，从亲属访谈中获取相应的信息或通过提问，从既往正性体验里提取记忆内容。对于有些人来说，这两种方式都对形成正性图式内容有帮助。

課时 18

# 图式再平衡和图式意象

## 课时 18 目标

本课时将继续图式有关的工作，从单纯的认知工作转向更加注重情绪和经验的方法。接下来的几个课时会慢慢纳入更多基于意象的方法。基于图式的治疗的核心假设是，情感障碍和适得其反的行为模式是预演非真实（non-veridical）图式内容的结果。在认知治疗里的挑战，即在本方案里的"分析"中，我们可以指出图式内容的非真实本质，但负性图式内容依然有着很强的情感和行为层面的影响，这是因为负性的东西相比正性的东西更容易预演，因此更容易被激活。在本课时里，预演真实图式的过程还将继续，与此同时，还要把负性但真实的图式内容加到练习里来。可以推测，人们的确对客观上负性的事件存留记忆，并且有与该事件或一系列事件相关联的负性情绪。可以推测，情感障碍至少在一定程度上源于对这些负性事件含义的放大。本课时的目标是重新整合有关负性事件的真实命题的材料，然后把恰当的情绪和命题关联起来。期望团体成员可以对图式内容进行全新的整合，将正性和负性的命题材料、记忆和有关情绪融为一体。即使是真实的负面材料占主导，确认负性内容的客观真实性，也被认为是对团体成员有益的；即使正性内容是有限的，也要预演它们。

需要注意的是，练习负性材料只能在团体成员熟练掌握处理正性材料的命题和意象技术后才能使用。这么做的一部分原因是团体成员已经对该技术的使用有充足的流畅性，因此可以进一步使用这些技术来处理负性图式内容所诱发的负性情绪。

## 课时 18 所需材料

- 课时 18 的幻灯片或者附录 F 中的幻灯片：
  ◇ 生成负性意象
  ◇ 课时 18 个人作业
  ◇ 图式再平衡程序
  ◇ 安全基地意象
- 过程评估问卷

## 课时 18 框架

（1）回顾课时 17 个人作业。
（2）讲解：图式再平衡和图式意象。
（3）练习：图式再平衡。
（4）布置个人作业。
（5）安全基地意象。

## 回顾课时 17 个人作业

回顾团体成员情绪转变的个人作业，既要关注命题材料，也要关注图式内容。问问他们是否能顺利地处理正性材料。除非大多数人在超过 95% 的时间都在处理正性材料，否则不要着急往前赶。如果他们不能成功地实现这个目标，可以帮助他们在治疗会谈中进行预演。

## 讲解：图式再平衡和图式意象

### ■ 图式再平衡

上一课时我们通过预演正性命题和记忆来改变图式内容。这其实有点问题，因为有时候图式里的一些负性内容也是正确和恰当的。我们一直在试图通过预演正性内容，来解除多年来负性图式内容对我们的影响。但是在某个阶段把客观上正确的负性图式内容重新整合是合适的。在第三单元，我们判断了哪些图式内容是错误的，以及哪些是正确的。在本课时里，我们会同时使用正性和负性的图式材料（只要这些负性材料已经被第三单元的诸多分析证明为真实的）。尽管如此，你只能在熟练预演正性图式内容的基础上，尝试性地加入负性内容。你们觉得怎么样？［鼓励团体成员描述预演正性图式内容的体验。然后，给出下面的指导语，或者说一些类似的话。可以在句子之间留出空隙，也可以重复。如果团体成员都进行得很顺畅了，间隔最长可以 20 秒。］

好的，对于已经擅长正性内容的团体成员，我们现在来试试把负性内容也纳入进来。其他还没有准备好的成员，也请跟随下面的指导语进行练习，但只使用正性的内容。像之前一样，请把你的图式地图放到你能看到的地方，然后选择一个开始练习的分支。让你自己处在一个舒服的姿势，然后闭上你的眼睛……对于已经能熟练预演正性记忆的团体成员，现在我们将预演负性命题以及相应的情绪……现在，请重新预演正性命题和记忆……每个分支的记忆重复三遍，然后进行下一个分支。如果在这个分支上，你的正性记忆已经足够强有力，那么就预演这个分支的负性记忆，然后预演该分支的正性记忆。如果在这个分支上，你的正性记忆还不够强有力，那么就只进行正性命题和记忆的预演，直到感觉你自己已经足够强大，可以对负性内容进行处理……如果你需要知道地图还有什么，请睁开你的眼睛，看看地图，再闭上眼睛……在你进行预演时，让你的记忆模糊，直到你得到了一个将记忆、命题和情绪融合在一起结构（言语化的命题）。［继续练习5 分钟。然后让团体成员停下来，让他们开始谈论。你可能需要幻灯片"图式再平衡程序"。你需要特别注意图式的整体平衡是否是正性的，以及负性的东西是否开始变得正性。］

所以，你可以看到我们正在做的是什么。在你参与团体之前，你可能在想很多负性的东西。我们一起质疑了这些负性内容，并指出了哪些是不正确的。对于大部分人来说，现实中正性的东西还是占主导的。在这个练习里，我尝试帮助你们在以正性为主导的背景下接受少量负性的内容。即使你的生活里有很多负性的经历，我认为对负性经历形成客观的视角，并把它们和正性经历整合在一起是很重要的。在认知治疗中，我们并不是要扭曲现实，而是帮你对图式中的客观存在形成一个全面而客观的视角。所以，尽量多做一些本练习。同样，这很像蒙太奇：在动作电影里，当英雄决定从贫民区站出来，回归自我去面对邪恶力量时，英雄就会奔跑、跳跃、训练杂牌农民军、驯服他的马和组装他们的武器。或者你知道在拼贴画里，如何将大量的图片拼在一起创造出一个印象的。在艺术中，常常有象征性的符号将它们联系在一起：身着锈迹斑斑盔甲的骑士、地平线升起的船帆、策马迎夕阳的英雄。这就是我们现在试图做的东西……尝试把图式内容融合成一个平衡的整体。你可以现在就来练习，在你想象这些图式时，尝试尽可能多地把图式内容放在脑海里，看看它们如何融合在一起。现在就试试。就像你之前做的那样，尝试围绕图式地图工作，这一次将负性命题、负性记忆和建构内容都包含进来，允许你自己感受负性情绪。在每一个分支里，都以负性记忆开始，然后到正性记忆。在进行中，尝试和允许负性记忆、正性记忆及其情绪模糊、彼此融合，看看你能不能发展出一种蒙太奇、万花筒或混合的完形（blended gestalt）。让它为你总结所有图式，并含有一种平衡的情绪。[继续练习。这一次，请预留 10 ～ 15 分钟。然后让团体成员停下来进行评论。让他们描述他们头脑中形成的完形、蒙太奇、拼贴画以及相应情绪。你可以用相同的内容重复练习，也可用新的内容。]

　　这是个非常重要的练习，因为认知治疗的一个主要目标就是改变你的图式，而这个练习可以允许为你的图式，使用收集到的材料（这些材料符合准确的、合适的图式内容），并加以预演和强化。但真的要植入新的图式内容，你必须频繁地练习该技术，直到新的图式平衡成为主导。

> 　　在一些情况下，或者对某些个体，可以使用一些其他方法来强化练习效果。艺术表达治疗（比如绘画、拼贴画）、角色扮演和"空椅"技术也很有用。我们也可以用饼图或其他图式方式来描述正性或负性内容对图式的命题和情绪效价的相应贡献。

## 图式意象

　　我们现在进入另一个强有力的图式工作领域：图式意象。第一件要做的事情是构建安全基地意象。我们可以在治疗会谈开始的部分使用该意象来帮你进入意象，然后，在治疗会谈结束时使用它来消除预演负性图式内容的影响。这个图像可以是一段真实记忆或一个地点，或者是建构的内容，或者是两者的结合。比如，你现在可能有一个有时候你确实会去的，你觉得安全、愉悦的地方。或者可能在你早期的一段记忆中，有一个安全的地方，或者一个和他在一起你觉得安全的人。

闭上你的眼睛，看看你能不能浮现一个安全基地的意象。[留出 30 秒。]

当然这个意象不仅仅是一个**视觉**（visual）图像。将你的意象扩展开，感受这个地方的声音、味道以及给你感觉。可能有一些**动觉**（thetic）的意象……行走、打滚、游泳，或者钓鱼……所以现在就来做吧……请你注意这个地方的景象、声音、味道和感受，以及你自己的内部感觉（因为这也有可能是动觉）。注意你的一切情绪。这并不需要是戏剧化的、强有力的情绪：宁静、安全，甚至被爱的情绪是我们想要的。[请留出 1 ～ 2 分钟。]

好的，请继续闭着眼睛……谁想把你的安全基地意象描述给我们的团体？[鼓励团体成员讨论他们的安全基地。因为他们的眼睛闭着，需要你更多地介入，但大多数人可以适应这个情境，调整发言的顺序。你可以展示幻灯片"安全基地意象"。]

当然，你不必只有一个安全基地意象，也可以使用一些他人和你分享的想法来形成你自己的安全基地意象。现在，再花一点时间来完成你的安全基地，或者生成一个新的安全基地。你可能想要写下一些笔记供未来使用。[展示幻灯片"安全基地意象"，留出 1 ～ 5 分钟。]

好的，现在我们有了安全基地意象。我们将要生成更多负性的意象。[展示幻灯片"生成负性意象"。]

就像幻灯片里展示的那样，我现在想要你生成：

- 一个令人沮丧的童年意象
- 一个令人沮丧的与母亲有关的意象
- 一个令人沮丧的与父亲有关的意象
- 两个令人沮丧的与重要他人有关的意象

你只需要在练习本里写出这件意象。我不是让你去体验这些意象，你只需要对主要内容做笔记就好。如果一系列类似的事件，使用那个最有代表性的。[留出 15 分钟来练习，确定团体成员在写，并观测一下全场的压力水平。]

看起来每个人都做得很好。完成这个部分是你们的作业。


## 课时 18 总结

本课时我们扩展了图式转移技术，囊括了负性记忆。这种技术叫作"**图式再平衡**"（schema rebalancing），它的目标是让你把准确的负性内容与（我们在前面的治疗过程中发展的）正性内容的重新整合。我们并不想要无视真实的负性记忆，而是想要实现它们和真实的正性记忆的平衡。我们也介绍了一个你可能会觉得有用的技术——安全基地意象，可以通过它整合正性记忆材料和真实的负性内容。使用该技术延续了前几个课时的趋势，从命题到记忆，再到建构的意象。最后，我们开始发展和描述我们将在未来练习中使用的负性意象。

## 课时 18 个人作业

［展示幻灯片"课时 18 个人作业"。］

● 为所有你的图式地图做图式再平衡
● 继续完成负性意象构建。仅仅构建它们，而非预演
● 每天在脑海中预演一次安全基地的意象，包括在做负性意象练习后

## 最后的练习：安全基地意象

用 5 分钟的安全基地意象练习来结束本课时。

## 课时 18 可能出现的问题

本课时内容看起来对团体成员没什么重大的困难。最主要的困难可能是会卡在负性的意象里。卡住的团体成员，可能从与图式正性方面有关联的图片或物体这类线索里获得帮助。或者，他们可能需要在加入负性内容前花更多的时间预演正性内容。缺乏正性图式内容也会影响到团体成员完成图式再平衡的能力。当一个团体成员难以生成正性图式内容时，除了继续参加本团体治疗外，我们还建议他参加个体治疗。参考"课时 17 可能出现的问题"中对该问题的讨论。

最后，团体成员可能不时地会在形成意象上遇到困难。这可以通过使用图片和象征物体等来克服，但有时候意象的训练也是很有用的。比如，让某人从在治疗室看一个中性物件开始，闭上眼睛，想象该物件，然后，再尝试更复杂和抱有情绪的物件。除非团体里有很多人有这样的问题，否则还是推荐他们进行个体治疗。

课时 19

# 负性图式想象

## 课时 19 目标

本课时主要任务是确定团体成员的主要图式倾向和议题，以及培养他们洞察哪些是可以改变的部分。本课时大部分时间会花在练习预演上一课时形成的负性意象。一个主要的目标是让团体成员发展出洞察力，使得他们意识到他们在当下处理**关键情境**（key situation）的方式，与他们过去大部分时候应对重要的负面事件所用的方式是一致的。这会使得团体成员准备好总结他们非适应的行为模式，进一步地准备应对行为改变，这也可能是本方案下一个单元也是最后一个单元的主题。

## 课时 19 所需材料

- 课时 19 的幻灯片或者附录 F 中的幻灯片：
  ◇ 常见的图式主题 / 基本图式内容
  ◇ 课时 19 个人作业
  ◇ 负性图式意象程序
- 过程评估问卷

## 课时 19 框架

（1）回顾课时 18 个人作业。

（2）讲解和练习：图式问题和要改变的东西。

（3）布置个人作业。

## 回顾课时 18 个人作业

● 检查图式地图和图式再平衡

● 回顾团体成员安全基地的经历

● 检查团体成员的负性意象和记忆。如果这些东西太过简略，请帮助团体
成员识别更多的细节，或其他感觉通道的意象

## 讲解／练习：图式意象

上一课时的个人作业里我让你们回顾来自生命早期的负性意象。我检查过了，
我看到你们都至少有一个负性意象的序列。我们现在将使用这些意象，这样可以
让你能更多地理解你自己。现在，让你自己慢慢地自如面对那些你建构出来的负
性意象，然后，选一个，请闭上眼睛，用你的方式去想这个意象。与之前一样的
是，如果你感到太心烦意乱了，就睁开你的眼睛，安静地坐着直到其他人完成了
他们的意象。如果在这个过程中你有什么困难的话，在你的视野中找一个物件，
比如一个装饰品、一幅画甚至另一个人的脸，仔细地研究它，关注每一个细微的
细节。［你可以做 5 分钟左右。你可能想要展示幻灯片"负性图式意象程序"。］

好了，现在进行得如何？与你的计划一致么？感觉如何？你想改变什么？

> 这与贝克提倡的技术中的顺序是相反的。贝克会要你在团体成员目前的生
> 活事件里识别情绪或其他感受，然后才是与感受类似的过去事件。这两种方式
> 或者两者择一都可以在本课时中使用。

［鼓励团体成员描述和写下他们的情绪感受，以及其他的感受和想法。］现在，
我想让你们重新感受一下刚刚预演图像时的感受／感觉，并试图确定在当下生活里
最容易出现类似经历的场景。花一点时间来做这件事。当你确定了一个，写一些
简短的评论笔记来提示自己。在目前的生活情境中，你想要改变什么？［留出点时
间。快速地在团体成员里走动，看看他在写什么。］

现在我要找一些人来分享他们的体验，但我想让我们所有人一起来帮他识别他的负性图式主题。[展示幻灯片"常见的图式主题／基本图式内容"。鼓励团体成员分享他们的意象序列，识别负性图式主题。然后，在其他的意象序列上重复这个步骤。最后，以安全基地意象序列结束。]

## 课时 19 总结

本课时我们尝试将你过去思考问题和行为表现的方式与你现在的情况建立联系，发现人们在成年以后，行为、思维方式和感受常常与其在孩童时期相同。你可能已经开始思考，像小孩子一样表现是没有帮助的。

## 课时 19 个人作业

[展示幻灯片"课时 19 个人作业"。]本课时的个人作业是回顾和思考你在本课时中的发现。请不要自己在家里练习图式意象。取而代之，思考一下你发现的东西是否反映了类似的行为、思考和感受的模式，同时思考一下未来哪些模式是对你有利的。

## 课时 19 可能出现的问题

本课时最可能出问题的地方是，团体成员可能会被意象序列卷入强烈的、令人崩溃的负性情绪之中。我在这里提出两种处理该问题的方法。当然除此之外，还有很多治疗师非常熟悉的技术可以使用。大致分为两个类别，第一种是疗愈意象或者正性主题转移，或者叫作注意分散。安全基地意象技术就是一种疗愈意象技术。一种基于注意分散技术的方法，就是让团体成员关注有一定复杂性的外部世界刺激。我家的墙上有一幅地中海海港的油画。它很模糊，但是有大量的细节。如果一个团体成员被一个心烦的意象困住了，我就可以用一个恰当的刺激来帮助团体成员转移注意力：让团体成员去想一个故事。这样可以让团体成员被图片细节信息刺激，并为之分心，同时，由于图画模糊，团体成员还需要用他们的想象力来提供图画的其他信息，从而达到转移注意力的效果。另一个方法是让人们暂时体验他们的痛苦以及相关的记忆。这会帮助他们更好地处理整体情绪，这对他们来说是一个很重要的治疗体验。如果某个人有很强烈的处理本课时唤起的材料的需要，但又没办法在团体里解决，可以推荐他进行个体治疗。最后，意向的强度和它唤起痛苦的可能性是可以修改的，可以通过降低意象的生动性和相关性来操作。被人熟知的方式是使用第三人称、屏幕呈现视角、静态，或者远观的方式来体验意象。本练习所需要的只是团体成员感受到那种他们在事件里感受到的情绪，而不需要体验极端强烈的情绪。一些团体成员可能只需要说出事件的名称就能感受相应的情绪，所以真的没有必要把他们带入深刻而生动的意象中去。

# 强自我养育意象、自我养育、信件书写

## 课时 20 目标

本课时是认知和情绪改变单元的最后一课时。它以图式改变,从经验角度进行解决为目标的三项技术作为结尾。它们主要都是针对情绪的改变。有大量其他情绪改变的实验方法,就像我们在杨等人(2003)和麦克马林(1975,2000)的著作中可以看到的那样。本课时有很多不同版本的练习。我选择了这些技术和版本,因为它们是团体治疗师和团体成员最喜欢的,也是最被心理教育团体形式所接受的。

## 课时 20 所需材料

- 课时 20 的幻灯片或者附录 F 中的幻灯片
  ◇ 课时 20 个人作业
  ◇ 信件书写步骤
  ◇ 自我养育程序 第一部分
  ◇ 自我养育程序 第二部分
  ◇ 强自我养育意象程序
  ◇ 强自我养育意象工作表示例
- 团体成员 "强自我养育意象工作表" 副本
- "适得其反行为清单", 或类似的工具

## 课时 20 框架

（1）回顾课时 19 个人作业。
（2）讲解：强自我养育意象。
（3）练习：强自我养育意象。
（4）讲解：自我养育。
（5）练习：自我养育。
（6）练习：信件书写。
（7）个人作业：设定行为改变的目标。

## 回顾课时 19 个人作业

上一课时你的个人作业是思考图式意象带来的信息。在你的童年和现在的生活中，什么才是你典型的行为模式？它是一个你现在需要解决的问题吗？它现在在你的生活中是否依然是必要的？［鼓励团体成员讨论，帮助团体成员识别可能的适得其反的行为模式。］

## 讲解：强自我养育意象

上一课时我们已经以安全基地的形式发展了正性的意象。本课时我们将要发展**强自我养育意象**（strong-nurturing-self imagery）。就像我们在上一课时学到的那样，在某些情形下，你依然和童年一样，做同样的事情，会有同样的感受，但你已经是一个不同的人，即使你不总是接受它：你已经学到很多的东西，你已经比以前更加自信，比以前更有能力，并且你已经学到了新的应对不同情境的方法。比如，你现在就将学习如何养育自己。你现在将要了解你如何能自我养育。我们将要使用它来改变你童年的记忆。这并不是表演魔术，也不是要篡改过去。你过去的结构是基于错误逻辑对图式内容的预演。这是一个重建你过去的过程，是为了让你的记忆变得更加正确，或者至少在情感上更加良性。

我们使用包括命题、证据和示例三列信息的认知/情绪转变的程序，来建立强自我养育意象。第一个示例，命题是"我很强大"。然后你想一些证据来可以支持"你很强大"这一命题，接着回忆一些特定事件或你强大的例子。然后，你对"我很有能力""我很滋养"和其他你觉得可能和童年负性事件有关的命题做同样的工作。举例如下。［展示幻灯片"强自我养育意象工作表示例"。你可能需要使用这个工作表来完成练习，帮助团体成员形成他们的材料。］

## 练习：强自我养育意象

［展示幻灯片"强自我养育意象程序"。］接下来你要做的事情就是练习强自我养育的意象。找一个舒服的姿势。就像以往一样，把表格放在你的前面，闭上你的眼睛，想象一个你表现得很有力量的事件。尽可能多地感受这个事件，包括画面、声音、味道和内外部的感觉。［留出 1 分钟的时间来做这个练习，然后让团体成员睁开他们的眼睛。告诉他们如何完成这个练习。强化正性意象。然后对"有能力的""养育的"做一样的事情。］

好的，我们将在本课时后面部分使用这个技术。

## 讲解：自我养育

你可能已经发现了，你之所以有这些负性图式内容，是因为发生负性事件时父母缺席或没能提供你要的某些东西。发生这样的事情有很多可能的原因：他们可能尝试着做一些对你好的事情，或者他们本身的动机是好的，但是你把事情解读成负性的；也有可能，他们做得还不够好，或者结局是不好的，或者，他们可能没能在关键时刻在你身旁。我们当中也有一些人是父母，就明白总是做我们认为是对的事情本身就很难。有些人将会通过行为分析发现从童年时代得出的一些结论事实上是错误的。很多父母其实动机是好的，他们希望孩子能好。但是，很多父母在养育的过程中也会犯错误。需要承认的是，也有一些父母会做一些糟糕和残忍的事情，尽管他们知道这样是不好的。

所有这些意味着，你可能需要重新思考你人生中的重要事件，或者想想什么可以替代你父母没有为你提供的。你可以自己做这个练习，它叫作"**自我养育**"（reparenting），包括上课时治疗中的负性图式意象和强自我养育意象。

## 练习：自我养育

［展示幻灯片"自我养育程序 第一部分"。］让你自己处在一个很舒服的姿势。

从上一课时里选择一个负性意象序列。闭上你的眼睛，体验意象序列，但用第三人称视角观察。这对大部分人来说并不困难。我们储存记忆的方式让我们可以轻易地做到这一点，通常我们不需要用力尝试就可以做到。所以，在你的脑海里看着你自己，在某一个年龄，感受那个事件。请你记得，看着记忆里的你的那个人是长大了的你，一个强壮的、有能力的你。就像你看到的，以长大的你的身份，决定做什么是对你最好的。比如，你能给他建议，你可以作为一个老人，告诉他在这个事件中，你对他在观念上的一些看法，你能保护他，你能安慰他，你能告诉他一切都会好起来。你想做的可能不止其中一件事情，当你决定了你想做什么时，让场景退去，睁开眼睛。［当大多数人都睁开眼睛时，让其他人也睁开眼睛。检查并在有需要的时候帮助那些还没睁开眼睛的需要帮助的人。当每个人都有计划时，继续下一部分。］

接下来闭上你的眼睛。你现在又是年纪大的、有能力的那个你。再次看看事件里年轻的自己。在你的意象里，做你决定帮助年轻的自己要做的一切，在做的时候感受一下自己的强壮、能力和自我养育能力。当你做了这个之后，让意象消退，睁开你的眼睛，但继续用舒服的姿势坐着。［当大多数人都睁开眼睛时，让其他人也睁开眼睛。展示幻灯片"自我养育程序　第二部分"。］

现在你已经练习了如何重新塑造你的年轻自我。现在让我们来帮助你的年轻自我体验自我养育。所以重新闭上你的眼睛吧。这一次，你在事件里是你的年轻自我。让事件的景象和声音充满你的大脑。以你年轻自我的身份感受这个场景，但在你这么做的时候，你看到了场景里面的另一个人。这是一个非常强壮的有能力的、令你熟悉的成人。你体验一下那个成人做他决定做的一切。体验这些吧，听听那个成人说的话，看看那个成人，感受那个成人，注意什么改变了……你思考的方式改变了？你感受到的东西改变了吗？［留出 30 秒。］

现在让意象消退，同时让正性的想法和感受保持一下。当你准备好的时候，睁开你的眼睛……（好的，所有人睁开你们的眼睛。）所以，感觉怎么样？当你作为年轻自我、成熟自我进入的时候，你注意到了想法和感受发生了什么改变？［促进讨论。暗示恰当的改变或进步。解决存在的问题。如果你还有时间，重新过一遍。］

接下来的这部分内容很大程度上基于杨等人（2003，p.135 ～ 137）的内容。

本课时的最后一个技术是信件书写。各种理论取向的治疗师都使用这个技术，它非常适用于认知和图式治疗的团体。这封信是写给你的父母或者其他曾经在你年轻时伤害过你的重要他人的。这并不是一封在现实生活中要寄出的信。重要的是，你要写下你想说的一切，不要有任何它是否会被接受或者有什么其他后果的顾虑。寄不寄出信都不重要，写信本身可以帮助你改变你的图式内容。写信的原因是：

- 总结你对你图式内容的了解
- 陈述你对这些人的感受，就像你要将信寄给他们
- 提出你对事件的观点，以及过去你希望他们怎么做
- 提出你想要的相处模式，以及你希望他们现在怎么做

如果你想写另外一封信，真正寄给同样一位重要的人，这需要与治疗师进行单独讨论，他可以帮助你实现你想在这个人身上达到的效果。本练习只是单纯对你而言有积极的效果。

## 课时 20 总结

本课时我们尝试了一系列改变图式内容的正性技术，完成练习可能帮助你处理负性图式内容和强化正性内容。

## 课时 20 个人作业

［展示幻灯片"课时 20 个人作业"。］这是认知改变单元的最后一课时。对于个人作业来说，你可以练习本课时我们提到的任何技术。下一个单元与改变行为有关，所以我想让你完成"适得其反行为清单"。

"适得其反行清单"在本书的网络版本中可以找到。其他的类似清单，比如杨的"回避清单"（YRAI）和杨的"补偿清单"（YCI）也可以在图式治疗的网站（http://www.schematherapy.com）找到。

## 课时 20 可能出现的问题

　　大多数团体成员可能会觉得这些技术是正性且强有力的，但你可能会发现有些成员会对这些技术正性效果的程度感到困扰。他们可能需要一个地方安安静静地坐下来，思考他们的既往经历。有些人可能会想要多说一些，在这种情况下强化体验和抵制诱惑可以帮助你把团体带得更远。这也包括写信。**写信的目的不是要写一封可以真的寄出的信件**。这应该成为团体过程中始终牢记于心的东西。想要真的寄出信的团体成员需要同时接受个体治疗。真的寄出的信和本练习用来进行情绪加工的信可能是不同的。

# 改变适得其反行为

# 选择需要改变的行为

## 课时 21 目标

本课时的主要目标是要求团体成员选择一种想要努力改善的适得其反的行为，并且发展出一种计量那些行为的方式。

## 课时 21 所需材料

- 课时 21 的幻灯片或者附录 F 中的幻灯片：
  ◇ 链性分析示例（1）
  ◇ 链性分析示例（2）
  ◇ 认知和情绪改变技术
  ◇ 改变适得其反行为承诺
  ◇ 改变适得其反行为承诺示例
  ◇ 适得其反行为和替代行为工作表示例
  ◇ 计量行为
  ◇ 行为改变八步骤
  ◇ 课时 21 个人作业
  ◇ 办公室
  ◇ 舞会
  ◇ "适得其反行为排序工作表" 示例
  ◇ 适得其反思维方式

- 为团体成员准备的"行为改变承诺工作表"
- 为团体成员准备的"适得其反行为和替代行为工作表"
- 为团体成员准备的"计量和链性分析工作表"副本
- 给团体成员发放"适得其反行为和替代行为列表",该列表在本书的网站上可以下载
- 为团体成员准备的"适得其反行为排序工作表"
- 为团体成员准备荧光笔
- 过程评估问卷
- 你可以制作"计量和链性分析工作表"示例副本

## 课时 21 框架

(1)回顾课时 20 个人作业。

(2)介绍第五单元。

(3)讲解:打破行为模式,确定并排序适得其反的行为、计量行为、链性分析、替代行为。

(4)个人作业:确定并优先选择适得其反的行为、计量行为、链性分析。

## 回顾课时 20 个人作业

回顾在整个团体历程中团体成员在各阶段与阶段之间所采用的认知和行为改变的技巧。帮助团体成员讨论他们做过什么?是如何起作用的?[展示幻灯片"认知和情绪改变技术"。]

## 介绍第五单元

欢迎参加团体认知治疗项目第五单元。本单元关注的是改变适得其反的行为。本课时是本单元的第一个课时。

## 讲解:打破行为模式

完成所有认知工作之后,选择要改变的行为并着手改变它。你已经发现你的

思维可能在三个主要的方面出错。[展示幻灯片"适得其反思维方式"。]

- 犯了逻辑方面的错误
- 你频繁地进行负性自动化思维
- 有负性的图式内容

我在说这些的时候用的是过去式，因为到现在，你的负性思想可能已经减少很多了，负性情绪也有望减弱。现在是时候考虑行为问题了。许多愿望会导致适得其反行为的产生，一方面可能是负性情绪的结果，另一方面可能是为了减弱负性情绪。在逻辑错误和负性的自动化思维下，情绪可能直接导致行为。在负性的图式内容下，行为可能会试图避免负性情绪，这种负性情绪与图式中的负性情绪相关。我们已经讨论过适得其反的行为为何常常包含与负性图式内容相关的回避、过度补偿或者屈从。在上一课时我们做过负性的图式意象练习，你可能已经发现，从童年时开始，在遇到那些与童年类似的情景时，你就会采取一些适得其反的行为。

所有这些行为都源自你图式中的行为倾向。从某种程度上来说，行为倾向是无意识的。它们可能在偶然的情况下产生，并在一定的环境下起作用，因此，在类似的情境下，同样的行为就会重复出现，或者是你更有可能选择这些行为。

重要的是自从因为本团体认知治疗改变了你的思维方式之后，避免负性情绪的需要也减少了。因为这种情绪不会再像以前一样频繁出现，而且强度也不会那么高。你的一些行为现在是不必要的，或者是适得其反的，即使不是以前的行为。你们中的一些人一旦意识到行为是事与愿违或者没有必要的，就能改变自己的行为，但是还有一些人很难改变行为，因为它们已经成为你的一部分，而且，它们也有自己的生命。它们就是我们现在需要攻克的地方。[展示幻灯片"行为改变八步骤"。]

改变那样的行为是这个单元的内容，主要分八个步骤：确定潜在的适得其反行为；确定这种行为是适得其反的；决定要改变它；优先确定要先改变哪一种；制订一个特别的计划；实行计划；如果有必要，评估结果并且解决问题。本课时我们看一下前三个步骤，个人作业中的优先选择和该单元中的其他阶段都与帮助你改变你选择改变的行为有关，课时 23 关注问题解决，课时 24 涉及与其他团体成员尝试新的行为方式。

## 识别潜在的适得其反行为

之前我提到过有三种适得其反的行为：屈从、过度补偿和回避。课时 10 关注了认知模式，我们试图确定哪些行为与你的负性情绪相关。现在请你拿出这些完成的认知概念化的行为，看看它们是否仍然存在，同时拿出上次治疗的个人作业中用到的"适得其反行为清单"。

可以在本书有关的网站上下载"适得其反行为清单"，有许多可替代的工具可用，包括在下一节治疗中提到的一些列表、清单、工作表，你可以根据喜好选用。

［你可能希望提供幻灯片来帮助团体成员识别行为清单。根据你所使用的行为清单，对以下部分进行复核。需要荧光笔。］

注意所有得分在六分和五分以上的条目，这个时候荧光笔就派得上用场了。如何将"适得其反行为清单"里适得其反的行为与认知概念化的行为进行对比？它们是一样的吗？运用清单，有没有找到一些新的潜在的适得其反的行为？有没有哪些适得其反的行为是清单中没有列举出来的？［鼓励大家讨论所得到的结果。］

### ■ 对你的适得其反行为进行排序

接下来要做的是选出你的适得其反的行为，就是运用"适得其反行为排序工作表"。举个例子。［展示幻灯片"适得其反行为排序工作表示例"。］

一个人把她的一些适得其反的行为从行为清单中选出来放到了第一栏；然后，她从长远的角度评估了希望达到的效果，主要从三个方面评估了这些行为的长远效果：是否会帮助她感觉更好，是否能帮助她实现目标，是否可以帮助她与他人相处得更愉快。接着她把这些评价进行汇总，根据总的结果来决定哪类行为是要优先改变的。需要注意的是，这里可能不会完全匹配，比如她认为"对情绪失去控制"这一条优先度要高于得分高的那一条，反而把得分高的"选择不信任的同伴"这一条作为低优先度，可能是因为在这段时间里，这件事情在她的生活中并不重要。

现在，该轮到你来做这样的事情了，还有其他问题吗？［协助团体成员填写"适得其反行为排序工作表"。］

现在你已经确定了一些适得其反行为，并且根据重要性确定了改变它们的顺序，下面要做的就是确定你是否已经准备好要改变你的行为，在杨和他的同事之后，我们提出了以下问题：

- 你知道你的这些行为源自童年时的哪些方面吗？
- 当它发生时，你是否能够捕获和计量相关的图式内容？
- 你是否意识到你曾经的行为是适得其反的吗？
- 你想改变这些行为吗？
- 你是否准备好花费大量的时间和精力来改变你的行为？

你是怎么想的？［鼓励讨论，使用"改变适得其反行为承诺"和"改变适得其反行为承诺示例"这两张幻灯片。］

当你决定要改变哪种行为的时候，需要完成以下几个步骤。第一步是找出一种计量该行为的方式，第二步是进行链性分析，找出这种行为通常在什么背景下出现，然后，我们就可以预测这种行为何时会出现。［展示幻灯片"计量行为"。］

## 计量行为

为了能够明确计量一种行为，我们必须清晰地对它进行界定。我们所界定的

- 必须有开始和结束
- 必须是可重复的
- 每次出现的时候必须包括同样数量的行为
- 通常必须是可观察到的

例如，"喝了一罐啤酒""在手腕处划了几道口子"以及"对邀请没有回复"，这些例子要比"喝多了""割伤"和"逃避"更明确并且可衡量。在第一部分的"计量和链性分析工作表"里，对你自己的行为进行这样的分析。［如果你没有展示幻灯片，请展示幻灯片"链性分析示例（1）"或"计量和链性分析工作表示例"。］

示例中的团体成员选择了"生气时的进攻性行为"，并且对此有清晰的界定。你也可以看到，他还搜集了一些数据。现在请从你适得其反的行为中选择一种，并且界定它，这样它就成为可计量的了。［协助团体成员填写"计量和链性分析工作表第一部分"。］

## 链性分析

　　我们的行为通常是在某种情境下出现的。它会在某个地点、某个时间、可能有某个人的环境下出现。同样，计量某种行为出现，最好能知道该行为出现之前会出现什么，在哪种背景下会出现这种行为？针对这些背景，有许多不同的方面值得我们注意：

- 人物
- 地点
- 一天中的具体时间点
- 之前发生的事情

　　让我们来举几个例子，看看是否能发现一些可能会影响行为的背景因素。[展示幻灯片"办公室"和"舞会"。帮助团体成员识别这些情境的主要特点：桌上的工作、当天的时间。]

　　行为同样可以是伴随其他行为和事件的链性反应出现的。一个在自我伤害行为中割伤自己的人，这之前肯定是先拿出了刀子、创可贴和纸巾；一个吸食过海洛因的人，之前可能访问过毒品交易网站，联络过毒贩，并且遵照他们的指示，浏览过所有准备和注射毒品的程序。这些步骤都是一系列链性反应上的各个环节，并且在链条上开始的环节停下来要比在后面的环节停下来容易一些。因此，知道这些环节的顺序非常有用。让我们看一个在足球比赛中给裁判扔啤酒罐的人的例子。到底哪些环节导致这一事件的发生？[协助团体成员形成一个假定的事件链条，这其中可能有喝酒，与朋友在一种情绪激动的气氛中交流，裁判糟糕的判罚。]

　　我们的生活由一系列行为构成，通过这些行为与其他人和环境互动。其中有些行为是正性有收益的，比如购物、花园除草、拜访亲朋。通常有一系列典型事件会导致人们的负性行为，如果我们打算改变这些行为，那么发现它们就非常有意义。看下面这些例子……你注意到这个人的负性行为属于哪种模式？[展示幻灯片"链性分析示例（2）"或"计量和链性分析工作表示例"。]

　　该示例同样说明了如何使用"计量和链性分析工作表"。你可以看到如何运用它来界定需要改变的行为，如何计量这样的行为，进行链性分析，最后寻找模式。

### ■ 替代行为

　　[给出"适得其反行为和替代行为清单"。]我们看到，对于思维来讲，存在着

竞争性的反驳思维，它们与适得其反思维相矛盾、相对抗。其实对于行为而言也是这样，富有成效的行为与适得其反的行为是不相容的。就像反驳思维，对于特定的适得其反行为，存在着很多种可能的竞争性行为。如果适得其反行为是揪扯自己的皮肤，那么你就可以通过让双手做事情来对抗这种行为，包括弹钢琴，双手保持叠放状态，用手铐把手铐起来或者抓住椅子的扶手。该讲义呈现了来自杨和他同事所列出的所有适得其反行为的潜在替代行为（Young，Klosko & Weishaar，2003）。值得注意的是，他们对这些行为的描述相当概括，你最好跟所举的示例中一样，将你的行为描述得更为具体。[展示幻灯片"适得其反行为和替代行为工作表示例"。]

你可以看到示例中的人如何通过概括和具体的术语来界定他的适得其反行为，如何从列表中界定他常用的有效行为，并且总结出他自己替代的有效行为。那就开始做吧。[协助团体成员形成他们自己产生的替代行为。]

## 课时 21 总结

本课时我们开始关注你的适得其反行为。关于适得其反行为，第一件事是当事人必须接受这种行为是适得其反的，然后再决定去改变。你要浏览一下这个过程，一旦决定改变行为，就需要找到更多关于这种行为的因素。使用"计量和链性分析工作表"来帮助你确定需要界定和测算的行为通常出现的背景，然后运用提供的"适得其反行为和替代行为清单"考虑一些替代行为，并且运用"适得其反行为和替代行为工作表"归纳出一些更为具体的可替代行为。

## 课时 21 个人作业

[展示幻灯片"课时 21 个人作业"。]

● 仔细考虑你适得其反的行为，并排序

● 完成"适得其反行为和替代行为工作表"

● 选择一两个最优先的行为，在本周内对其进行计量，并且填写"计量和链性分析工作表"中所需信息

## 课时 21 可能出现的问题

本课时中可能出现的主要问题有两个：一些团体成员可能在理解链性分析上会有困难，一些人会对他们过多的适得其反行为而感到有压力。花时间确保所有团体成员都能有机会很好地理解链性分析和行为测量的原则是很重要的。对压力比较大的团体成员，要优先给予帮助，告知对这些团体成员以下信息或许有帮助：首先，大多数人都有许多适得其反行为，但可能还没有意识到；其次，尽管他们的确有许多适得其反行为，但如果能将其中重要的几种行为稍作改变，仍然能从中获益良多。还有一个小问题，有些人可能在对自己适得其反行为和替代行为进行归纳和细致描述的时候有困难，这通常可以通过一些培训和适当的建议来解决。

课时 22

# 制订行为自我改变计划

## 课时 22 目标

本课时的主要目标是运用认知行为治疗的各种方法，帮助团体成员制订适得其反行为的自我改变计划。

## 课时 22 所需材料

- 课时 22 的幻灯片或者附录 F 中的幻灯片：
  ◇ 预先控制
  ◇ 行为自我改变计划示例　第一部分
  ◇ 行为自我改变计划示例　第二部分
  ◇ 适得其反行为和替代行为
  ◇ 遏制适得其反行为的因素
  ◇ 增加有效行为可及性的因素
  ◇ 激发有效行为的因素
  ◇ 降低适得其反行为可及性的因素
  ◇ 发现替代行为
  ◇ 渐进步骤
  ◇ 课时 22 个人作业
  ◇ 强化控制
- 行为自我改变计划工作表示例副本

- 行为自我改变计划工作表副本
- 过程评估问卷

## 课时 22 框架

（1）回顾课时 21 个人作业。

（2）讲解：行为改变的方式，培养行为流畅性，改变关系链，预先控制，强化控制和渐进的方式。

（3）制订一个行为自我改变的计划。

## 回顾课时 21 个人作业

与团体成员一起检查并讨论他们需要改变的行为的优先序列。回顾他们"适得其反行为和替代行为工作表"，检查特定的可选择的替代行为的可行性。回顾他们的"计量和链性分析工作表"，检查他们的链性分析和要计量的行为基线。检查信息内容和所得结论的质量。

## 讲解：行为改变的方式

即使是决定要改变行为，通常也不是那么容易马上就能改变，否则人们就不会发现放弃吃零食、戒烟或者改变他们好争论的关系模式如此困难。幸运的是，经过多年研究，心理学家发现有些方式可以让行为的改变容易一些。前面我们已经提到过其中的一种方式：从行为链条的早期阶段开始改变，就是从你想改变的行为之前出现的事情开始进行干预，也就是大家所熟知的**预先控制**（antecedent control）。常见的预先控制通常采用的是一种渐进的方式和强化控制。但在你着手考虑预先控制之前，有两件事情要做：明确可选择的替代行为，并且让自己变得擅长这种替代行为。现在让我们思考一些特殊的适得其反行为的替代行为。

- 打孩子
- 喝一杯酒
- 割伤手腕
- 逃避开会

- 在家看肥皂剧
- 你自己的问题是什么

［展示幻灯片"发现替代行为"。协助团体成员主动说出他们自己的问题，并让其他团体成员发现替代行为。］当然，不仅限于一种替代行为，最好有许多选项可供选择。在替代行为方面存在的一个问题是，你可能不太擅长这种行为。因此，在许多情况中，第一步是在真实场景中运用替代行为之前，先在一个安全的环境下学习并且练习这种替代行为。可以在会议之前在家练习一下会议上的发言，或者在入职，需要主持会议工作之前，找像在宴会上做主持人这样的机会练习一下在公共场合发言的技巧。这是对行为流畅性的培养。流畅性包括能够执行某种行为并使其在运用过程中起到作用，同时还能够在规定的时间内完成。顺利地过马路包括两个方面：一方面是信号灯变绿的时候开始过马路；另一方面是在马路对面的信号灯变绿，车辆开始移动之前通过马路。我们的建议是你试着在真实生活环境下运用这些行为之前，要能顺畅地运用它们。这有点像在你去意大利之前要能流利地使用意大利语一样。

## ■ 预先控制

［展示幻灯片"预先控制"。］预先控制指的是针对你想改变的行为的预先知识和预先控制。你可能知道什么是你可选择的行为，在什么时候、什么地方和什么链性反应以后，适得其反的行为就会出现，但是，困难的地方在于不知道什么时候才是运用替代行为的恰当时间。预先控制是在你想要执行某种行为的时候，增加其可能性并减少执行适得其反的行为的可能性。预先控制包括以下几个方面：

- 意识到选择点（choice point）
- 激发有效行为的因素
- 遏制适得其反行为的因素
- 增加有效行为可及性的因素
- 减少适得其反行为可及性的因素
- 在行为链性反应的早期阶段开始

## ■ 意识到选择点

选择点是你选择实施适得其反行为还是替代的有效行为的那个时间点。这个点可能是在你路过一家酒吧，或者是宴会主人询问你是不是还想再来一杯，也可能是你对某人正要下结论或者是等待更多信息的时候。在行为改变过程中，最难的事情之一是能够意识到选择点的出现。这里有几种方式可以让你意识到选择点。一是让它始终处在你大脑中最重要的位置，如果行为以这种方式在你的意识控制之下，那你很快就能很快抓取到它，即使之前你没有意识到。还有一些其他方式包括在适得其反行为通常会发生的环境下，提醒自己可能会有选择点出现。如果有人经常让你发脾气，当你再遇到这个人的时候提醒自己会有选择点出现。还有许多其他方式提醒自己会有选择点。最近，人们选择使用有提醒功能的电子设备，可以为自己的手机、手表或是电脑设定程序在选择点出现的时候进行提醒，甚至可以专门为你想培养的替代行为设定提醒。例如，为了提醒自己少吃点，你可以通过在通常吃午饭和晚餐时间，设置提醒自己玩耍的项目或者提醒自己回家的闹钟，甚至将这些提醒消息设置成手机上的背景音乐！

当然，传统的提醒方式，像是在镜子、冰箱和门口贴便签，在索引卡或者随身携带的名片上记录，甚至是把线绕在手指上都会起作用，这也是人们经常使用的方式。

选择点不只与特定的适得其反行为和替代行为相关，在你选择开始或者继续一系列的行为链条，或者是思考导致适得其反行为的原因时，都会有选择点出现。正如我们所看到的，有时候比较好的是在一系列行为的早期阶段就瞄准一个选择点。

## ■ 激发有效行为的因素

［展示幻灯片"激发有效行为的因素"。］动机激发即增加有效行为的愉悦感受。通过"如果我每天游泳两次，那就可以保持好身材"的命题，或者"我会以正确的方式对待每一个人"的规则来证明该观点。你可以用之前所提到的任何方法来提醒自己，或者可以运用在记忆中预演过多次的知觉转变，也可以用索引卡提示命题或规则背后具体的证据或论点。

尽管命题和规则是重要且很有效的，但如果能够增强执行行为的正性感受，增强行为的有效性，就可以通过联想和意象法达到这个目标。你可以回想一下执行有效行为的愉悦感受：凉水流过皮肤时的舒适感受；吃到刚刚合适时的舒服感受；对配偶对抗性话语所做出的轻松反应之后的温暖感觉。或者你可以回想一下有效行为所带来的良好感受：通过游泳和节食身材得到改善；增加了与配偶在一起的亲密时光，而不是花大量时间争吵。

这些技巧可以通过一些线索得到强化，比如给自己的图片、声音或文字信息，也可以将它们添加到你的选择点的提醒方法中。这些技巧常常在商业广告中使用：商家想让你购买的产品通常和促使消费者产生正面感受的意象结合在一起。你可以悬挂一张偶像的照片……或者你理想的样子，或者是代表你想要实现的目标的物件。

### ■ 遏制适得其反行为的因素

［展示幻灯片"遏制适得其反行为的因素"。］同样的技巧反过来看，可以使适得其反行为失去动力。命题技巧包括简单的反驳和知觉转变。情感技巧包括想象适得其反行为的负性方面或结果。这些技巧在公共健康领域应用广泛，比如禁烟、减少酒驾等这一类的活动。一个让我心酸的片段是一名中年司机酒后驾车，在送他十多岁的女儿去参加晚会的路上被抓了，他让他女儿失望了。

### ■ 增加有效行为可及性的因素

增加有效行为可及性途径有多种。［展示幻灯片"增加有效行为可及性的因素"。］

第一，可以对有效行为进行预演。在安全且无压力的环境下对有效行为进行预演，直到能够熟练运用。之后，再在模拟环境下不断练习，比如在面对老板或其他难对付的人之前，先在朋友或家人的面前练习一下。

或者让身体更易接近有效行为，比如把健康食物放到容易拿到的地方，或者让软饮料比酒更容易拿到手，或者让健身器随时可以使用。

形成常规也是一种比较好的方式。许多人发现单独留出时间来冥想或锻炼效果非常好。因此，如果你习惯每周一、周三和周五的晚上 7:30 到健身房，当时间快到的时候，你就会发现自己马上就要开始有效行为了。

能够响应外在线索也是非常好的。如果你想响应朋友的自发活动，那么最好不要总是拒接未注明的来电以及总将你的电话转接到语音信箱里。你需要把自己置身在一个外在信息可以让你产生有效行为的环境中，比如参加一个俱乐部，这里的人们可能会邀请你参加一些有益活动。

## 减少适得其反行为可及性的因素

［展示幻灯片"减少适得其反行为可及性的因素"。］另一方面是让适得其反行

为难以出现。这包括将不健康的食物从家里清除出去，冰箱里不要放啤酒，或者在电脑上安装一个可以阻止色情网站的安全软件。

### ■ 一种替代行为

在许多情况下，给适得其反行为寻找一种替代行为要比只是试图减少适得其反行为更好。我们会在最后一个阶段讨论可选择的替代行为。幻灯片展示的是一些常见的适得其反行为及其替代行为，其他的内容在"适得其反行为和替代行为清单"中。［展示幻灯片"适得其反行为和替代行为"。］

在选择替代行为的时候，一个重要的考虑是使其尽可能地满足适得其反行为的目的，而不要留下适得其反的特征。一位酒类或威士忌方面的行家也可能会成为不同种类瓶装矿泉水的行家；人们可以尝一下柠檬汁来确定其感觉而不用在皮肤上划个口子来确定。

### ■ 在行为链性反应的早期阶段开始

之前我们讨论过行为是如何作为行为链条上的一部分出现的。预先控制的一个重要部分就是在行为链条的早期阶段做出改变。在行为链条的早期对行为做出改变是相对容易的，因此，如果你打算运用动机激发、动机挫败或者接近途径控制策略，那最好在行为链条的早期阶段来运用。例如，在你脆弱的时候，最好去拜访正直的朋友，而不是吸毒的朋友。

## 渐进步骤

［展示幻灯片"渐进步骤"。］应用心理学一个基本原则是运用渐进的步骤来执行新行为并且逐步摆脱不良行为。有些人宁愿选择"突然停止"或者"打进十八层地狱"的方式来摆脱不良行为，确实也能起作用，但是这种方式有失败的风险，而且当事人也会失去再试一次的动机。这符合思维的认知方式，就是在灰色区域，而不是非黑即白，即使是在有效行为或者减少适得其反行为的过程中迈出一小步，都应被视为进步。

有三种增加有效行为并且减少适得其反行为的渐进步骤：

（1）向目标前进一小步策略；

（2）转变标准；

（3）增加环境困难。

## ■ 向目标前进一小步策略

我们知道，适得其反行为和有效行为是链性出现的。从认知的角度来看，即使是前进一小步都是进步。我们把运动服收拾起来，到提供手工课的社区学院上课，或者把厨房的某个地方收拾干净，哪怕是没有一次完成链条上的所有环节，也是有帮助的。有时候，把一个相对困难或者有挑战性的行为目标分解成小步骤会比较有帮助。

## ■ 转变标准

我们也可以为自己设定可移动目标。如果我们打算与同事交谈，可以通过设定一个只是打招呼的目标开始，然后，有目标地询问他们一个问题或者进行一个评论。我们也可以设定逐渐增加流利程度。第一次先靠近一位同事或者叫他出来，也可能说话的时候会结巴。但随着时间的推移，我们可以为自己设定更高的标准。

另外一种转换标准是我们锁定的选择点。我们可以选择不要踏进通常可以买到毒品的地方而不是选择看到毒品贩子的时候不去购买。在我们能心平气和地说"不"的时候，我们可以把自己放置在链条远端的选择点上。

## ■ 增加环境困难

另外一种逐渐增加有效行为的方式是刚开始的第一次在无压力的环境下练习，然后再逐渐增加环境的难度。例如，在打算说服老板之前先试着说服你的朋友。或者你打算在夜店里与陌生人交谈，那么先在一个像体育俱乐部或者健身房这样有序的环境下开始。

所有这些渐进方式的一个好处就是有时候你会比计划进展得更快，进步更大。

## ■ 强化

［展示幻灯片"强化控制"。］所有预先控制策略都与开始有效行为并且减少适得其反行为的频率相关。强化与保持有效行为继续进行并增加频率，同时减少适得其反行为的频率相关。强化是一个高度技术化的课题，但当我们想到这个问题的那一刻，主要是与奖励自己相关。我们可以给予自己物质奖励、做喜欢的事情的机会和赞美。可以马上奖励自己，也可以计划一个长期的奖励，比如如果半

年内没有自我伤害的话就奖励自己去一趟夏威夷。我们习惯给别人物质奖励，比如巧克力或其他好吃的，我们也可以这么奖励自己，但对我们自己而言，最实际最有效的强化或者奖励是赞美……所以我们也可以赞美自己。重要的是在我们做出进步的时候要奖励自己而不管这个进步有多小。一旦有效行为很好地建立起来，就可以延迟或者降低奖励的频率，但是在试图建立一种新行为的初期，奖励还是要迅速并且不要拖延。为了一个小小的进步或者做了一些别人认为易如反掌的事情而奖励自己似乎是一件微不足道的小事，但对我们而言非常重要，这是因为它让我们记得这是我们自己的成就。因此，在完成一项工作之后，在心里赞美一下自己，就像自己是别人一样。

## 做计划

现在，我们要把所有的综合起来。我们将运用"行为自我改变计划工作表"，请看示例。［展示幻灯片"行为自我改变计划示例　第一部分"，发放"行为自我改变计划工作表"和行为改变计划示例的副本。］

看人们如何指定一种适得其反行为，确定选择点，选定一种替代的有效行为，明确一些弱化和减少适得其反行为并刺激和增加有效行为的因素。看你能同时做到多好，从选择一种你希望减少的适得其反行为开始。如果需要，查看一下课时20关于适得其反行为的列表。

在整个事件的链条上，适得其反行为在哪里停止好呢？通常在链条的早期阶段介入比较好。

现在挑选一种可替代的有效行为。如果可能，这种行为应该与适得其反行为是对抗关系，这样使两种行为不大可能同时出现。比如，示例中的人，她正直的朋友不会和她吸毒的朋友住在一起，也不会和他们混在一起，因此，这两种行为就是对抗的。可替代的有效行为和适得其反的行为一样，也应该能够实现同样的目标，满足同样的需要。比如，示例中的人，拜访正直的朋友满足了她社会交往的需要。正直的朋友要比吸毒的朋友更加温暖，但是围绕在他们身边的欢乐的气氛是不一样的，因此，当事人可能会从能满足他兴奋和冒险愿望的对抗性活动中获益。

现在我们思考如何来减少适得其反行为。之前我们提到过一些技巧。［展示幻灯片"遏制适得其反行为的因素"。］

示例中的当事人选择了一种可视线索来提醒她适得其反行为的负面结果。

下面思考如何来减少适得其反行为出现的机会。这里有一些技巧。[展示幻灯片"减少适得其反行为可及性的因素"。]

示例中的当事人选择相对激烈的方式，把人们的电话号码和地址从手机和通讯录中删除。有时候，以一种相对激烈的方式开始，然后随着时间的推移再慢慢趋缓是比较好的。有时候，如果你想逐渐淡化适得其反行为，那么最好逐渐减少其出现的机会，同时增加替代行为出现的机会。[展示幻灯片"激发有效行为的因素"。]

接下来我们思考如何让有效的行为更容易发生，首先要做的是激发它。示例中的当事人选择一种事物来提醒自己对这种对抗性行为有多喜欢。她也可以选择其他方式，例如，她可以提醒自己将来的理想是做一名老师，那么她的经历背景中就不能有吸毒的记录。[展示幻灯片"增加有效行为可及性的因素"。]

下面我们来思考如何增加有效行为出现的机会，也有很多方式可以实现。其中，有运用像朋友电话提醒这样的外部线索来提醒，或者建立起一种常规。示例中的当事人选择运用这两种方式，与她的朋友进行一种不断发展的活动并演变成为一种常规，朋友的提醒也变成了一种外部提示。[展示幻灯片"行为自我改变计划示例　第二部分"。]

下一部分我们关注如何建构新的活动。我们可以选择采取一系列的步骤，或者宁愿把自己马上置身于困难的任务中，或者是在逐渐困难的情景下尝试一些行为。工作表上的步骤数量不是严格的，步骤多一些或少一些可以自由选择。示例中的当事人计划了一系列步骤：这些步骤是为了建立起她可替代的有效行为。同样，她也可能有计划仍然去见她吸毒的朋友，但是她不参与吸毒。她也可能建立起类似的动机部分，但仍然与那些朋友保持社会接触。她可能这么做，首先是没有接触，然后在不太可能吸毒的地方与他们见面，之后再一起去到他们通常吸毒的地方。当然，她用到的步骤可能比这个要多。步骤的大小和难度取决于自己，在自己认为可以掌控的范围内，但最好比较保守。小步伐、低难度的成功要好过挑战高难度的失败。[协助团体成员为其行为制定相应的步骤。如果可能的话，减少步骤的数量来增加成功概率。]

最后，当你对步骤比较满意之后，需要设定一个计划完成的时间和计划进行的线索。示例中的当事人决定在晚上用她的手机来提醒她。还有许多其他原则：通常宜早不宜迟，因为冲动会在治疗阶段之后逐渐消失；运用像手机铃声这种外部提示也很好；运用手机尤其好，因为这是她打算用手机来迈出她的第一步，也就是打电话给她正直的朋友；不要把手机提醒的时间设定在她期待的活动中间，比如她最喜欢的电视节目播出时。[协助团体成员落实实施时间和线索。]

## 课时 22 总结

在本课时中，我们思考了很多技巧，用它们来帮助人们改变行为，以及为想要改变的行为制订计划。

## 课时 22 个人作业

[展示幻灯片"课时 22 个人作业"。]
这一部分的个人作业就是完成你的计划并实施。

## 课时 22 可能出现的问题

本课时的内容相当复杂，团体成员可能很难完全吸收所有可能增加期待中的行为且减少不良行为的方式。与之前的阶段一样，可以通过关注所有团体成员，让他们能紧跟所展示的内容来减少一部分上述的问题。本课时可能出现的另外一个问题是冷淡，或者不愿意认真运用这些技巧。至于这一点，我们没有什么方法可以应对，只有期待他们能够充分理解这些技巧，并在未来的某个时候可以运用。

课时 23

# 问 题 解 决

## 课时 23 目标

本课时主要目标是帮助团体成员理解与问题解决相关的认知原理，并能够完成本团体治疗方案所指定的问题解决的所有步骤。

## 课时 23 所需材料

- 课时 23 的幻灯片或者是附录 F 中的幻灯片：
  - ◇ 问题解决中的替代理性信念
  - ◇ 课时 23 个人作业
  - ◇ 问题解决困难背后的非理性信念
  - ◇ 问题解决工作表示例
  - ◇ 头脑风暴的规则
  - ◇ 问题解决步骤
  - ◇ 使用"问题解决工作表"
- 过程评估问卷
- "问题解决工作表"副本
- "问题解决示例"副本

## 课时 23 框架

（1）回顾课时 22 个人作业。

（2）讲解：问题解决。

（3）练习：运用"问题解决工作表"来解决问题。

（4）布置下一课时的个人作业。

## 回顾课时 22 个人作业

检查团体成员的行为自我改变计划及其进展情况，对任何尝试都给予赞赏。你可能需要建议制定较低的目标，或者像本课时描述的那样解决问题。

## 讲解：问题解决

你是如何开展自我改变计划的？你们中的一些人获得了成功，一些人取得了部分成功，还有一些人还在起跑线上。取得部分成功的人应该已经学会一些在许多适得其反行为出现的时候可以运用的方法。然而，还有许多人应该继续前进！

当然，行为改变不会总是按照之前制订的自我改变计划丝毫不差地进行下去。今天我们要学习一种非常有用并且重要的方法。它在很多场景下都非常有用，包括当自我改变计划没有你预想的那么成功时。［展示幻灯片"问题解决困难背后的非理性信念"。］

这种方法名叫"问题解决"，常见于认知和行为治疗，也广泛运用于普通咨询和治疗，以及教育中。问题解决进展得较差时，常有三个潜在的不合理的或者不合逻辑的信念：第一，一定要有完美的解决方案；第二，只有完美的解决方案才是足够好的；第三，特定的情景只有一种处理方式。通常这种唯一的方式就是你经常使用的适得其反的方式。

你可以发现所有这些不合理的信念都包含大家所熟知的逻辑错误，例如非此即彼的思维方式，"必须"或者"应该"，没有考虑所有事实。因此，关于问题解决的第一步是打开你的思维，考虑各种可选择的观点：［展示幻灯片"问题解决中的替代理性信念"。］

- 对于解决一个特定的问题有许多潜在的方式，但是在效果上程度不同
- 一个不太完美的解决方式可能也是足够的
- 即使是一个不太完美的解决也好过现在的状况

● 你未必要运用一个似乎完美的解决方案，但是要接受选择带来的后果

想象一下今天天气很热，你正在走路，而且你没有带水，很口渴。这个时候你来到了一处稍微有些坡度的小山泉边……你会怎么把水送到嘴里呢？当然，如果有一个容器，我们就有了一个完美的解决方案，但是没人有。你可以用手或者用帽子把水掬起来，或者把衬衣或手帕打湿，然后把水吸出来。每一种方法都会减轻一些你现在口渴的状况，尽管这些方法不是很完美，甚至可能不太合适。它们的功效也可能不同，用手可能是效果最差的，但可能是最让人满意的。不过，所有的这些方法都好过没水喝。

问题解决有许多不同的版本，我们所用的版本可能有独特的地方。与之前阶段中一样，我们将通过一个工作表示例来展示所有的步骤。[发放"问题解决工作表"。展示幻灯片"使用问题解决工作表"。点击幻灯片的表格部分或用手指出它们。]

让我们来概述一下所有的步骤：首先，根据我们想要的结果和在达到该结果的过程中可能会遇到的问题来确定问题，然后，进行头脑风暴，想出所有可能的解决方法（而不对这些方法进行评价）。当我们有一系列潜在的解决方案时，我们头脑中会产生这些方案的优劣利弊。权衡这些解决方案的优劣利弊及其重要性，做出评价。然后，我们就可以选出一两种潜在的解决方案，做出详细计划，尝试并评价其进展。

现在我们来演示一个例子，然后，我会带你一步一步完成这个过程。

[在以下内容中，可以点击幻灯片介绍，或使用附录F中的"问题解决工作表"，手动呈现示例。]

## ■ 步骤1：确定问题

[展示幻灯片"步骤1：确定问题"。]在第一步中，我们要把问题分成两个部分。注意，一部分是期望的结果、终点；另一部分是问题、阻碍。当然，可能会有几个障碍或问题。在示例中，当事人在实现最后的目标之前，甚至必须先要找几个潜在的朋友。在她达到理想目标之前，可能需要进行好几轮问题解决过程。

## ■ 步骤2：对解决方案进行头脑风暴

[展示幻灯片"头脑风暴的规则"。]第二步是最难的一部分，通常认为一种情

境只有一种应对方式的人，会发现很难想出其他方法。主要有两种方法可以帮助人们找出其他解决方案。第一个方法是运用头脑风暴，规则如下：

- 在收集所有的想法前禁止评价或者批判
- 存在就是合理：没有一条建议是愚见
- 反复思考相似的想法

你可以在幻灯片上找到这些内容，你也可以看到当事人想出的许多可能的解决方案。

> 头脑风暴是作为团体领导者要做的最棘手的事情之一。你需要通过提出几个具体的建议让头脑风暴进行下去，然后，问一些一般性的问题来激发团体成员提出自己的建议。例如，在你日常生活中会在哪里与别人见面？在一个特殊的日子，你会做什么？你坐公交车上班，车上有其他人么？重要的是要树立起"任何想法都可以提出来"的榜样。确保要留出空间来让人思考，帮助他们把这些观点清晰地表达出来而不要帮助他们思考。

［展示幻灯片"更多的问题解决方法"。］第二种方法是让其他人卷入进来。通常旁观者有些观点是当事人看不到的，因为他们沉浸在自己看到的问题之中，其解决方式也通常只有一个。示例中，大家一共提出 12 种观点，其中的许多观点都相当合理。观点的数量没有多到让人惊讶，工作表上只留出了 5 个位置，但是不仅限于此。5 个真的是最少的了。通常越多越好，但是你也不希望有 200 个没用的想法。示例中的观点你认为怎样？你还能想出别的吗？

### ■ 步骤 3：列举每种方法的利弊

［展示幻灯片"步骤 3：每种解决方案的利弊"。］下一步是列举利弊。请看示例。她已经给每种方法都列举出一两种利弊。当然，有可能还有，你也想把它们都列出来。工作表只是一个提纲。

### ■ 步骤 4：权衡利弊

［展示幻灯片"权衡利弊"。］权衡在团体认知治疗的问题解决中是一个非常重要的方法。示例中运用了一个五级量表来评价（其中五级是最高级）利与弊的重要性。事物的利弊有时候对一个人来讲非常重要，但在一些时候却又微不足道。例

如，示例中的当事人对自己的愿望的权重非常高，但她却将努力成为一名志愿者评价为不是很重要。想法的代价是非常重要的。但有趣的是，权衡体育运动所付出的代价和夜校所付出的代价，前者的利竟然大于后者。我也想知道这是为什么？

### ■ 步骤 5：评估可能的解决方法

［展示幻灯片"评估解决方法"。］下一步是评估可能的解决方法，研究每一个可能的解决方案，发现利弊并进行权衡，然后用五级评价标准对这些方案进行评估。示例中当事人给两个方案评 5 级，三个方案评 4 级，四个方案评 3 级，两个方案评 2 级，一个方案评 1 级。

### ■ 步骤 6：选择最佳的解决方案

［展示幻灯片"选择最佳的解决方案"。］很显然，对于她没有可以分享的知心朋友这个问题，换一个有大办公室的自己喜欢的工作不是一个理想的解决方案，但是做志愿者和去夜校可以解决这个问题，因此她决定选这两个，因为有可能同时完成。你怎么看待她的选择呢？

### ■ 步骤 7：制订计划

［展示幻灯片"制订计划"。］第七步是为你选择的解决方案制订一个实施计划。示例中，下面的步骤与选择的解决方案衔接非常流畅：她需要找到可以做志愿者的地方并且找到可以上夜校的学校。有时候，给计划找到资源相当容易，但有时候，找到资源本身就是一个问题。从上一课时讨论过的材料中，你可以看到计划的一些其他方面，可以把它们看作预先控制。预先把这些事情指出来，使其像是即将发生的。

最后还有一部分会指出，什么是成功的标志。人们通常有低估自己成就的倾向。因此，当走到那一步的时候，他们会说"哦，这没什么"或者直接跳过目标说"这不够好，我想要的是 ××"。预先指出成功结果的标志会让人们诚实，因为这让他们可以把自己的成就与他们在过程开始前设定的目标进行比较，而不是与一些他们想象的新标准进行比较。

### ■ 回顾

［展示幻灯片"步骤 8：执行计划""步骤 9：评估"。］在团体内，第八步和第

九步通常很难执行，但它确实给了你一些可以关注的事物，以及一些在后续阶段中可以考虑的事物，如示例所示。你可以发现，对示例中的当事人来讲，她是非常成功的。这里是整个示例的工作表，你可以研究一下。有什么问题吗？

## 练习：做你自己的问题解决方案

好了，现在轮到你了。我会通过提示步骤和提问来帮助你。现在取出自己的"问题解决工作表"。你能想出什么是自己想改变但是改变起来又有困难的事情吗？你期待的结果是什么？有什么问题？有谁愿意告诉大家你的选择吗？[展示幻灯片"问题解决的步骤"。鼓励团体成员讨论他们的成果和问题。]

现在开始头脑风暴，记住规则。[展示幻灯片"头脑风暴规则"。帮助每个团体成员想出可能的解决方案（请参阅第 189 页上的"框"，你可能需要提出建议，尝试让它们变得好用、实用）。]

有人卡住了吗？让我们来看看能不能帮到你。[概述个人的问题和期望的团体结果。鼓励其他团体成员产生潜在的解决方案。]

现在考虑一下每一个策略的优缺点。[通过团体传阅，帮助它们呈现正反两方面的优缺点。你的帮助需要有节制，而不是侵入式的。从一般问题出发，然后转向更为具体的问题。接受团体成员作为最后的决策者……不要强加你的观点，甚至直接陈述他们的观点。]

现在权衡一下每一条的优缺点。记住，这是根据每一个解决方案来看整体的优缺点，如果你愿意，可以权衡每一个方案的优点或者缺点，而不是整体的优缺点。

现在，你准备好评价潜在的解决方案了吗？仔细研究每一个方案，然后研究利弊以及你权衡之后的结果。从其可能的效果和你的接受程度两个方面，对每一个方案进行评价，分为五级，第五级是最有效的，零级是根本没用。评价以后，哪个是最好的解决方案？记住，这仍然不是你做的承诺。人类有能力去做他们不太感兴趣的事情，明知道不太感兴趣，仅仅是因为他们需要这么做。许多人觉得他们不能执行他们的方案，但我们这个过程允许他们去考虑其他可以执行的方案。[持续协助团体成员评估其解决方案，并选择"最佳"的一个。]

在我走动的过程中已经看到了一些相当不错的主意，谁愿意与大家分享一下自己的问题和解决方案。[鼓励讨论并给出温和的反馈。]

最后，让我们看一下预先控制相关内容：是什么、如何、什么时候、在哪、和谁。［持续协助团体成员制订计划。鼓励他们与本团体分享计划。］

## 课时 23 总结

本课时我们考虑一个问题解决的过程，其中包括改变你问题解决的思维；在工作表的指导下，完成一系列步骤；确定了一个可能不太完美的解决方案，但是比什么都不做好多了。

## 课时 23 个人作业

（1）完成你的"问题解决工作表"。

（2）如果相关，采取一些措施来实施方案。你也可以针对其他问题再填几张工作表。

（3）研究你的"适得其反行为和替代行为工作表"，选择一些你愿意在团体内预演的替代行为。

## 课时 23 可能出现的问题

问题解决是一个相当直截了当的过程，许多人在处理大多数步骤的时候都非常好。主要是针对可选择方案进行头脑风暴的时候，很多人会发现相当困难。帮助团体成员进行头脑风暴的方法在正文中已经提到。

# 认知行为预演

## 课时 24 目标

这一课时的目标是为每一团体成员完成一个"认知行为预演工作表",并且在一个安全的环境下预演一次全新的人际行为。

## 课时 24 所需材料

- 课时 24 的幻灯片或者附录 F 中的幻灯片:
  ◇ 认知行为预演工作表示例
  ◇ 课时 24 个人作业
- 认知行为预演工作表
- 过程评估问卷

## 课时 24 框架

（1）回顾课时 23 个人作业。

（2）讲解:认知行为预演。

（3）练习:完成"认知行为预演工作表";实施认知行为预演。

（4）策划一场晚会。

（5）布置个人作业。

## 回顾课时 23 个人作业

回顾团体成员的"问题解决工作表"和行为自我改变计划。如果可能，在团体内分享一下自己的成就以及遇到的困难。

## 讲解：认知行为预演

你所做的自我改变计划中，有一部分包括在压力较小的情况下，练习你的新行为，例如在想要说服上司之前，试着先说服同事。在团体内进行治疗的一个优势就是有一起练习的伙伴，也就是说有人能够同情并理解你的处境，因此在我们治疗方案最后一个单元的最后两个课时，我们可以利用这些资源。我们也可以运用"认知行为预演工作表"。[展示幻灯片"认知行为预演工作表"。]

现在我们举例。[接下来的内容，展示幻灯片"认识行为预演工作表示例"并且用手指出所讲部分。展示"选择要改变的行为"与"确定背景"的部分。]

### ■ 选择一个想要预演的行为

首先要做的就是想到一个要改变的行为，这个可能从你的行为自我改变计划中找到。示例中的当事人决定对她确实不想满足的要求说不，这可能源于她认为不再有用的自我牺牲图式内容。

### ■ 确定背景

接下来我们需要知道她想要预演的行为的背景。她的老板非常苛刻，经常要她返回工作岗位，而不是再雇用一个员工。她常常编一个理由来逃避，比如"我答应去看我奶奶"，但是这样感觉很不好，因为她知道她不应该做这些工作。她也不大会被解雇，因为她是个好员工，而且这个岗位也需要她。她想拒绝而不用编造理由。这是一个好目标，但是如果有人打算练习一种新行为，最好是更具体一些。工作表可以帮助你达到这一目的。她关注了这种行为的两个具体方面，这是正确的。记住一种行为的 1 ~ 3 个方面是可以做到的，但在这种情况下，很少有人可以在脑子里记住超过三种以上的事情。[展示"特定行为目标"部分。]

在下一部分我们可以看到，行为表现的水平可以分为三个等级。这与我们在本方案中运用的方式是一致的，也就是用非黑即白、全或无以及绝对化这些适得其反的方式来解释我们的经验。用一种渐变的、相对的方式来思考是比较好的。

如果人们能够看到自己的进步，那么他们更容易受到鼓励并继续下去。确立一步步可以达到的目标可以帮助实现这一点。

　　一旦知道自己想要实现什么并且需要关注什么，预演的时间就到了！如果可能，建议把预演的过程也记录下来。这可以帮助预演的人以一个旁观者的身份来看，这可能与他自己的亲身经历是完全不同的感受。很多人都有数码相机和手机，用来记录有声的短视频是足够了，这可以帮助你回顾一下自己的表现。让我们看一下示例中的当事人是如何做的。［展示"预演评估"部分。］

　　接下来我们复习一下结果。如果有录像可以回放录像。工作表帮助你区分什么是好的，哪里还有待提高，并且所有团体成员都有机会发言。当然，也可以有其他人的观察。你可以发现示例中，预演的人只给了自己一点赞许，但是其他人会给予更为积极的评论。这个示例中的其他人可能更加客观。在这次预演中，你认为预演人的表现在哪个级别？［鼓励讨论。］

　　现在，我把整个示例再让你们看一遍，还有什么问题吗？［展示幻灯片"认识行为预演工作表示例"。］

　　现在，请你自己选一个替代行为操作一下……背景是什么？大体目标是什么？你想关注行为的哪个方面？有谁愿意分享一下自己的目标以及打算关注的地方吗？［鼓励讨论。］

　　现在，你最初的目标是什么，能胜任并且精通的水平是什么？对于新行为，你想运用什么正性认知？［在团体中传阅并检查他们的工作。协助他们在开始时提出目标、充分和合理的能力水平，并规定他们要用新行为的正性认知。］

　　现在我们准备好预演了，分成两个或三个人一组开始。每个人都要就同一个行为预演几次，时间快到的时候我会把你们召集起来。［在团体中走动。协助团体成员明确他们在预演中的重点，然后去做到这一点。必要时，建立适当的反馈。］

　　好了，都回到大组吧！进行得怎样？［鼓励讨论。］

　　通常在项目结束的时候举办一个仪式比较好。团体成员与其他人组成了一个团体，他们在一起共同相处了很长一段时间，可能给自己的生活也带来了巨大的改变。在治疗结束的时候，他们的生活可能会存在巨大的差异，有些人希望能举办一场毕业典礼并且颁发证书，但是我觉得办一场晚会比较好。你可能更愿意让团体共同决定，这也是下文的重要观点。这也是团体成员证明自己社交能力的一次机会，因此，我愿意让他们尽可能自己做计划。

■ **晚会结束** ［按实际情况修改］

你可能意识到下一课时就是整个项目的最后一个课时，你们从朝夕相处、相互陪伴已经过了三个月（按实际情况修改），你们的生活可能也有了巨大的改变。在本团体认知治疗结束以后，你们的生活可能会和以前存在巨大的差异。现在我们已经完成了方案的内容部分，剩下的部分是做计划，以继续并保持在治疗之后给你带来的思维和行动上的改变，这个我们会在下一课时开始学习。我们还有时间来准备，以一种合适的方式来完成整个课程。有这么几个方式：小型的毕业典礼并颁发证书；按平常的时间在我们的诊所举行一个派对，或者晚上或周末在团体成员的家里或者其他聚会的地方举办一次晚会。［协助团体成员决定他们所喜欢的功能类型，并且希望能组织起来。］

## 课时 24 总结

本课时我们学会了如何运用工作表开展行为预演，无论是进行行为实验还是培养达到我们目标的新行为，这都是一项很重要的技能。我们在这一课时中对相关技巧进行了练习。

## 课时 24 个人作业

- 在真实生活中实施预演过的行为
- 持续进行"行为自我改变计划"

## 课时 24 可能出现的问题

本课时的主要问题是克服在别人面前预演的羞耻。可能有必要对包含在其中的负面想法做一些分析，也让第一次预演的时候压力相对较小。治疗师亲自示范可能会有用。一旦团体成员有过几次预演的经历，他们就会表现得自然，并且发现这种方式非常有用。团体治疗师可以运用的一个有效策略是：从讨论团体成员的工作表开始，而后转移到示范某个行为，然后在角色扮演时，邀请团体成员出演角色的另一方。不管团体成员在角色扮演中出演什么角色，只要能参与，就不会那么焦虑了。

# 保 持 收 获

## 课时 25 目标

课时 25 主要目标是帮助每一位团体成员制订一个保持计划,这样,在方案进行期间所获得的收获能够得以保持,甚至可以在有组织的团体结束以后得以扩展。

## 课时 25 所需材料

- 课时 25 的幻灯片或者附录 F 中的幻灯片:
  ◇ 行为保持技巧
  ◇ 认知保持技巧
  ◇ 经验保持技巧
  ◇ 保持计划示例
  ◇ 治疗过程回顾
- 讲义副本
- "保持计划的工作表"副本
- 评估表
- 晚会材料
- 过程评估问卷
- 结束评估问卷

## 课时 25 框架

（1）回顾课时 24 个人作业。
（2）讲解：继续改变，认知技巧、经验技巧和行为技巧。
（3）练习：制订一个保持计划。
（4）治疗过程回顾。
（5）后续工作和治疗后评价安排。
（6）治疗结束。

## 回顾课时 24 个人作业

回顾团体成员行为自我改变计划和他们在实际生活中的预演。

## 讲解：继续改变

在我们开始今天的主题之前……你们在真实生活中预演自己的行为进行得怎么样？你试着在"安全"的人面前预演过其他行为么？［鼓励讨论。］

## 认知技巧

好，现在我们继续。之前，我提到过，有些人似乎很容易就能改变自己的观念，而有些人需要跟自己的旧观念做很艰难的斗争（如要学习一项新技能）。改变观念有时候可能是从一个极端到另一个极端，有时候观念转变非常快，有时候则需要花很长时间、费很大精力（如积淀已久的坏习惯）。同样，你也有一些观念改变起来很容易，而还有一些就需要花费时间和精力。

在本课时最后，我建议你们制订一个持续改变的计划，而本课时我会给出一些保持收获的方法，你可以从中选择自己认为最好的。回顾你在整个项目中所做的工作，确定已经完成了所有的阶段，这一点同样重要。在每个阶段中，我只是有时间介绍每个方法并确保让你能理解。通常，在团体之外，你还需要做大量工作，以达到所有可能的效果。［展示幻灯片"认知保持技巧"。］

## ■ 预演反驳观念

最重要的技巧是对反驳观念进行预演。你可以把你的反驳观念记录在索引卡上，或者日记的列表上，抑或电脑开机屏幕的壁纸上。可以匀出几分钟的时间来读一读并且预演一下。

## ■ 预演知觉转变

知觉转变是一个非常有力的技巧，你可以预演并开发出新的具体示例。

## ■ 选一个座右铭

知觉转变的一种形式是确立一个可以概括你新的思维方式的座右铭，例如，充满矛盾的辩证思维方式要比非黑即白的思维方式好。至于知觉转变，你可以创造出一个特殊的例子，实实在在地或者假设性地支持你的座右铭。你可以运用我们在预先控制中讨论过的技巧来提醒自己的座右铭，比如电脑或者手机屏保，甚至是书法。你可以创作或者寻找能够包含你全新哲学理念的图片、拼贴画、物件或者诗歌。

## ■ 抓住自己以前的错误或者负性信念，并反驳它们

如果你发现自己有负性观点或者犯了逻辑错误，你可能发现同样的列表或者一套卡片非常有用。再次把它们拿出来，在大脑中回顾一下。之后，脱离卡片也可能会完成。

## ■ 运用意象

意象是一个非常有用的工具，能帮助你练习反驳观念而不需要等待一个合适的激发事件。你需要做的是想出一些典型的激发事件，运用意象在头脑中回顾典型的激发事件，然后，通过运用替代逻辑思维或者具体的对抗思维来练习反驳负性观点。

## ■ 模拟真实场景

练习运用反驳观念的另外一个方式是采用模拟。要运用模拟就必须建立起与真实场景尽可能接近的环境，可以运用虚构的人物，或者磁带、录像这样的帮助，或者让你的朋友来引起通常与负面思维有关的激发事件。你也可以采用我们上一

课时所做的行为预演。

> 这种方式非常像梅肯鲍姆（Meichenbaum, 1974）设计的"压力接种"（stress inoculation）。请参看梅肯鲍姆的其他著作了解更多详情，运用其他几种这样的策略时可以参看他的其他观点。

### ■ 利用真实场景

运用反驳观念最难的时候是在意料之外的情景下。有两种真实的场景你可以用来练习意料之外的情景：能够预计即将出现的和安排好的。如果你知道将会与别人开会，而这些人常常会激发你的负性思维，那么在进入会议室之前，一定要预演一下你反驳观念，这样，在关键的时候，这些方式就会信手拈来。你也可以自己选择安排一个会议，这样就可以有准备地使用反驳观念，而不是在未准备好时突然被通知开会。

## 经验技巧

我们已经讨论了许多经验保持技巧。

［展现幻灯片"经验保持技巧"。］

### ■ 情绪转变

你可以重温一些印象中的积极记忆，并沉浸在带有情感的内容之中。

### ■ 图式内容转变

重温与主要的图式内容相关的积极记忆，并沉浸在带有情感的内容之中。

### ■ 图式再平衡

重温积极和消极的记忆，试图对它们进行协调或整合。

### ■ 安全基地意象

重温记忆中一个安全的地方。

## ■ 强自我养育意象

想象自己强大、有教养、有能力或者拥有其他积极的品质。

## ■ 自我养育

建构一个意象，在意象中想象，你作为一个强大、有能力、有教养的成年人，给小时候的那个自己提供支持，而小时候的自己所处的是一个消极与糟糕的情境。

## ■ 信件书写

你已经很强大并且很自信了，那么现在向给你童年带来消极影响的人写封信。

# 行为技巧

［展示幻灯片"行为保持技巧"。］

## ■ 行为自我改变

给其他适得其反的行为构建行为自我改变计划。

## ■ 问题解决

用问题解决的方法解决其他问题。

## ■ 行为预演

针对其他你想改变的行为运用行为预演过程。

# 练习：构建一个保持计划

［提供"保持计划工作表"。］你可以把保持收获的计划记录在"保持计划工作表"上。下边是例子。［展示幻灯片"保持计划示例"。］

空白处可以记录技巧的种类，运用这种技巧打算达到的目的，运用技巧的时间和地点，以及你认为运用技巧应该出现的结果。示例中的当事人选定了不同类别中的几种技巧。其中一些用来应付日常运转。他的有些问题可能是极端思维导致的。因此，他用两种技巧帮助他在日常生活中用"灰色地带"的方式思考。他需要应对的日常问题是他总认为自己是一个失败者，因此，他运用知觉转变手段作为阻止这种想法的策略。他还运用两种方式来处理源自童年时期的问题：自我养育和信件书写。最后他还有两种方式来应对适得其反行为。你会发现他留出了三个时间空当来做这些事：每天早上有一个较短的时间，周日散步和周日晚间用来对付那些需要长期才能改变的事情。你对这份保持计划有什么看法？［鼓励讨论。］

当然，对于同一领域，他也可以运用其他技巧，其他人可能有非常不用的目标，并且搭配完全不同的保持技巧。这完全因人而异。现在该你为自己选择一些保持策略了。［协助团体成员维护计划工作。试图让他们具有特定的可能性。］

## ■ 其他资源

训练思维和行为还有许多其他方式也很有效。我只是列出了一些比较好的和最适合团体练习的。它们只是最有效方式中的一部分，手册中间还列出了其他参考书，你也可以从中寻找灵感。［提供附录 I "团体成员可用的资源"。］

## 课时 25 总结

本课时我们考虑了保持计划可以选择的内容，并完成了一个保持计划。

## 治疗历程回顾

［展示幻灯片"治疗方案评估"。］现在我们已经完成了整个治疗过程，你们对于本治疗方案的看法非常重要。方案将会不断修正，因此，你们的观点可以帮助到后边开始的团体。现在我们想讨论一下如下五个问题：

（1）团体方案好的地方是哪里？

（2）团体方案你有哪些不喜欢的地方？

（3）你认为有用的和没用的东西是什么？

（4）你认为哪里比较困难？

（5）方案哪些地方你认为需要改变？你有什么意见和建议？

［在一块白板或纸上写下意见，或者录音，并保留以供参考。尝试让每个团体成员做一些评论。当然，也可以让团体成员写匿名信来反馈。］

## 后续及治疗后的评估安排

现在只剩下一件事情需要讨论，就是后续的工作。我们发现在结束一段时间以后再把大家召集起来检验一下保持策略进展的情况，解决一下出现的问题，或者仅仅是大家见一下面，都非常有用。这里有后续阶段大概开始的时间，但我会在时间快到的时候跟你们商量具体的日期和时间。[为接下来的内容提出大概日期。你可能对以下评估有不同的意见，我认为 1 个月、3 个月、6 个月和 12 个月的时间都是可以的。在这些时间内，你可以进行重复评估，检查保持计划是否已被推进以及问题解决可能发生的任何困难。]

## 课时 25 个人作业

保持计划中所指定的所有内容。

## 结束

[任何已决定的结束方式！]

## 课时 25 可能出现的问题

本课时出现的问题要么是小问题，要么与本认知治疗没有直接的关系。保持计划的问题包括计划过于宏大，或者计划中没有建立包含任何刺激的控制或强化。团体治疗师可以针对这些问题提出修改建议。

评估部分的主要问题是，人们可能不会对负面信息进行反馈。处理这种情况最好的方法是由团体治疗师在团体内提供一种有关自我评价的态度。如果团体治疗师怀疑负面评价被弱化，那么建议采用书面的匿名反馈表，或者再引入第三人来促进评价。这些方式在某种程度上都会起到作用。

有一些团体成员可能希望继续以一种非正式的或半正式的形式参与常规会议或聚会。我还没有这样做过，但我认为在某些情况下这可能是有益的，尤其当有专业人士参与会议的时候。

# 附录

附录 A　电话筛选提纲

附录 B　入选提纲

附录 C　准团体成员须知

附录 D　转介机构须知

附录 E　个人作业协议

附录 F　幻灯片模板

附录 G　工作表

附录 H　讲义

附录 I　团体成员可用的资源

# 电话筛选提纲

## 电话筛选提纲

| 姓名 | | | | |
|---|---|---|---|---|
| 年龄 | 出生日期 | | 性别 | |
| 地址 | | | | |
| 电话 1 | | 电话 2 | | |
| 情绪问题 | | | | |
| 持续时间? | | | | |
| 占多少时间比例? | | | | |

| 治疗措施 | 开始时间 | 结束时间 | 治疗师 |
|---|---|---|---|
| | | | |
| | | | |
| | | | |
| 以前是否有过此类问题? | | 如果以前有过此类问题,是什么时候? | |
| 是否接受过治疗? | | | |
| 是否有过头部损伤? | | 是否使用过酒精或药物? | |
| 母语 | | 阅读 | |

# 入 选 提 纲

## 入选提纲

| 姓名: | 身份证号: | 日期: | |
|---|---|---|---|
| **入组标准:** | | | |
| 单向抑郁障碍 | | | |
| 心境恶劣障碍 | | | |
| 适应障碍 | | | |
| 广场恐怖症 | | | |
| 惊恐障碍 | | | |
| 社交恐怖症 | | | |
| 广泛性焦虑障碍 | | | |
| 其他适宜参与的障碍 | | | |
| 正在接受心理或精神治疗 | | | |
| 获得其他健康治疗专业人员的许可 | | | |
| **排除标准:** | | | |
| 有精神病性问题的证据 | | | |
| 强自杀意念 | | | |
| 与轴Ⅰ障碍（抑郁或焦虑除外）共病的证据 | | | |
| 有轴Ⅱ（人格）障碍的证据 | | | |
| 在过去三个月内开始接受抑郁症药物治疗 | | | |
| 在过去三个月内更换了抑郁症药物 | | | |
| 母语不是英语 | | | |
| 有阅读困难的证据 | | | |
| 脑损伤或头部受伤严重的证据 | | | |

# 准团体成员须知

## 团体认知治疗方案

认知疗法是一种广受认可的，针对抑郁、焦虑障碍和过度愤怒等情绪问题的心理治疗方法。同时，它也被用于多种行为障碍的干预，如酒精或物质滥用或进食障碍。

认知疗法基于这样的理念：情绪问题是可以通过识别和改变错误的、非逻辑的和负性的信念来治疗的，正是这些信念引起和维持了我们的负性情绪。

本方案是一个团体认知治疗方案，但是它并不像大多数人认为的团体治疗形式：你不是和陌生人坐成一圈讨论你的个人生活。它更像是回到了学校，在设定的教室环境里面学习一些帮助你识别和改变负性信念的技能。

团体活动每周进行一次。每周的活动包括讲解和练习环节。在讲解环节中，团体领导者解释并演示一种技能；在练习环节中，你会在团体治疗师的帮助下把这个技能应用到你自己的情境中。

个人作业是方案中的重要组成部分。一旦你在团体治疗师的帮助下学会了技能，这意味着你将回家用你自己的时间对你信念的其他方面进行工作。如果你觉得个人作业对你来说很困难，团体治疗师会在下次治疗时帮助你。对大多数人来说，每周的个人作业可能需要花费 5 ～ 6 小时来完成。

---

*Cognitive Therapy in Groups: Guidelines and Resources for Practice, Second Edition.*

By Michael Free. Copyright © 2007 John Wiley & Sons, Ltd.

# 转介机构须知

## 认知治疗的介绍

在 20 世纪 70 年代后期认知疗法提出之前，行为治疗仅持有有限的从操作性条件反射和经典条件反射中继承的操作方法。这对于一些情绪和行为问题是很有效的，如简单的恐惧症、独断（assertiveness）和技能缺陷。行为矫正有助于减少智力缺陷人群的负性行为频率，帮助教师和父母进行有效的行为管理。虽然在某些方面有效，但这些方法在治疗焦虑状态和抑郁时却存在困难。

那时，行为主义心理学家认为抑郁是一种技能缺陷，或者用放松来治疗强化缺陷导致的焦虑状态，或者用基于暴露的干预来治疗各种恐怖症。

这些方法中没有任何一种能够让人们完全满意。行为主义的这些理论也似乎不足以解释抑郁。放松就其本身而言是一种相当无力的治疗，而构建治疗广泛性焦虑所需的多个层次既困难又很耗时。新一代的心理学家，包括我在内，开始质疑这种在理解人类动机和功能时不考虑任何认知现象的做法是否明智。我们认为，流经意识的语言和意象一定会对我们的情绪功能产生影响。

在 20 世纪 60 年代，一些临床医生开始意识到这些问题，并提出了基于歪曲信念的情绪困扰理论，以及一系列相应的治疗建议。

就其理论和治疗而言，两位最具影响力的心理学家是**阿尔伯特·艾利斯**和**亚伦·贝克**。艾利斯提出了三种主要的"观点"。观点一：人们认识到自己的问题有其特定的原因。观点二：人们认识到正是某一童年获得的非理性信念，发生在诱发性事件和情绪结果之间，造成了他的情绪困扰。观点三：人们认识到自己必须努力改变那些负性的思维模式。

多年来，艾利斯的关于非理性信念组成的观点在不断改变。在早期阶段他集中于"绝对化"思维，即有关极端的思维如"完美主义"或者"永远不"（如"我永远不会有什么好的"），或者把现象看作二元对立的而不是相对的。

贝克认为思维的错误有三种方式：思维结构、思维内容和思维过程。两种思维构成了贝克理论的**结构**方面：自动化思维图式和核心信念。**自动化思维**转瞬即逝，性质为迅速且暗藏的，它们是意识流的一部分。它们出现在意识表面但不受我们的直接控制。**图式**是由对发展经验的解释而产生的更永久的结构。图示是我们用来对日常生活中各种事件做出反应的模板。自动化思维和图式的**内容**在三个方面都是非适应性的，被称为"认知三角"。**认知三角**就是对**自我**、**世界**和**未来**的负性思考。

思维的**过程**可以通过多种方法扭曲。两个典型的例子就是**两极化思维**和**个人化**。**两极化思维**，即只要有一件事情或一个人不完美，就是不好的。**个人化**涉及对一个可能仅仅部分促成结果的事件承担全部责任。

贝克的理论最初应用于抑郁、焦虑和愤怒，但后来被应用于人格障碍。此时我们只考虑抑郁会如何发展。如下图所示，一个人可能会有一套童年时期的负性经验，这些经验使他形成了负性的图式——"我没有价值"，或者有条件的负性图式——"如果我失败了，我就毫无价值"。他们也会发展出错误的逻辑模式。负性图式和错误的逻辑模式构成了抑郁的易感性。之后，此人可能会遇到与该易感性一致的负性事件，如成就事件，他就会用错误的逻辑来解释："我没有得到一个完美的结果，因此结果是坏的……"这种错误的逻辑激活了负性图式："因此我毫无价值"。通过这种频繁的负性自动化思维，此人的抑郁就得以产生和维持。

认知治疗旨在通过减少负性自动化思维的频率，再减少与负性图式相联系的易感性来解除这一过程，从而使抑郁症状得以减轻。这个过程主要有四步：识别一个人的负性自动化思维、图式和错误思维过程；全面了解此人的认知结构；挑战并最终改变认知结构的关键方面；制定维持新思维方式的策略。该过程对抑郁、焦虑障碍（如 Beck，Rush，Shaw & Emery，1979）和轻度人格障碍有很好的效果（Beck，Freeman & Associates，1990）。

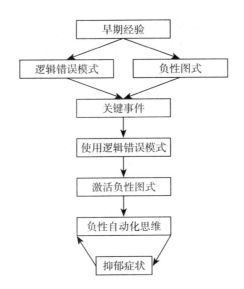

资料来源：After Fennell, M.J. (1989). *Depression*. In K. Hawton, P.M. Salkovskis, J. Kirk & D.M. Clark (Eds) *Cognitive Behaviour Therapy for Psychiatric Problems*: *A Practical Guide* (pp. 169–234) Oxford: Oxford University Press.

该疗法效果也已被大量研究证实，包括与生物治疗相对比。尽管不同的评论者得出不同的结论（如 Free & Oei，1989），但该疗法在疗效上与抗抑郁药物似乎并无差异，且从长程看来可能有轻微的优势。

我们不应得出这样的结论：治疗的有效性明确地支持抑郁的认知理论，甚至将负性思维看作抑郁症病因和维持的唯一或主要因素。贝克非常清楚，抑郁是认知、行为和生物过程的相互作用。认知治疗只是干预情绪障碍复杂过程的一种方式。我自己在元分析综述中得出结论：可取的治疗方式是认知疗法和抗抑郁药物的组合。

## 参考文献及建议阅读

Beck, A.T. (1987). Cognitive models of depression. *Journal of Cognitive Psychotherapy, An International Quarterly,* 1, 5–37.

Beck, A.T., Rush, A.J., Shaw, B.F. & Emery, G. (1979). *Cognitive therapy of depression.* New York: The Guildford Press.

Beck, A.T. (1976). *Cognitive therapy and the emotional disorders.* New York: International Universities Press.

Beck, A.T., Freeman, A. & Associates. (1990) *Cognitive Therapy of the Personality Disorders.* New York: The Guildford Press.

Burns, D.D. (1980). *Feeling Good: The new mood therapy.* New York: Signet.

Ellis, A. & Harper, R.A. (1975). *A new guide to rational living.* Englewood Cliffs, NJ: Wilshire.

Free, M.L. & Oei, T.P. (1989). Biological and psychological processes in the treatment and maintenance of depression. *Clinical Psychology Review, 9,* 653–688.

迈克尔 L. 弗里（Michael L. Free）博士

# 个人作业协议

## 个人作业协议

我 _____ （姓名）

------------------------------------------------------------

　　我与自己订立合约，用以下时间来完成我的认知治疗个人作业：

周一 ------------------------------------------------------------

周二 ------------------------------------------------------------

周三 ------------------------------------------------------------

周四 ------------------------------------------------------------

周五 ------------------------------------------------------------

周六 ------------------------------------------------------------

周日 ------------------------------------------------------------

　　每个星期，我将 80% 以上的目标时间用于我的个人作业，如果我完成了 80% 以上的作业，我就奖励自己：

------------------------------------------------------------

签名 ----------------------　日期 ----------------------

*Cognitive Therapy in Groups: Guidelines and Resources for Practice, Second Edition.*
By Michael Free. Copyright © 2007 John Wiley & Sons, Ltd.

# 幻灯片模板

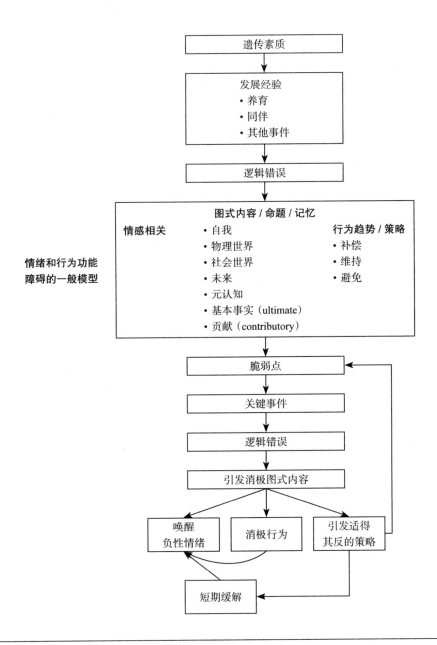

图式就像一个盒子，装满了被个体解释后的先前经验

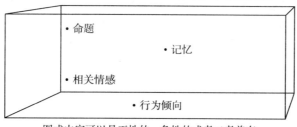

图式内容可以是正性的、负性的或者二者兼有

---

*Cognitive Therapy in Groups: Guidelines and Resources for Practice, Second Edition.*
By Michael Free. Copyright © 2007 John Wiley & Sons, Ltd.

## 高级垂直箭头技术（1）

1. 聚焦关键词。

2. 想象你正在考虑的情形，或者想象或记住一个你会想到你正在努力克服的情形，甚至夸大这种情形或找到逻辑上极端的情况。

3. 注意与每个信念相关的图像：

- 视觉——如看到你的父亲站在你的旁边
- 听觉——听到他愤怒的声音
- 动觉——坠落的感觉

4. 根据你的生活史调查你思想的意义。

## 高级垂直箭头技术（2）

5. 具体化：

- 两部分的条件句，例如"如果我的房间很脏乱我妈妈会讨厌我"好于"我妈妈会讨厌我"
- 代词的意义，例如"我的生活会是一场灾难"而不是"这会是一场灾难"
- 句中的所有部分，例如"我的生活一败涂地"而不是"我一败涂地"
- 将人具体化，例如"我的兄弟们会笑话我"而不是"他们会笑话我"
- 所有的可能性，例如"有95%的可能性我得不到那个工作"

6. 检查与信念相关的情绪。随着垂直箭头向下情绪强度会增强。底层核心信念有强大的情绪影响力。

## 高级垂直箭头技术（3）

7. 当不能进一步问自己更具体的问题的时候：如果这是真的，这意味着……

- 我作为一个人？
- 世界？
- 我的未来？

8. 基本图式内容的识别，可以通过：

- 它的一般性质
- 通常是绝对化断言的形式："我是 / 将会是毫无价值的"
- 这通常关于你自己、其他人或一般的世界

---

*Cognitive Therapy in Groups: Guidelines and Resources for Practice, Second Edition.*
By Michael Free. Copyright © 2007 John Wiley & Sons, Ltd.

## 对抗辩论

1. 从你的"信念总览工作表"中选择一个命题进行辩论。

2. 用该命题对抗分析得到的信息或发掘一套新的证据来支持或反对该命题。

3. 将材料交给团体中的合作伙伴。从负面的情况开始。

4. 合作伙伴与你辩论。

5. 合作伙伴提出负性的情况。

6. 你辩论正性的情况。

7. 调换一下，对你的合作伙伴的负性命题做同样的事情。

---

*Cognitive Therapy in Groups: Guidelines and Resources for Practice, Second Edition.*
By Michael Free. Copyright © 2007 John Wiley & Sons, Ltd.

## 产生替代信念是可能的！

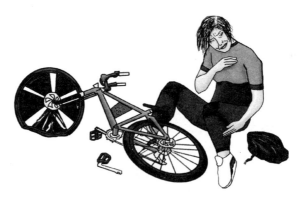

这个人可能有什么样的不同想法？

---

### 问题解决中的替代理性信念

- 解决一个特殊问题有很多潜在的方法，但是它们具有不同的效力
- 一个不太完美的解决方案可能是足够的
- 即使是不够好的解决方案或许也比什么不做好
- 你不必使用得到最好结果的解决方案

---

## 预先控制

- 意识到选择点（choice point）
- 激发有效行为的因素
- 遏制适得其反行为的因素
- 增加获取有效行为的因素
- 减少获得适得其反行为的因素
- 在行为链条上的早期阶段进行工作

---

*Cognitive Therapy in Groups: Guidelines and Resources for Practice, Second Edition.*
By Michael Free. Copyright © 2007 John Wiley & Sons, Ltd.

## 自动化思维（1）

- 是短暂现象（如口头语言）
- 发生在意识流之中
- 它们简短而具体
- 它们产生在事件发生后，且十分迅速

---

*Cognitive Therapy in Groups: Guidelines and Resources for Practice, Second Edition.*
By Michael Free. Copyright © 2007 John Wiley & Sons, Ltd.

## 自动化思维（2）

- 它们不以句子的形式出现，可能常由几个关键词或图像组成
- 它们并非来自认真的思考
- 它们并没有发生在有逻辑的序列步骤中，例如解决问题
- 它们似乎只是本能的反应

---

*Cognitive Therapy in Groups: Guidelines and Resources for Practice, Second Edition.*
By Michael Free. Copyright © 2007 John Wiley & Sons, Ltd.

## 基本垂直箭头的操作说明

- 一次只对一个 ABC 序列进行分析
- 聚焦于一种情绪和第一个自动化思维
- 假设特定的自动化思维是真的
- 问自己，如果是真的，
  ◇ 对我来说意味着什么？
  ◇ 为什么会这么沮丧？
  ◇ 为什么会如此糟糕？

## 信念总览清单示例

### 信念总览工作表

（例如：自我 – 不好，自我 – 孤独，自我 – 危险，世界 – 不好，
内容主题：_____ 他人 – 抛弃，他人 – 伤害，他人 – 不好）

| 信念或命题 | 痛苦程度（SUD）0 ~ 100，100 = 极度痛苦 | 信念评分：% 真 | | | | 事后分析类别（在课时 14 评分） | |
|---|---|---|---|---|---|---|---|
| | | 初始评分 | 对抗分析之后 | 调查分析之后 | 科学分析之后 | 真 / 假 | DF, NLI, MW, FFT, WB |
| 我是一个糟糕的家长 | 80 | 95 | | | | | |
| 我毫无价值 | | | | | | | |
| 我太胖了 | | | | | | | |
| 我在运动方面不行 | | | | | | | |
| 我在打板球方面一无是处 | | | | | | | |
| 我是个笨蛋 | | | | | | | |
| 我不讨人喜欢 | | | | | | | |
| | | | | | | | |
| | | | | | | | |

**事后分析类别总结**

| 一定为假（DF） | 不再重要（NLI） | 更多工作（MW） | 假但感觉真（FFT） | 行为改变（WB） |
|---|---|---|---|---|

### 行为自我改变计划工作表

**行为自我改变计划示例 第一部分**

| 适得其反行为 | 和我吸毒的朋友一起出来，和他们一起吸毒 |
|---|---|
| 链条中的选择点 | 去他们可能会在的地方 |
| 替代的有效行为 | 去拜访我的正直的朋友 |
| 遏制适得其反行为的因素 | 在我的门外放一张照片，显示我的朋友处于喝醉的最糟糕的状态 |
| 减少获取适得其反行为的因素 | 把他们的电话号码和地址从我的手机和通讯录中删除 |
| 激发有效行为的因素 | 挂上我和我的正直的朋友一起享受愉快时光的照片 |
| 增加获取有效行为的因素 | 与我正直的朋友进行定期的、有规划的、持续的活动 |

### 行为自我改变计划示例 第二部分

| 渐进的方法<br>● 步骤<br>● 转换标准<br>● 增加难度 | 1 | 接近我正直的朋友，参加他们持续的活动 |
|---|---|---|
| | 2 | 设置一个常规的时间段 |
| | 3 | 让他们给我打电话来提醒我 |
| | 4 | |
| | 5 | |
| | 6 | |
| 奖励 | 1 | 和我正直的朋友一起去看电影 |
| | 2 | |
| | 3 | |
| 条件 | 1 | 在两个星期的有效活动后 |
| | 2 | |
| | 3 | |
| 你打算什么时候开始第一步? | 今晚 | 我将如何提醒自己? | 在我手机上设置提醒 |

*Cognitive Therapy in Groups: Guidelines and Resources for Practice, Second Edition.*

By Michael Free. Copyright © 2007 John Wiley & Sons, Ltd.

## 行为保持技巧

- 行为自我改变
- 问题解决
- 行为预演

---

## 信念可以被改变

- 有哪些信念是几个世纪以来人类持有而现在没有的？
- 有哪些信念是你在过去的生活中存在而你现在没有的？

---

## 链性分析示例（1）

### 计量和链性分析工作表

| 计量行为 | | 愤怒攻击行为 | | |
|---|---|---|---|---|
| 定义我将要记录的行为 | | 对人或物体的一种身体行为，如果完成可能会造成损害 | | |
| 它有开始和结束吗？ | 是的 | 该行为每次发生时的程度相同吗？ | | 相当多 |
| 它是可重复的吗？ | 是的 | 它是可观察的吗？ | | 是的 |
| | 日期 | 记录 | | 总数 |
| 第一天 | 2006.11.2 | × × × | | 4 |
| 第二天 | 2006.11.2 | × × × | | 7 |

---

## 链性分析示例（2）

| 用星号标出三个典型事件的行为并完成以下表格 | | | |
|---|---|---|---|
| 特定行为 | 将罐头扔在足球场上 | 用拳头砸墙 | 动手打儿子（山姆） |
| 它什么时候发生（日期、时间）？ | 周六下午 8:00 | 周日下午 6:00 | 周二下午 5:30 |
| 你在哪里？ | 在比赛中 | 在家 | 在家 |
| 还有谁在哪？ | 鲍勃、克瑞斯、史蒂文 | 朗达、山姆 | 朗达、山姆 |
| 在这之前发生过什么？ | 裁判做出了错误的裁决 | 山姆不吃的蔬菜 | 山姆洗澡时不愿意脱衣服 |
| 在那之前呢？ | 我的队伍输了 | 我喝了一杯啤酒 | 我们在喝茶 |
| 在那之前呢？ | 裁判做出了另一个错误的裁决 | 我下班回家 | 我喝了一杯啤酒 |
| 在那之前呢？ | 我一直在喝酒 | 我经历了糟糕的一天 | 我下班回家 |
| 第一个关联是什么？ | 决定去参加比赛 | 我经历了糟糕的一天 | 我经历了糟糕的一天 |
| 模式是什么？ | 事情变得糟糕 | | |

## 改变你所见

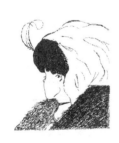

| 年长女士 | 年轻女士 |
|---|---|
| 鼻尖 | 下巴尖 |
| 眼睛 | 耳朵 |
| 嘴巴 | 领巾 |
| 鼻疣 | 鼻子 |
| 看向我们 | 看向别处 |
| 下巴 | 下颈部 |
| 鼻子上的毛 | 睫毛 |

## 认知和情绪转变技术

谁（who）尝试了什么（what），进行得如何（how）？

- 命题反驳
- 知觉转变
- 情绪转变
- 图式转变
- 图式形象化
- 图式再平衡（schema rebalancing）
- 强自我养育意象
- 自我养育（reparenting）
- 信件书写

*Cognitive Therapy in Groups: Guidelines and Resources for Practice, Second Edition.*
By Michael Free. Copyright © 2007 John Wiley & Sons, Ltd.

### 认知行为预演

认知行为预演工作表示例

| 这里的行为是什么？ | 在拒绝请求时说"不" |
|---|---|
| 情景是什么？ | 老板让我加班的时候 |
| 你的一般性目标是什么？ | 不编理由、果断地说"不" |
| 你正在努力培养的行为的具体方面是什么？ | 语气沉稳地、坚定地说"不，今晚我不想加班" |
| **你对你行为的具体方面有哪些目标？** | |
| 入门级技能 | 说出那些话、不说别的、不犹豫 |
| 合格级技能 | 说出那些话、不说别的、声音只有轻微的颤抖 |
| 专业级技能 | 说出那些话、不说别的、声音听不出颤抖 |
| 伴随着该理想行为有什么样的正性认知？ | 我有权利、有能量在任何一种情形下选择不加班 |
| **预演这种行为！**（如果可能的话使用录音。） | |
| 做得好的地方是什么？ | |
| —自己 | 我说了这些话 |
| —他人 | 你很流利地把这些话说了出来 |
| 需要改进之处是什么？ | |
| —自己 | 语气：我听上去还是不自信 |
| —他人 | 语气：有几处声音颤抖 |

| 重复练习，达到时打钩 | 入门级 ☐ | 合格级 ☐ | 专业级 ☐ |
|---|---|---|---|

*Cognitive Therapy in Groups: Guidelines and Resources for Practice, Second Edition.*
By Michael Free. Copyright © 2007 John Wiley & Sons, Ltd.

## 认知保持技巧

- 预演反驳观念
- 预演知觉转变
- 选一个座右铭
- 抓住自己以前的错误或者负性信念，并反驳它们
- 使用意象
- 模拟真实情景
- 利用真实情景

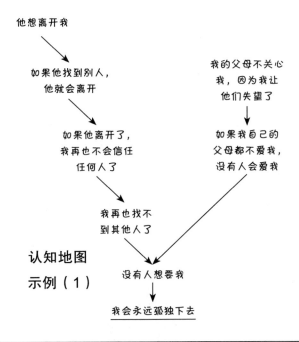

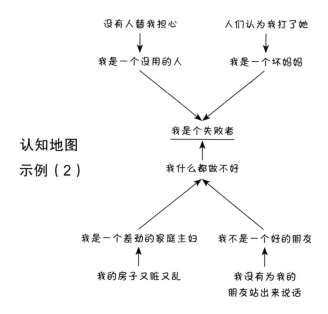

## 认知地图示例（3）

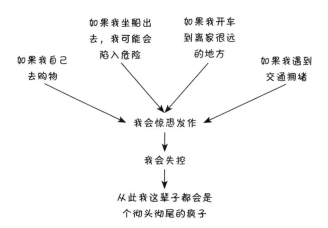

## 认知地图示例（4）

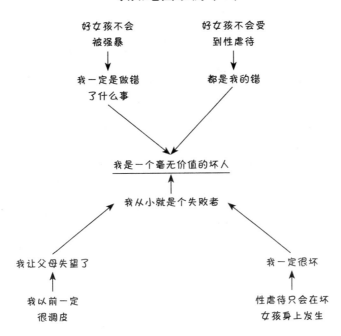

## 改变适得其反行为承诺

- 你知道这个行为来自你的童年的哪些经历吗？
- 你是否已经充分地处理了命题的和情绪的图式内容？
- 当这些图式出现时，你是否能够觉察并反驳它？
- 你是否承认你过去的这个行为是适得其反的？
- 你是否想改变它？

## 改变适得其反行为承诺示例

### 行为改变承诺工作表

| 适得其反行为 | 改变行为的承诺 | | | | | |
|---|---|---|---|---|---|---|
| | 知道它是从哪里来的? | 处理命题和情绪图式内容? | 能够捕捉和对抗图式内容? | 同意该行为是适得其反的? | 想要改变它? | 准备投入时间和精力? |
| 选择 | 是 | 是 | 不确定 | 是 | 是 | 没有 |
| 不值得信任的伴侣 | | | | | | |
| 情绪失去控制 | 是 | 是 | 是 | 是 | 是 | 是 |
| 为他人做太多 | 是 | 是 | 是 | 是 | 是 | 是 |
| 不能表现出自发的情绪 | 是 | 是 | 是 | 是 | 是 | 是 |
| 退缩、孤立 | 是 | 是 | 是 | 是 | 是 | 是 |
| 拖延 | 是 | 是 | 是 | 是 | 是 | 是 |
| 行为轻率 | 是 | 是 | 有时 | 是 | 是 | 是 |
| 冲动行事 | 是 | 是 | 有时 | 是 | 是 | 是 |
| | | | | | | |

*Cognitive Therapy in Groups: Guidelines and Resources for Practice, Second Edition.*

By Michael Free. Copyright © 2007 John Wiley & Sons, Ltd.

## 常见的负性图式主题

| 主题 | 代码 | 示例 |
|---|---|---|
| 自我—贬损 | SNG | 我糟透了，我惹人烦，我一无是处 |
| 自我—孤独 | SA | 我孤独，不值得被爱，被拒绝 |
| 自我—危险 | SID | 我会伤害到别人，死掉，发疯 |
| 世界—贬损 | WNG | 世界、宇宙、上帝都不好，糟透了，是不公平的 |
| 世界—危险 | WD | 世界很危险 |
| 他人—抛弃 | OA | 他人会抛弃我 |
| 他人—有害 | OH | 他人会伤害我、虐待我 |
| 他人—贬损 | ONG | 他人，他/她/他们糟透了，惹人烦，一点也不好 |

*Cognitive Therapy in Groups: Guidelines and Resources for Practice, Second Edition.*

By Michael Free. Copyright © 2007 John Wiley & Sons, Ltd.

### 常见的图式主题 / 基本图式内容

- 我们自己的价值
- 我们的生活 / 世界的本质
- 我们社交生活的状况
- 我们的自我完整性 / 安全
- 他人的价值

- 内容可以是
  ◇ 现在或未来
  ◇ 有条件的

---

### 通过改变信念或命题进行反驳

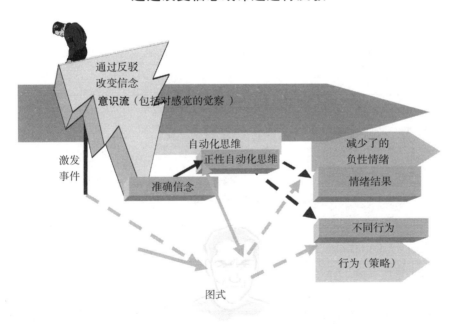

---

## 通过改变逻辑进行反驳

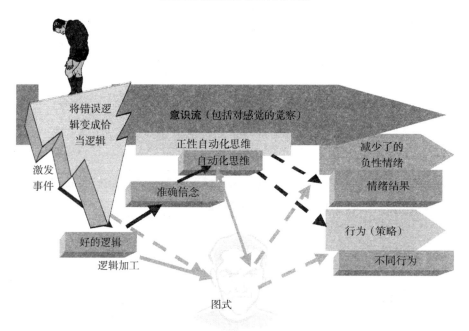

## 反驳的定义

- 反驳观念（counter）是对负性想法、非理性信念或错误命题的替代性命题
- 反驳（countering）包括的活动，例如使用恰当逻辑、自我逻辑辩论和以相反于错误命题的方式行事

## 反驳可能影响图式内容

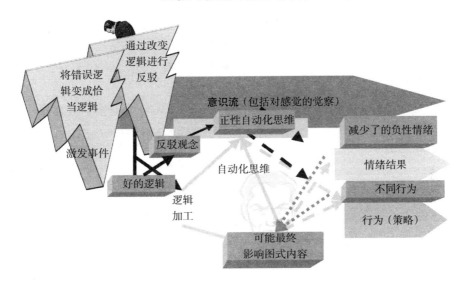

## 使用索引卡进行反驳

### 在索引卡的一面写出非理性信念

| 我一无是处 |
| --- |
|  |

### 在卡片另一面写上反驳观念和证据

| 我是有价值的 |
| --- |
| 证据 |
| 我的宗教告诉我，所有人都是有价值的 |
| 我所在的社会认为，即使是有重大缺陷的人也是有价值的 |

## 适得其反行为和替代行为

### 适得其反行为

- 饮酒
- 自我贬低
- 总是忙于别人的事情
- 试图表现得完美
- 激起争执

### 替代行为

- 喝软饮料
- 赞扬自己
- 为自己制订一些计划，并实施
- 满足于自己合格的表现
- 鼓励理性讨论

---

## 适得其反行为和替代行为工作表示例

### 适得其反行为和替代行为工作表

| 适得其反行为 | | 替代行为 | |
|---|---|---|---|
| 一般行为 | 我的特殊行为 | 一般行为 | 我的特殊行为 |
| *情绪失控 | 易怒、辱骂别人 | 控制情绪 | 将愤怒表达为失望和沮丧 |
| *为别人的事情做了太多 | 答应不合理的要求 | 找到平衡 | 当别人要求不合理时说"不" |
| *难以让情绪自由流露 | 不表现出喜爱 | 表现出喜爱 | 感受到好感时，尝试让其自然流露出来 |
| *退缩、孤立 | 到自己的房间里去 | 和人们交往 | 与人们待在一起 |
| *拖延 | 无法开始要做的项目 | 有事立即做 | 迈开第一步 |
| *行为轻率 | 做超出身体承受力的事情 | 在身体安全范围内行事 | 在自己能力范围内进行一些刺激的事情 |
| *冲动行事 | 对糟糕的计划说"好" | 三思而后行 | 在答应某个计划之前多考虑 |

---

## 计量和链性分析工作表示例

### 计量和链性工作表

| 计量行为 | 愤怒攻击行为 | | |
|---|---|---|---|
| 定义我将要记录的行为 | 一件攻击行为 | | |
| 它有开始和结束吗？ | 是 | 该行为每次发生时的程度相同吗？ | 很相同 |
| 它可重复吗？ | 是 | 它可观察吗？ | 是 |
| | 日期 | 得分 | 总分 |
| 第 1 天 | 2006/03/01 | / | 1 |
| 第 2 天 | 2006/03/02 | / | 1 |
| 第 3 天 | 2006/03/03 | | 0 |
| 第 4 天 | 2006/03/04 | /*/ | 2 |
| 第 5 天 | 2006/03/05 | ///* | 3 |
| 第 6 天 | 2006/03/06 | | 0 |
| 第 7 天 | 2006/03/07 | //* | 2 |

| 用星号标出三个典型事件的行为并完成以下表格 | | | |
|---|---|---|---|
| 特定行为 | 将罐头扔在足球场上 | 用拳头砸墙 | 动手打山姆 |
| 它什么时候发生（日期、时间）？ | 周六下午 8:00 | 周日下午 6:00 | 周二下午 5:30 |
| 你在哪里？ | 在比赛中 | 在家 | 在家 |
| 还有谁在哪？ | 鲍勃、克瑞斯、史蒂文 | 朗达、山姆 | 朗达、山姆 |
| 在这之前发生过什么？ | 裁判做出了错误的裁决 | 山姆不吃蔬菜 | 山姆洗澡时不愿意脱衣服 |
| 在那之前呢？ | 我的队伍输了 | 我喝了一杯啤酒 | 我们在喝茶 |
| 在那之前呢？ | 裁判做出了另一个错误的裁决 | 我下班回家 | 我喝了杯啤酒 |
| 在那之前呢？ | 我一直在喝酒 | 我经历了糟糕的一天 | 我下班回家 |
| 第一个关联是什么？ | 决定去参加比赛 | 我经历了糟糕的一天 | 我经历了糟糕的一天 |
| 模式是什么？ | 事情变得糟糕 | | |

*Cognitive Therapy in Groups: Guidelines and Resources for Practice, Second Edition.*

By Michael Free. Copyright © 2007 John Wiley & Sons, Ltd.

## 计量行为

- 要对行为进行计数之前，我们需要先对它进行定义。我们所定义的行为：

  1. 必须有开始和结束

  2. 必须是重复发生的

  3. 在每次发生时行为的量必须一致

  4. 一般情况下，行为必须是能观察到的

- 例如："喝一杯啤酒"

---

## 发掘反驳观念工作表示例

### 发掘反驳观念工作表

| 自动化思维—信念 | 恰当逻辑 | 证据 | 反驳观念 |
|---|---|---|---|
| 我永远写不完我的书 | 恰当概率 | 我在多数情况下都赶上了截止期限 | 我很可能会把书写完 |
| | | 我写了一半了，我还有六个月 | |
| | | 我正在每周抽一天来写它 | |
| | | | |
| | | | |
| | | | |
| | | | |
| | | | |
| | | | |
| | | | |
| | | | |
| | | | |

### 恰当逻辑的类型

- 客观评估
- 准确描述
- 无偏加权
- 有效分责
- 愿望陈述
- 恰当概率
- 相对"灰色阴影"思维
- 描述所有信息
- 描述证据
- 利弊分析

---

## 气质维度

回应的 ⇔ 不回应的

悲观的 ⇔ 乐观的

焦虑的 ⇔ 沉静的

强迫的 ⇔ 容忍的

接纳的 ⇔ 攻击性的

易激惹的 ⇔ 令人愉快的

害羞的 ⇔ 好交际的

资料来源：After Young，Klosko & Weishaar (2003).

---

*Cognitive Therapy in Groups: Guidelines and Resources for Practice, Second Edition.*
By Michael Free. Copyright © 2007 John Wiley & Sons, Ltd.

## 行为改变八步骤

1. 识别潜在的适得其反行为
2. 确定它是适得其反行为
3. 决定改变它
4. 排出优先改变的地方
5. 制订具体的计划
6. 实施计划
7. 评估结果
8. 如果有必要，解决问题

---

*Cognitive Therapy in Groups: Guidelines and Resources for Practice, Second Edition.*
By Michael Free. Copyright © 2007 John Wiley & Sons, Ltd.

## 情绪转变示例（1）

### 命题知觉转变工作表

| 情景：想到我的母亲 | | 情绪：悲伤 | | |
|---|---|---|---|---|

| 命题 | 真 / 假 | 反驳观念 | 证据 | 例子 |
|---|---|---|---|---|
| 我的妈妈不爱我 | 假 | 我的妈妈爱我 | 她离开爸爸前确认了有人照顾我 | ● 她给楠打了电话 |
| | | | | ● 她给我送了生日礼物 |
| | | | | |
| | | | | |
| | | | | |
| | | | | |
| | | | | |
| | | | | |
| | | | | |

*Cognitive Therapy in Groups: Guidelines and Resources for Practice, Second Edition.*

By Michael Free. Copyright © 2007 John Wiley & Sons, Ltd.

## 情绪转变示例（2）

### 命题知觉转变工作表

| 情景：我无意中听到海伦批评我 | | 情绪：伤心 | | |
|---|---|---|---|---|

| 命题 | 真 / 假 | 反驳观念 | 证据 | 例子 |
|---|---|---|---|---|
| 我需要海伦喜欢我 | 假 | 即使别人不喜欢我，我也可以开心 | 过去很多时候，即便有人不喜欢我，我也过得挺开心的 | ● 四年级的时候，我只有一个朋友 |
| | | | | ● 十年级我和布伦纳在闹别扭的时候，我和凯特在一起仍然很开心 |
| | | | | |
| | | | | |
| | | | | |
| | | | | |
| | | | | |

*Cognitive Therapy in Groups: Guidelines and Resources for Practice, Second Edition.*

By Michael Free. Copyright © 2007 John Wiley & Sons, Ltd.

## 信念评价

- 对抗分析
- 调查分析
- 科学分析

---

*Cognitive Therapy in Groups: Guidelines and Resources for Practice, Second Edition.*

By Michael Free. Copyright © 2007 John Wiley & Sons, Ltd.

## 对抗分析示例

### 对抗分析工作表

**信念：我是一个差劲的爸爸**

| 支持该信念的证据 | 权重[1] | 反驳该信念的证据 | 权重[1] |
|---|---|---|---|
| 我所有的时间都在工作 | 2 | 我尽可能地去看他们的运动比赛 | 2 |
| 我常常脾气暴躁 | 3 | 我确保他们吃得好，有体面的衣服穿 | 3 |
| 我离开了他们的母亲 | 3 | 在他们想说的时候我会倾听 | 3 |
| 他们没有得到想要的一切 | 2 | 我爱他们，我会为他们做一切 | 5 |
| 我没法送他们上私立学校 | 1 | | |
| | | | |
| | | | |
| | | | |
| | | | |
| | | | |
| | | | |
| | | | |

[1] 5 = 很高，4 = 高，3 = 中等，2 = 低，1 = 非常低。

**你的结论：** _____

---

*Cognitive Therapy in Groups: Guidelines and Resources for Practice, Second Edition.*

By Michael Free. Copyright © 2007 John Wiley & Sons, Ltd.

## 恰当逻辑和替代信念示例

### 恰当逻辑和替代信念工作表

| 自动化思维－信念 | 逻辑错误 | 恰当逻辑 | 替代信念 |
|---|---|---|---|
| 我永远写不完书 | 消极预期 | 恰当概率 | 我很可能把书写完 |
|  | 绝对化 | 准确描述 | 我可能不能把书写完 |
|  |  |  |  |
|  |  |  |  |
|  |  |  |  |
|  |  |  |  |
|  |  |  |  |

| 逻辑错误 | 恰当逻辑 | 逻辑错误 | 恰当逻辑 |
|---|---|---|---|
| 糟糕至极 | 客观评估 | 无效分责 | 有效分责 |
| 消极预期 | 恰当概率 | 心灵感应 | 描述证据 |
| 绝对化 | 准确描述 | 必须／应该 | 愿望陈述 |
| 过度概括 | 准确描述 | 情绪推理 | 利弊分析 |
| 非黑即白 | 相对"灰色阴影"思维 |  |  |
| 有偏加权 | 无偏加权 |  |  |
| 忽视事实 | 描述所有信息 |  |  |

## 恰当逻辑及其相关问题

### 恰当逻辑工作表

| 自动化思维－信念 | 逻辑错误 | 恰当逻辑 | 关联问题 |
|---|---|---|---|
| 我永远写不完书 | 消极预期 | 恰当概率 | 根据现有的所有情况和过去的证据，我把书写完的真实的概率或者最准确的预测是什么？ |
|  | 绝对化 | 准确描述 |  |
|  |  |  |  |
|  |  |  |  |
|  |  |  |  |

| 逻辑错误 | 恰当逻辑 | 逻辑错误 | 恰当逻辑 |
|---|---|---|---|
| 糟糕至极 | 客观评估 | 无效分责 | 有效分责 |
| 消极预期 | 恰当概率 | 心灵感应 | 描述证据 |
| 绝对化 | 准确描述 | 必须／应该 | 愿望陈述 |
| 过度概括 | 准确描述 | 情绪推理 | 利弊分析 |
| 非黑即白 | 相对"灰色阴影"思维 |  |  |
| 有偏加权 | 无偏加权 |  |  |
| 忽视事实 | 描述所有信息 |  |  |

### 恰当逻辑示例

| 激发事件 | 恰当逻辑 | 恰当思维 |
|---|---|---|
| 裁判在存疑的情况下处罚了你所在的队伍 | 客观评估 | 这个裁判在大多时候判罚是公正的 |
| 在有望入选奥运会的情形下，自行车摔坏了 | 客观评估 | 这是一个挫折，但不会影响我拥有的才能 |
| 你的老板批评了你 | 相对"灰色阴影"思维 | 这是一件小事 |
| 想到要去派对 | 恰当预测 | 我很可能玩得开心 |

### 有逻辑错误的自动化思维示例

| 激发事件 | 信念或自动化思维 | 逻辑错误 |
|---|---|---|
| 裁判在情况不清时判罚了你们队 | 他无可救药 | 非黑即白、过度概括 |
| 在有望入选奥运会的情况下，自行车坏了 | 我的职业生涯完了 | 灾难化、消极预期 |
| 你的老板批评了你 | 我是无可救药的 | 非黑即白、过度概括 |
| 你的老板批评了你 | 他怎么敢这样 | 必须／应该 |
| 想到要去派对 | 我很可能丢人现眼 | 消极预期 |

## 反驳观念示例

| 负性信念 | 反驳观念 |
|---|---|
| 我是个傻瓜 | 我是个聪明的人 |
| 我不可爱 | 很多人爱我 |
| 我没有价值 | 所有人都有价值 |
| 这个世界／宇宙不公平 | 坏事是多种因素随机组合的结果 |
| 我对这个事故负有全部责任 | 我自己之外的很多因素导致了这个事故 |

## 命题和原则示例

| 命题 | 原则 |
|---|---|
| 如果我在舞台上摔倒，人们会嘲笑我 | 如果有人在舞台上摔倒人们会嘲笑他 |
| 我导致我的孩子变成精神分裂症 | 母亲的行为可能会导致她的儿子发生精神分裂症 |
| 我是一个糟糕的家长 | 一个人可能成为一个糟糕的爸爸／妈妈 |
| 我没有价值 | 一个人没有价值的可能性是存在的 |
| 如果我心跳加快我会死 | 人们会因为心跳快而死亡 |
| 我对车祸负有全部责任 | 一个人可能会负有某次车祸的全部责任 |
| 我的老板觉得我是个傻瓜 | |

### 练习：形成反驳观念

根据你识别出来的逻辑错误或信念形成反驳观念

*Cognitive Therapy in Groups: Guidelines and Resources for Practice, Second Edition.*
By Michael Free. Copyright © 2007 John Wiley & Sons, Ltd.

### 练习：识别逻辑错误

- 对你的 ABC 识别逻辑错误
- 试着在别人写的东西中识别逻辑错误

*Cognitive Therapy in Groups: Guidelines and Resources for Practice, Second Edition.*
By Michael Free. Copyright © 2007 John Wiley & Sons, Ltd.

示　范

### 练习：为你的部分信念做垂直箭头练习

- 每次集中在一种情绪上
- 关注关键词
- 问下面的问题：
    ◇ 如果……是真的，那对我来说意味着什么？
    ◇ 如果……是真的，为什么会那么糟糕？
- 如果有必要，运用图像化……想象或回忆某个情景

*Cognitive Therapy in Groups: Guidelines and Resources for Practice, Second Edition.*
By Michael Free. Copyright © 2007 John Wiley & Sons, Ltd.

## 经验保持技巧

- 情绪转变
- 图式内容转变
- 图式再平衡
- 安全基地意象
- 强自我养育意象
- 自我养育
- 信件写作

*Cognitive Therapy in Groups: Guidelines and Resources for Practice, Second Edition.*
By Michael Free. Copyright © 2007 John Wiley & Sons, Ltd.

## 遏制适得其反行为的因素

- 将适得其反行为和糟糕的结果及负性情绪联结起来
- 使用认知改变和反驳技巧
- 使用情绪改变技术
- 使用伴随负性情绪的意象

*Cognitive Therapy in Groups: Guidelines and Resources for Practice, Second Edition.*
By Michael Free. Copyright © 2007 John Wiley & Sons, Ltd.

## 增加有效行为可及性的因素

- 对高效行为进行预演和练习
- 使这种行为在生理上更可及
- 形成常规
- 提升自己对外在线索的回应能力
- 使外界线索更有可能发生

*Cognitive Therapy in Groups: Guidelines and Resources for Practice, Second Edition.*
By Michael Free. Copyright © 2007 John Wiley & Sons, Ltd.

## 激发有效行为的因素

- 将高效行为和好的结果及情绪联系起来
- 使用你的正性命题或反驳
- 制定规则
- 使用认知转变技巧
- 使用情绪转变技巧
- 使用伴随着正性情绪的想象
- 使用线索

## 降低适得其反行为可及性的因素

- 降低适得其反行为的可及性
- 发展出一个矛盾的替代行为
- 对行为链条的早期阶段进行工作

## 家庭类型及其产生的图式

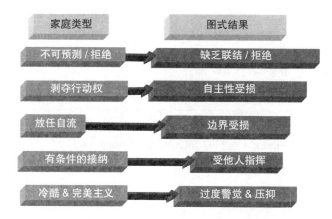

资料来源：After Young, Klosko & Weishaar (2003).

# 填写确定信念 ACB 工作表

## 确定信念 ACB 工作表

| 激发事件 | 情绪结果 | 行为结果 | 自动化思维 – 信念 | 逻辑错误 |
|---|---|---|---|---|
| 来自学生的电话 | 抑郁 | | 我永远写不完我的书 | |
| | | | | |
| | | | | |
| | | | | |
| | | | | |
| | | | | |
| | | | | |
| | | | | |
| | | | | |
| | | | | |
| | | | | |
| | | | | |
| | | | | |

| 灾难化 | | 选择性提取 | | 个人化 | | 武断思维 | |
|---|---|---|---|---|---|---|---|
| 糟糕至极 | **MDTJ** | 过度概括 | **OG** | 无效分责 | **IAOR** | 必须 / 应该 | **MOS** |
| 消极预期 | **UNP** | 非黑即白 | **B&WT** | 心灵感应 | **MR** | 情绪推理 | **ER** |
| 绝对化 | **FA** | 有偏加权 | **BW** | | | | |
| | | 忽视事实 | **IF** | | | | |

*Cognitive Therapy in Groups: Guidelines and Resources for Practice, Second Edition.*

By Michael Free. Copyright © 2007 John Wiley & Sons, Ltd.

# 填写确定信念 ACB 工作表中的逻辑错误

## 确定信念 ACB 工作表

| 激发事件 | 情绪结果 | 行为结果 | 自动化思维 – 信念 | 逻辑错误 |
|---|---|---|---|---|
| 来自学生的电话 | 抑郁 | | 我永远没法把书写完 | UNP，FA |
| | | | | |
| | | | | |
| | | | | |
| | | | | |
| | | | | |
| | | | | |
| | | | | |
| | | | | |
| | | | | |
| | | | | |
| | | | | |

| 灾难化 | | 选择性提取 | | 个人化 | | 武断思维 | |
|---|---|---|---|---|---|---|---|
| 糟糕至极 | MDTJ | 过度概括 | OG | 无效分责 | IAOR | 必须 / 应该 | MOS |
| 消极预期 | UNP | 非黑即白 | B&WT | 心灵感应 | MR | 情绪推理 | ER |
| 绝对化 | FA | 有偏加权 | BW | | | | |
| | | 忽视事实 | IF | | | | |

*Cognitive Therapy in Groups: Guidelines and Resources for Practice, Second Edition.*

By Michael Free. Copyright © 2007 John Wiley & Sons, Ltd.

## 信念总览工作表填写示例

### 信念总览工作表

（例如自我—不好，自我—孤独，自我—危险，世界—不好，世界—危险，他人—抛弃，他人—有害，他人—不好）

内容主题： 自我—不好

| 信念或命题 | 痛苦程度 (SUD) 0～100，100= 极度痛苦 | 信念评分：%真 | | | | 事后分析类别（按课时 14 中的标准评定） | |
| | | 初始评分 | 对抗分析后 | 调查 | 科学 真/假 | | DF, NLI, MW, FFT, WB |
|---|---|---|---|---|---|---|---|
| 我是一个糟糕的家长 | 80 | 95 | 30 | | | | |
| | | | | | | | |
| | | | | | | | |
| | | | | | | | |
| | | | | | | | |
| | | | | | | | |
| | | | | | | | |
| | | | | | | | |
| | | | | | | | |
| | | | | | | | |
| | | | | | | | |

事后分析类别总结

| 一定为假（DF） | 不再重要（NLI） | 更多工作（MW） | 假但感觉真（FFT） | 行为改变（WB） |
|---|---|---|---|---|

## 发现替代行为

- 打孩子
- 喝一杯酒
- 割自己的手腕
- 逃避开会
- 在家里看肥皂剧
- 你自己的问题是什么

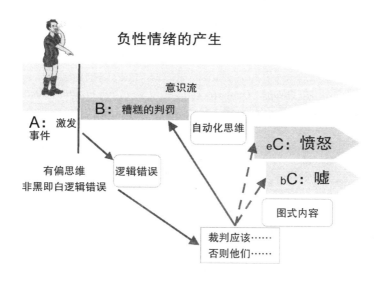

## 生成负性意象

- 产生
    - ◇ 一个令人沮丧的童年意象
    - ◇ 一个令人沮丧的与母亲有关的意象
    - ◇ 一个令人沮丧的与父亲有关的意象
    - ◇ 两个令人沮丧的与重要他人有关的意象
- 包括
    - ◇ 你会看到什么
    - ◇ 你会听到什么
    - ◇ 你会闻到什么
    - ◇ 你的皮肤会感觉到什么
    - ◇ 你的肌肉会怎样，包括所有的动作
    - ◇ 你的内在状态会怎样

## 相识练习
### 分享关于你自己的三件事！

---

## 渐进步骤
- 向目标前进一小步策略
- 转变标准
- 增加环境困难

---

## 基本规范
- 避免负面对话
- 相互支持
- 时间均等
- 保密

---

## 团体基础（1）
- 该团体致力于
  ◇ 解释我们的感受是由想法引起的这一观念
  ◇ 教团体成员去分析他们的想法
  ◇ 教团体成员去发现他们有问题的思考方式
  ◇ 教团体成员去改变那些有问题的思考方式
  ◇ 使团体成员开始改变那些适得其反的行为

---

## 团体基础（2）

- 不是"会心团体"
- 不鼓励，也不期待集中地和所有成员讨论你自己的情绪经历
- 个人作业是必不可少的部分
- 责任在于你自己

---

*Cognitive Therapy in Groups: Guidelines and Resources for Practice, Second Edition.*
By Michael Free. Copyright © 2007 John Wiley & Sons, Ltd.

## 识别表层信念并将它们写在三栏记录表里 (1)

| 激发事件 | 信念或想法 | 情绪结果 |
|---|---|---|
| 裁判判罚 | 他毫无用处 | 愤怒 |

---

*Cognitive Therapy in Groups: Guidelines and Resources for Practice, Second Edition.*
By Michael Free. Copyright © 2007 John Wiley & Sons, Ltd.

## 识别表层信念并将它们写在三栏记录表里（2）

| 激发事件 | 信念或想法 | 情绪结果 |
|---|---|---|
| 发生事故 | 我的事业结束了，这就是终点 | 抑郁 |

---

*Cognitive Therapy in Groups: Guidelines and Resources for Practice, Second Edition.*
By Michael Free. Copyright © 2007 John Wiley & Sons, Ltd.

## 识别表层信念并将它们写在三栏记录表里（3）

| 激发事件 | 信念或想法 | 情绪结果 |
|---|---|---|
| 老板的怒吼 | 我是无用的 | 抑郁 |

*Cognitive Therapy in Groups: Guidelines and Resources for Practice, Second Edition.*
By Michael Free. Copyright © 2007 John Wiley & Sons, Ltd.

## 识别表层信念并将它们写在三栏记录表里（4）

| 激发事件 | 信念或想法 | 情绪结果 |
|---|---|---|
| 老板的怒吼 | 他怎么敢这样对我！ | 愤怒 |

*Cognitive Therapy in Groups: Guidelines and Resources for Practice, Second Edition.*
By Michael Free. Copyright © 2007 John Wiley & Sons, Ltd.

## 识别表层信念并将它们写在三栏记录表里（5）

| 激发事件 | 信念或想法 | 情绪结果 |
|---|---|---|
| 参加聚会 | 我可能会把自己弄得很尴尬 | 焦虑 |

*Cognitive Therapy in Groups: Guidelines and Resources for Practice, Second Edition.*
By Michael Free. Copyright © 2007 John Wiley & Sons, Ltd.

## 课时 1 个人作业

● 举出两个近几天中你所经历的情绪或行为上的困难

---

*Cognitive Therapy in Groups: Guidelines and Resources for Practice, Second Edition.*
By Michael Free. Copyright © 2007 John Wiley & Sons, Ltd.

## 课时 2 个人作业

● 使用"确定信念工作表",或三栏表的方法每天大致完成一个 ABC。

| 激发事件 A | 信念或想法 B | 情绪结果 C |
|---|---|---|
| | | |
| | | |
| | | |

---

*Cognitive Therapy in Groups: Guidelines and Resources for Practice, Second Edition.*
By Michael Free. Copyright © 2007 John Wiley & Sons, Ltd.

## 课时 3 个人作业

● 从每日生活中持续发现 ABC 并识别每个 ABC 的错误逻辑

---

*Cognitive Therapy in Groups: Guidelines and Resources for Practice, Second Edition.*
By Michael Free. Copyright © 2007 John Wiley & Sons, Ltd.

## 课时 4 个人作业

1. 把至今为止你写的 ABC 都看一遍,识别其中的逻辑错误,使用恰当逻辑去提问。

2. 尝试在"当下时刻"发现自己正在犯的逻辑错误,或事后尽可能快地发现它们。在尝试使用更为恰当的逻辑时,无论成功与否,都可以记录在日记中。

3. 你可以使用"恰当逻辑工作表"记录这些活动。

---

*Cognitive Therapy in Groups: Guidelines and Resources for Practice, Second Edition.*
By Michael Free. Copyright © 2007 John Wiley & Sons, Ltd.

## 课时 5 个人作业

1. 为那些你已经识别出逻辑错误的所有 ABC 发掘反驳观念。

2. 对同样的 ABC 完成"过程知觉转变工作表"。

3. 每晚预演一些知觉转变。

---

## 课时 6 个人作业

1. 做一个完整的你认为可能影响自己图式内容的重大事件和父母教养方式的列表。

2. 完成"青少年养育量表"和"生活史调查表"。

---

## 课时 7 个人作业

1. 继续写下 ABC，尤其是新的情况。

2. 继续写出 ABC，尤其对于新的情境。

---

## 课时 8 个人作业

1. 根据你当时和现在的想法，选取你生活中最糟糕的 10 件事，来继续进行 ABC、垂直箭头分析以及评定主观不适度。

2. 把垂直箭头按照主观不适度从低到高的顺序重新写一遍。

3. 确定与每个信念相关的逻辑错误。

---

## 课时 9 个人作业

1. 继续做垂直箭头，直到完成所有的 ABC，除非所做的垂直箭头已经完全是之前工作的重复。

2. 对信念和逻辑错误进行分类，并完成认知地图。

3. 完成"信念总览清单"。

4. 找出你犯的最常见的逻辑错误以及你犯这些错误的常见情境。

5. 试着抓住错误逻辑并把它转换成恰当逻辑。

---

*Cognitive Therapy in Groups: Guidelines and Resources for Practice, Second Edition.*
By Michael Free. Copyright © 2007 John Wiley & Sons, Ltd.

## 课时 10 个人作业

1. 像做认知地图一样为每一个核心的图式内容主题制定一个"认知概念化工作表"。

2. 回顾你"信念总览清单"，并在必要时增添信念。

---

*Cognitive Therapy in Groups: Guidelines and Resources for Practice, Second Edition.*
By Michael Free. Copyright © 2007 John Wiley & Sons, Ltd.

## 课时 11 个人作业

1. 在"信念总览清单"中对所有信念进行对抗分析。

2. 更新"信念总览清单"。

---

*Cognitive Therapy in Groups: Guidelines and Resources for Practice, Second Edition.*
By Michael Free. Copyright © 2007 John Wiley & Sons, Ltd.

## 课时 12 个人作业

1. 对于那些你仍然认为是"真"的命题，进行调查分析。

2. 更新"信念总览清单"。

---

*Cognitive Therapy in Groups: Guidelines and Resources for Practice, Second Edition.*
By Michael Free. Copyright © 2007 John Wiley & Sons, Ltd.

## 课时 13 个人作业

- 对仍然被评定为"真"的信念/命题进行科学分析
- 保证你的"信念总览清单"得到更新

---

## 课时 14 个人作业

1. 对标记"NMW"（更多工作）的信念进行调查分析和科学分析。
2. 完成负性图式内容中最重要领域的图式地图。

---

## 课时 15 个人作业

1. 对"信念总览清单"上的信念提出反驳观念。
2. 做一些写着可能发生情境的卡片，并尝试一周内应用它们。
3. 与你自己进行一些对抗辩论。

---

## 课时 16 个人作业

1. 完成"信念总览清单"上的每个信念的"命题知觉转变表"。

2. 继续完成图式地图。

---

## 课时 17 个人作业

1. 完成"知觉转变表格"或"知觉转变工作表",以及图式地图。

2. 像在团体中操作那样对它们进行演练,直到正性的材料能够快速并自然地出现。

3. 如果你在家操作时感觉出现难以忍受的痛苦,就不要继续了。如果你持续地感受到痛苦,请告诉你的团体带领者。

---

## 课时 18 个人作业

1. 为所有你的图式地图做图式再平衡。

2. 继续完成负性意象构建,仅仅构建它们,而非预演。

3. 每天在脑海中预演一次安全基地意象,包括在做负性意象练习后。

---

## 课时 19 个人作业

1. 回顾并思考这个单元你发现了什么。

2. 思考一下你所发现的东西如何反映了你早年和目前生活中的模式。

## 课时 20 个人作业

在这个单元中介绍的技术：

- 命题反驳
- 知觉转变
- 情绪转变
- 图式转变
- 图式意象
- 图式再平衡
- 强自我养育意象
- 自我养育
- 信件书写

## 课时 21 个人作业

- 仔细考虑你的适得其反行为，并排序
- 完成"适得其反行为和替代行为工作表"
- 选择一两个最优先的行为，在本周内对其进行计量，并且填写"计量和链性分析工作表"中所需信息

## 课时 22 个人作业

- 完成你的"行为改变计划"。
- 实施它！

---

## 课时 23 个人作业

1. 完成你的"问题解决工作表"。

2. 如果相关，采取一些措施来实施方案。你也可以针对其他问题再填几张工作表。

3. 研究你的"适得其反行为和替代行为工作表"，选择一些你愿意在团体内预演的替代行为。

---

## 课时 24 个人作业

- 在真实生活中实施预演过的行为
- 持续进行行为的自我改变计划

---

**调查分析工作表**

| |
|---|
| **1. 陈述命题**<br>我老板认为我是个笨蛋 |
| **2. 陈述问题所涉及的原则（如果存在）**<br>有老板 / 我的老板认为我是个笨蛋是有可能的 |

- - - - - - - - - - - - - - - - - - - - - - - - - - - - - - - - - - - - - - - - - - - -

调查分析示例：

**当原则**

**无关时**

| |
|---|
| **7. 你对该原则做出什么结论？**<br>狭隘的 / 愚蠢的 |
| **8. 这对该命题来说意味着什么？（例如它是错的，因为……）**<br>我需要和原则分开考虑一下 |
| **9. 你需要什么信息来检测这个命题？**<br>关于我老板在想什么的信息 |
| **10. 信息的来源有哪些？**<br>老板自己、我的同事 |
| **11. 如何得到这些信息？**<br>问朋友老板说过什么关于我的话；问老板他是怎么看我的 |
| **12. 你得到了什么信息？**<br>我朋友认为他们只听到老板说关于我的好的方面；我老板认为我擅长做我现在做的事情 |
| **13. 对这个命题你得出什么结论？**<br>它可能是错的 |
| **14. 正性陈述**<br>我老板确实有可能认为我是能够胜任的 |

调查分析工作表

| |
|---|
| **1. 陈述命题**<br>我导致我的儿子得了精神分裂 |
| **2. 陈述问题所涉及的规则（如果存在）**<br>父母教养方式可能使孩子变得精神分裂 |
| **3. 你需要什么信息来检测这个原则？**<br>关于父母的行为是否会影响到精神分裂症的发展的权威科学的或者医学信息 |
| **4. 信息的来源是什么？**<br>我的治疗师提供给我的心理学教材 |
| **5. 你计划如何得到这些信息？**<br>读教材 |
| **6. 你得到了什么信息？**<br>现今的科学观点表明父母的行为不会影响精神分裂症的发展 |
| **7. 关于这个原理你得出什么结论？**<br>这个论点可能是错误的 |
| **8. 这个命题意味着什么？（例如它是错的，因为……）**<br>它是错的，因为这个论点基于的原则就是错误的 |

**调查分析示例：当原则相关时**

---

**调查分析工作表**

| 1. 陈述命题 |
| --- |
| 　我是个糟糕的父母 |

**调查分析示例：**

**当原则为真时**

| 7. 你对原则做出什么结论？ |
| --- |
| 　这个原理可能是正确的 |
| 8. 这对该命题来说意味着什么？（例如它是错的，因为……） |
| 　它可能是正确的 |
| 9. 你需要什么信息来检测这个命题？ |
| 　关于何为糟糕的父母的观点，以及我行为的信息 |
| 10. 信息的来源有哪些？ |
| 　我的朋友 |
| 11. 如何得到这些信息？ |
| 　问他们 |
| 12. 你得到了什么信息？ |
| 　我朋友认为糟糕的父母剥削他们的孩子、频繁地伤害他们并将自己的需要放在孩子的需要之前。我并没有做这些事情 |
| 13. 对这个命题你得出什么结论？ |
| 　它可能是错的 |
| 14. 正性陈述 |
| 　我可能是一个称职的父母 |

### 问题解决困难背后的非理性信念

- 存在完美的解决方法
- 只有一个完美方法是足够好的
- 一个情形仅存在一种处理方式

*Cognitive Therapy in Groups: Guidelines and Resources for Practice, Second Edition.*
By Michael Free. Copyright © 2007 John Wiley & Sons, Ltd.

### 各种逻辑错误

- 糟糕至极　　MDTJ
- 消极预期　　UNP
- 过度概括　　OG
- 非黑即白　　B&WT
- 无效分责　　IAOR
- 心灵感应　　MR
- 有偏权重　　BW
- 忽视事实　　IF
- 绝对化　　　FA
- 必须或应该　MOS
- 情绪推理　　ER

*Cognitive Therapy in Groups: Guidelines and Resources for Practice, Second Edition.*
By Michael Free. Copyright © 2007 John Wiley & Sons, Ltd.

### 逻辑错误

- 从感觉获得中得出错误结论
- 非知觉上错误
- AKA "认知歪曲"
- 误解或非客观解释

*Cognitive Therapy in Groups: Guidelines and Resources for Practice, Second Edition.*
By Michael Free. Copyright © 2007 John Wiley & Sons, Ltd.

## 逻辑错误和恰当逻辑

| 逻辑错误 | 恰当逻辑 |
|---|---|
| 糟糕至极 | 客观评估 |
| 消极预期 | 恰当概率 |
| 绝对化 | 准确描述 |
| 过度概括 | 准确描述 |
| 非黑即白 | 相对"灰色阴影"思维 |
| 有偏加权 | 无偏加权 |
| 忽视事实 | 描述所有信息 |
| 无效分责 | 有效分责 |
| 心灵感应 | 证据描述 |
| 必须或应该 | 愿望陈述 |
| 情绪推理 | 分析利弊 |

*Cognitive Therapy in Groups: Guidelines and Resources for Practice, Second Edition.*

By Michael Free. Copyright © 2007 John Wiley & Sons, Ltd.

## 保持计划示例

### 保持计划工作表

| 保持技术 | 原因 | 时候 / 地点 | 目标 |
|---|---|---|---|
| 使用恰当逻辑，特别是采用相对"灰色阴影"思维 | 工作中的消极情况 | 早晨及只要能做的时候 | 90% 成功概率 |
| 座右铭 | 逻辑过程 | 在我的屏幕保护程序中 | 90% 成功概率 |
| 知觉转变 | "我是失败的"到"我是相当成功" | 每个早晨 | 减少陷入错误想法中的次数 |
| 重塑 | 孤独的记忆 | 周日散步时 | 降低脆弱性 |
| 信件写作 | 给我的继父 | 周日晚直到完成 | 解决我对他的想法 |
| 问题解决 | 工作带来的压力 | 周日晚直到完成 | 缓解压力 |
| 行为自我改变计划 | 过度饮食缺乏锻炼 | 每天 | 能把腰带往里紧两个扣 |

*Cognitive Therapy in Groups: Guidelines and Resources for Practice, Second Edition.*

By Michael Free. Copyright © 2007 John Wiley & Sons, Ltd.

## 对命题进行具体化

- **将代词具体化**："我的生活将是一个灾难"，<u>而非</u>"这将是一个灾难"
- **具体化句子的所有部分**："我在生活中是个失败者"，<u>而非</u>"我是一个失败者"
- **将描述的人具体化**："我的兄弟们会嘲笑我"，<u>而非</u>"他们会嘲笑我"
- **将可能性具体化**："有 95% 的可能性我得不到这份工作"，<u>而非</u>"我得不到这份工作"

---

*Cognitive Therapy in Groups: Guidelines and Resources for Practice, Second Edition.*
By Michael Free. Copyright © 2007 John Wiley & Sons, Ltd.

## 制作图式地图

1. 识别与你有关的图式主题。
2. 找出图式主题的组成部分。
3. 找出每个部分的负性与正性的命题。
4. 提取每个命题的关键记忆。

---

*Cognitive Therapy in Groups: Guidelines and Resources for Practice, Second Edition.*
By Michael Free. Copyright © 2007 John Wiley & Sons, Ltd.

## 信念总览工作表示例

### 信念总览工作表

（例如自我—不好，自我—孤独，自我—危险，世界—不好，他人—抛弃，他人—伤害，他人—不好）

内容主题：＿＿＿＿自我—不好＿＿＿＿

| 信念或命题 | 痛苦程度（SUD）<br>0～100，<br>100＝极度痛苦 | 信念评分：% 真 | | | | 事后分析类别（按课时<br>14 中标准的评定） | |
|---|---|---|---|---|---|---|---|
| | | 初始<br>评分 | 对抗分<br>析后 | 调查分<br>析后 | 科学行<br>分析后 | 真 / 假 | DF, NLI, MW,<br>FFT, WB |
| 我是一个糟糕的家长 | 90 | 100 | 80 | 0 | NA | F | FFT |
| 我毫无价值 | 90 | 100 | 80 | 0 | NA | F | FFT |
| 我太胖了 | 80 | 100 | 100 | 100 | 100 | T | WB |
| 我在运动方面不行 | 60 | 100 | 70 | 20 | 0 | F | DF |
| 我在打板球方面一无是处 | 50 | 100 | 100 | 100 | 80 | F | NLI |
| 我是个笨蛋 | 80 | 90 | 60 | 20 | 10 | F | FFT |
| 我不讨人喜欢 | 80 | 90 | 90 | 90 | 0 | F | DF |

**事后分析类别总结**

| 一定为假（DF） | 不再重要（NLI） | 更多工作（MW） | 假但感觉真（FFT） | 行为改变（WB） |
|---|---|---|---|---|

*Cognitive Therapy in Groups: Guidelines and Resources for Practice, Second Edition.*

By Michael Free. Copyright © 2007 John Wiley & Sons, Ltd.

## 第一单元　表层信念及其过程

- 解释模型
- 识别表层信念
- 识别惯性逻辑错误
- 修正表层思维

*Cognitive Therapy in Groups: Guidelines and Resources for Practice, Second Edition.*
By Michael Free. Copyright © 2007 John Wiley & Sons, Ltd.

## 第二单元　表层之下：探索负性信念系统

- 情绪障碍的模型
- 使用垂直箭头识别更深的信念
- 负性信念分类
- 建构认知地图
- 认知概念化

*Cognitive Therapy in Groups: Guidelines and Resources for Practice, Second Edition.*
By Michael Free. Copyright © 2007 John Wiley & Sons, Ltd.

## 团体认知治疗方案的单元

- 第一单元　表层信念及其过程
- 第二单元　表层之下：探索负性信念系统
- 第三单元　检验信念
- 第四单元　改变想法与感受
- 第五单元　改变适得其反行为

*Cognitive Therapy in Groups: Guidelines and Resources for Practice, Second Edition.*
By Michael Free. Copyright © 2007 John Wiley & Sons, Ltd.

## 办公室

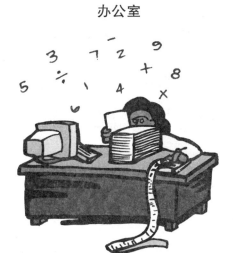

## 老妇／少女图

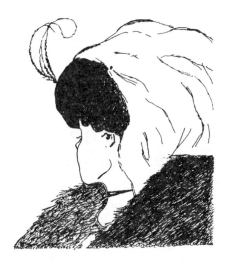

## 认知概念化的组成部分

- 遗传素质
- 父母教养方式
- 关键同伴事件
- 其他关键事件
- 儿童时期形成的逻辑错误
- 主导的负性图式内容
- 典型导火索
- 当时典型逻辑错误
- 情绪
- 典型策略 / 策略类别（回避、补偿、屈从）
- 关于策略的信念

## 舞会

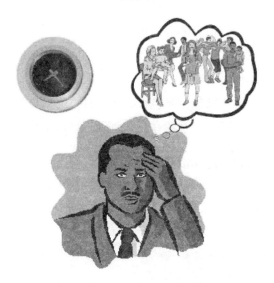

## 知觉转变索引卡

| |
|---|
| 我是有价值的，因为所有人都是有价值的 |
| 我生活的社会珍视所有人，因为 |
| 谋杀与伤害身体的人需要接受惩罚 |
| 没有能力照顾自己的人是需要被照顾的 |
| 我珍视所有人，无论是谁，我不会用我的价值观来要求他们做任何事情 |
| 我的宗教信仰告诉我所有人都是有价值以及值得珍视的 |
| |

## 设计实验

- 在获得你的关键信息的环境中进行一些改变
- 模拟真实情景，如在治疗团体中或在稳固又安全的关系中
- 在不太严肃或不太重要的情绪中尝试改变行为
- 使用与该行为或其他被测试行为相似且不那么极端的形式
- 保持环境中保护性因素的存在，直到你确认不会有负面结果

## 适得其反行为排序工作表示例

适得其反行为排序工作表

| 行为（根据 CPBI 或<br>其他工具进行筛选） | 该行为从长远来看（经常 = 3；有时 = 2；<br>偶尔 = 1；从不 = 0） | | | 总分 | 改变的优先级<br>（1 = 最高；<br>5 = 最低） |
|---|---|---|---|---|---|
| | 让你感觉<br>很糟糕？ | 阻碍你<br>达到目标？ | 与他人关系<br>变得糟糕？ | | |
| * 选择不值得信任的合作伙伴 | 2 | 3 | 3 | 8 | 4 |
| * 对情绪丧失控制 | 3 | 2 | 2 | 7 | 1 |
| * 为别人做太多 | 2 | 2 | 2 | 6 | 2 |
| * 未表现自发的情绪 | 2 | 2 | 2 | 6 | 2 |
| * 退缩与孤单 | 3 | 3 | 3 | 9 | 1 |
| * 拖延 | 2 | 3 | 2 | 7 | 3 |
| * 行为粗心大意 | 1 | 1 | 3 | 5 | 1 |
| * 行为冲动 | 2 | 2 | 3 | 7 | 2 |

*Cognitive Therapy in Groups: Guidelines and Resources for Practice, Second Edition.*

By Michael Free. Copyright © 2007 John Wiley & Sons, Ltd.

# 问题解决工作表示例

| 第一步：具体化问题 |
| --- |
| 我期待的结果：有一个能够分享秘密的朋友 |
| 我的问题：我几乎没有熟悉的人 |

| 第二步：头脑风暴可能的解决方案 | 第三步：总结每种解决方案的利弊 | | | | 第五步：1～5评分 |
| --- | --- | --- | --- | --- | --- |
| | 利 | 第四步：权衡 | 弊 | 第四步：权衡 | |
| 加入运动小组 | 我喜欢运动 | 4 | 费钱 | 5 | 4 |
| 与同学一起 | 相仿的年龄与背景 | 2 | 她们爱发牢骚且烦人 | 4 | 3 |
| 尝试与家里的兄弟姐妹联系 | 对他们有一些了解/似乎还不错 | 4 | 所有人似乎都很忙 | 2 | 3 |
| 去网上聊天室 | 匿名 | 3 | 冒险，没有生活中的接触 | 4 | 2 |
| 去夜店 | 结识各种类型的人 | 3 | 没有几个想交往的 | 4 | 4 |
| 加入政治组织 | 已经组成了的社会团体 | 3 | 自己对政治不感兴趣 | 4 | 4 |
| 在一个较大的办公室工作 | 年龄相似 | 3 | 与当前工作一样；需要过多的投入 | 5 | 1 |
| 在住所附近接触陌生人 | 有些看上去挺有趣的人 | 4 | 我比较害羞 | 4 | 4 |
| 在旅途火车中接触陌生人 | 有些看上去挺有趣的人 | 4 | 我有点害羞，比在住所附近困难 | 4 | 3 |
| 工作期间主动提供拼车 | 容易认识他人 | 4 | 可能性比较少，有点束缚自己 | 3 | 4 |
| 做志愿者 | 秩序清楚 易于参与 | 4 | 需要自己努力 | 1 | 5 |
| 去夜校上课 | 接触较广范围的人，秩序清楚 | 4 | 经济开销 | 2 | 5 |

| 第六步：优胜的方法是，志愿者、去夜校 |
| --- |
| 第七步：我的计划是什么？调查我能够加入的志愿者组织以及我可能会喜欢的夜校 |
| 怎么做？去当地图书馆，上网查询，去社区中心，尝试当地教堂 |
| 何时？明天晚上和下周一 |
| 何地？见上文 |
| 和谁？我的母亲也许会一起 |
| 我将如何知道它的效果？我下周前将开始志愿者工作或注册夜校；在 3 个月时间中我将会认识一些人 |
| 第八步：实施计划，（何时）持续 1 个月后：我开始在流动厨房志愿服务，并上了特级烹调课程 |
| 第九步：评价，结果如何？我有 3 个熟悉的人可能会成为朋友 |

## 情绪转变程序

1. 让你自己感觉舒适。

2. 提醒自己回忆正性的命题与记忆。

3. 闭上眼睛。

4. 用语言思考你的命题……

5. 演练或体验你的第一个回忆或建构。

6. 体验下一个记忆或建构。

7. 在记忆中流转，直到它们随着你不断在脑海中用文字呈现命题而融为一体。

8. 让融合的记忆／建构消退，渐渐地增加对周围环境的意识……

9. 睁开眼睛。

---

*Cognitive Therapy in Groups: Guidelines and Resources for Practice, Second Edition.*
By Michael Free. Copyright © 2007 John Wiley & Sons, Ltd.

## 信件书写步骤

1. 总结你所了解到的自己的图式内容。

2. 陈述你的感觉，当作你要写给某人。

3. 写出你对事件的观点。

4. 说出你希望这个人过去是怎样做的。

5. 把你对他们现在做法的合理偏好说出来。

6. 陈述你从现在开始会怎么处理这些问题。

---

*Cognitive Therapy in Groups: Guidelines and Resources for Practice, Second Edition.*
By Michael Free. Copyright © 2007 John Wiley & Sons, Ltd.

## 负性图式意象程序

1. 你至少需要一个在过去生活中的负性意象。

2. 闭上眼睛并预演。

3. 睁开眼，记录你所思与所感，以及你想改变什么。

4. 识别你当前生活中同样的情形。

5. 图式主题是什么？

6. 对其他负性图式重复上述步骤。

## 自我养育程序　第一部分

1. 让你自己感觉舒服。

2. 从上一课时的负性图式意象中选一个。

3. 闭上眼睛，你作为观察者，作为强大的、胜任的、滋养的以及成长的你来体验这些意象。

4. 在看的时候，决定你能为你意象中的人做出最好的事情。

5. 在意象中，做那些你决定为帮助更年轻的自己而做的事情。体验强大的、胜任的、滋养和成长的自己。

6. 让这个意象消退，并睁开眼睛。

## 自我养育程序　第二部分

1. 让你自己感觉舒适并闭上眼睛。

2. 用更年轻的自己体验同样的情景。

3. 允许这个情景的景象、声音填满你的脑海，但也能看到该场景中还有另外一个人，他是一个强大的、胜任的、和蔼的年长一些的人。

4. 作为年轻的自己，体验年长的自己做那些之前你决定要做的事情。

5. 注意有一些什么改变。

6. 让意象消退，并睁开眼睛。

---

*Cognitive Therapy in Groups: Guidelines and Resources for Practice, Second Edition.*
By Michael Free. Copyright © 2007 John Wiley & Sons, Ltd.

## 图式再平衡程序

1. 用正性内容生成适当的图式地图。

2. 把图式地图放在你能看到的地方。

3. 选择一个你将开始的分支。

4. 让自己感觉舒适，闭上眼，在脑海中用语言表达负性命题。

5. 预演与之相连的负性记忆。

6. 让这个分支的记忆来回流转三次。

7. 用言语表达正性命题。

8. 预演与之相伴随的正性的记忆。

9. 在这个分支的记忆来回流转五次。

10. 如果需要，睁开眼睛，看下地图，然后再闭上眼睛。

11. 允许自己的记忆变模糊，允许一种平衡形成。

12. 睁开眼睛。

---

*Cognitive Therapy in Groups: Guidelines and Resources for Practice, Second Edition.*
By Michael Free. Copyright © 2007 John Wiley & Sons, Ltd.

## 图式转变程序

1. 用正性内容生成适当的图式地图。

2. 把图式地图放在你能看到的地方。

3. 选择一个你将开始的分支。

4. 让自己感觉舒适，闭上眼，在脑海中用语言表达正性命题。

5. 预演与之相伴随的正性的记忆。

6. 在这个分支记忆来回流转三次，然后转移到下一个分支，仅保持使用正性记忆。

7. 如果负性记忆进入脑海，只是注意它并平静地将你的注意拉会回到正性记忆。

8. 如果需要，睁开眼睛，看一下地图，然后再闭上眼睛。

9. 允许自己的记忆变模糊，直到形成一个能将记忆、命题以及情绪放在一起的结构。

10. 睁开眼睛。

---

## 强自我养育意象程序

1. 让你自己感觉舒适，并将工作表放在身前。

2. 闭上眼睛，回忆或者想象自己正在经历那些你选出来的、你感到强大的情景。尽量充分地体验事件……所看到的、所听到的、所闻到的，以及内在与外在的感知到的。

3. 对"胜任的"以及"滋养的"做同样的练习。

---

## 过程知觉转变工作表示例

过程知觉转变工作表

| 自动化思维－信念 | 恰当逻辑 | 反驳观念 | 证据 |
|---|---|---|---|
| 我永远写不完我的书 | 恰当概率 | 我很可能会把书写完 | * 我多数情况下都赶上了截止期限 |
| | | | * 我写了一半了，我还有六个月 |
| | | | * 我正在每周抽一天来写它 |
| | | | |
| | | | |
| | | | |
| | | | |

*Cognitive Therapy in Groups: Guidelines and Resources for Practice, Second Edition.*

By Michael Free. Copyright © 2007 John Wiley & Sons, Ltd.

## 命题知觉转变工作表示例

命题知觉转变工作表

| 情形： | | 我听说海伦批评我 | 情绪： | | 悲伤 |
|---|---|---|---|---|---|

| 命题 | 真／假 | 反驳观念 | 证据 | 例子 |
|---|---|---|---|---|
| 我要海伦喜欢我 | 假 | 即使人们不喜欢我，我也可以高兴的生活 | 在过去，很多次即使有些人不喜欢我，我仍然很高兴 | ● 四年级，我甚至只有一个朋友 <br> ● 十年级，即使我跟贝琳达打架，我跟凯特在一起是高兴的 |
| | | | | |
| | | | | |
| | | | | |

*Cognitive Therapy in Groups: Guidelines and Resources for Practice, Second Edition.*

By Michael Free. Copyright © 2007 John Wiley & Sons, Ltd.

## 挑战逻辑错误的问题

| 糟糕至极 | 事实是什么？到底有多糟糕？ |
|---|---|
| 消极预期／过度概括 | 可能性最大的结果是什么？ |
| 有效分责 | 谁负有责任？负什么责任？负多少责任？ |
| 心灵感应 | 他们这些想法的证据是什么？ |
| 有偏加权 | 我是否均衡考虑了所有证据的来源？ |
| 忽视事实 | 有什么事实我没有考虑到吗？ |
| 非黑即白／绝对错误 | 有在介乎可能与不可能之间的状态吗？ |
| 武断思维（应该） | 这是自然规律吗？ |
| 情绪推理 | 我是依据事实得出的结论吗？ |

## 确定逻辑错误的问题

- 我是否将它变得更糟糕了？（MDTJ）
- 我没有根据事实就做出了预测或概括？（UNP）
- 我是否不公平地分配了责任？（IAR）
- 我在读心？（MR）
- 我有区别地对待不同的信息源？（BW）
- 有我没有考虑到的事实吗？（IF）
- 我在使用非黑即白或者绝对错误思维？（B&WT，FA）
- 我是在使用武断思维吗？（S）
- 我是在纯情绪反应的基础上做的决定吗？（ER）

## 使用问卷的理由

- 监测你的情绪功能
- 观察方案在多大程度上影响了你的情绪，以及你的思考方式
- 观察方案的总体效果
- 为将来的练习获取更多的信息

---

*Cognitive Therapy in Groups: Guidelines and Resources for Practice, Second Edition.*
By Michael Free. Copyright © 2007 John Wiley & Sons, Ltd.

## 强化控制

- 奖励自己
  - ◇ 事物
  - ◇ 机会
  - ◇ 称赞

- 奖励可以
  - ◇ 即时或延迟
  - ◇ 一对一或一对多

---

*Cognitive Therapy in Groups: Guidelines and Resources for Practice, Second Edition.*
By Michael Free. Copyright © 2007 John Wiley & Sons, Ltd.

## 基本图式中的关系

*Cognitive Therapy in Groups: Guidelines and Resources for Practice, Second Edition.*
By Michael Free. Copyright © 2007 John Wiley & Sons, Ltd.

## 情绪转变的要求

1. 一个你知道为假的命题。
2. 一个相反的命题。
3. 宽泛的证据描述。
4. 特殊例子。
5. 与特殊例证匹配的记忆和建构。

*Cognitive Therapy in Groups: Guidelines and Resources for Practice, Second Edition.*
By Michael Free. Copyright © 2007 John Wiley & Sons, Ltd.

## 治疗方案评估

1. 你觉得团体认知治疗方案中哪些方面是好的？

2. 你觉得团体认知治疗方案中哪些是你不喜欢的？

3. 哪些你觉得有用？

4. 哪些你觉得没用？

5. 哪些你觉得困难？

6. 你觉得团体认知治疗方案中哪些部分需要改变？

7. 改变的建议。

---

*Cognitive Therapy in Groups: Guidelines and Resources for Practice, Second Edition.*
By Michael Free. Copyright © 2007 John Wiley & Sons, Ltd.

## 信念的测量规则

测量应该：

1. 包括测量对象身上可观察的行为或者结果。

2. 可量化。

3. 尽量清晰、准确地描述，以让人们能够选择是否认同被测量的事物发生过或存在。

---

*Cognitive Therapy in Groups: Guidelines and Resources for Practice, Second Edition.*
By Michael Free. Copyright © 2007 John Wiley & Sons, Ltd.

## 头脑风暴的规则

- 在收集所有的想法前禁止评价或者批判
- 存在就是合理：没有一条建议是愚见
- 反复思考相似的想法

---

*Cognitive Therapy in Groups: Guidelines and Resources for Practice, Second Edition.*
By Michael Free. Copyright © 2007 John Wiley & Sons, Ltd.

## 安全基地意象

1. 构建一个安全基地意象
2. 包括
   ◇ 你可以看见什么
   ◇ 你可以听见什么
   ◇ 你可以闻见什么
   ◇ 你的皮肤会有什么感觉
   ◇ 你会如何体验你的肌肉，包括任何运动
   ◇ 你会如何体会你的内部状态

---

## 图式：定义

- 图式是永久储存在你脑海中的实体。
- 它们包括"图式内容"——对于世上事物的长期参照材料，其形式诸如：
   ◇ 正式的命题
   ◇ 记忆
   ◇ 相联系的情绪
   ◇ 行为倾向

---

### 图式地图例（1）

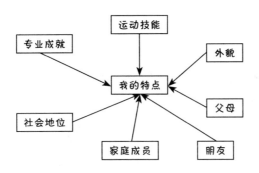

### 图式地图例（2）

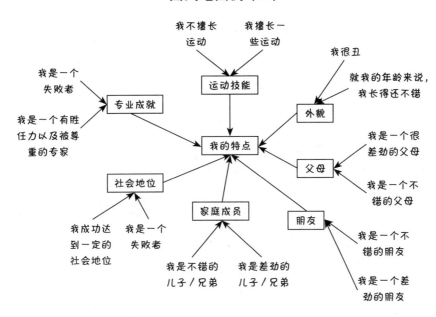

## 图式地图例（3）

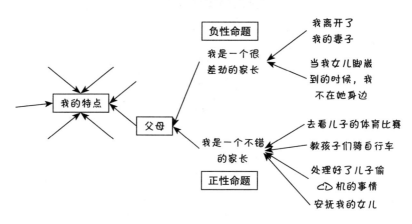

## 图式主题与图式节点

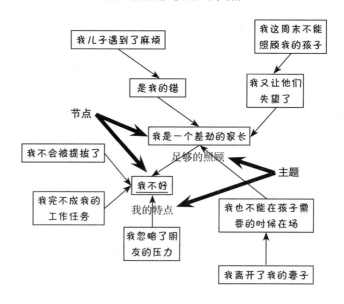

## 科学分析工作表示例

| 命题或者原则。陈述你想要分析的命题或者原则： |
| --- |
| 如果我不去平息愤怒的人，他就会伤害我。 |

**确定所有关键词。尽可能具体地定义它们。如果需要的话可以使用词典，但是以你产生该想法时赋予的意义来定义术语。然后陈述你可以如何测量它们。**

| 关键词 | 定义 | 测量 |
| --- | --- | --- |
| 愤怒 | 极端不愉快的情绪 | 表现出愤怒的非言语信号：身体紧张、脸红或脸白、紧咬嘴唇、言语简短 |
| 会 | 100% 的可能性 | 在任何情景之下可观察 |
| 导致 | 造成明确后果 | 明显与结果有关的可观察的行为 |
| 伤害 | 痛苦或损害 | 持续 15 分钟以上的身体伤害或者情感痛苦 |
| 平息 | 认输或妥协 | 言语状态或者行为表现出我已经改变了我的立场或者赞成这个人 |

| **以可检验的形式改写命题或原则。陈述该句的所有部分。注意细节。避免代词和宽泛的术语。** |
| --- |
| 如果不认输或者妥协，有 100% 的可能性，那些表现出非言语的愤怒信号的人，会做一些明显会造成我痛苦或损害的事情。 |

| **决定关键信息。什么信息可以证明你的信念是假的？什么信息可以证明它是真的？** |
| --- |
| **如果真：**　有一个情景，当我没有认输或者妥协时，那人没有对我做出造成痛苦或损害的事情。 |
| **如果假：**　所有的情景，当我没有认输或者妥协，那人都对我做出造成痛苦或损害的事情。 |

| **计划实验。你收集关键信息的计划是什么？** |
| --- |
| 使用我自己的经历。写日志，记录 10 个事件：当一个人表现出非言语的愤怒特征时，我并不认输或者妥协。记录该人是否故意要伤害我，我是否体验到定义的伤害。 |

| **你会接受哪种具体的证据？** |
| --- |
| **如果真：**　即使 10 次中有 1 次，一个人表现出非言语的愤怒特征，我没有认输或者妥协，那人没有对我做出造成痛苦或损害的事情。 |
| **如果假：**　10 次中有 10 次，一个人表现出非言语的愤怒特征，我没有认输或者妥协，那人对我做出造成痛苦或损害的事情。 |

| **结果。证据是：** |
| --- |
| 10 次有人表现出非言语的愤怒特征，我没有认输或者妥协。没有一次那人对我做出造成我身体伤害或者情感痛苦持续超过 15 分钟的事情。 |

| **结论。因此该信念是：**　假！ |
| --- |

*Cognitive Therapy in Groups: Guidelines and Resources for Practice, Second Edition.*

By Michael Free. Copyright © 2007 John Wiley & Sons, Ltd.

## 过程反驳的句子

| 逻辑错误 | 句子 |
| --- | --- |
| • 糟糕至极 | • 事实是…… |
| • 消极预期 | • 最大可能的结果是…… |
| • 过度概括 | • 具体的信息是…… |
| • 无效分责 | • 合理分配的责任是…… |
| • 心灵感应 | • 我不知道 x 在想什么 |
| • 有偏加权 | • 这个资源意味着……那个资源意味着…… |
| • 忽视事实 | • 客观的观察者会描述该情境…… |
| • 非黑即白 / 绝对错误 | • 相对以及灰色的立场应该为 |
| • 武断思维（应该） | • 我的偏爱 / 愿望是…… |
| • 情绪推理 | • 利弊是…… |

---

*Cognitive Therapy in Groups: Guidelines and Resources for Practice, Second Edition.*
By Michael Free. Copyright © 2007 John Wiley & Sons, Ltd.

## 科学分析的几点提示

- 确保句子是完整的
- 尝试得到词语在当时想要表达的最精确的意思
- 有时候原则很重要，有时候具体的含义很重要。如，"一个人有可能是没有价值的" vs "我是一个没有价值的人"。你可以对二者做科学分析
- 重写句子，让句子的含义尽可能清楚和具体

---

*Cognitive Therapy in Groups: Guidelines and Resources for Practice, Second Edition.*
By Michael Free. Copyright © 2007 John Wiley & Sons, Ltd.

## 调查分析的信息来源

- 使用你的感官
- 咨询权威人士
- 使用你自己的经验、知识以及价值观
- 使用推理和逻辑
- 了解他人的想法

*Cognitive Therapy in Groups: Guidelines and Resources for Practice, Second Edition.*
By Michael Free. Copyright © 2007 John Wiley & Sons, Ltd.

## 具体与不具体命题

| 不具体 | 具体 |
| --- | --- |
| 我妈妈会恨我 | 如果我把房间弄乱，我妈妈会恨我 |
| 这会是一场灾难 | 我的生活会是一场灾难 |
| 我将是一个失败者 | 我将是生活上的失败者 |
| 他们会笑话我 | 我弟弟会笑话我 |
| 我将找不到工作 | 有 95% 的概率我将找不到工作 |

*Cognitive Therapy in Groups: Guidelines and Resources for Practice, Second Edition.*
By Michael Free. Copyright © 2007 John Wiley & Sons, Ltd.

## 对抗分析步骤（1）

1. 写下信念 / 命题。

2. 有什么证据支持这个信念？

3. 有什么证据反对这个信念？

4. 若用 5 分评分，每条证据的重要性如何？

5. 如果你不得不超越合理的怀疑（beyond the reasonable doubt）来做判断，你会说你的信念是正确的还是错误的？

*Cognitive Therapy in Groups: Guidelines and Resources for Practice, Second Edition.*
By Michael Free. Copyright © 2007 John Wiley & Sons, Ltd.

## 调查分析步骤（2）（如果命题仍然有问题）

9. 确定检验命题需要的信息。

10. 获取信息源。

11. 制订获取信息的计划。

12. 获取信息。

13. 给这个命题下结论。

14. 正性地重写这个结论。

---

*Cognitive Therapy in Groups: Guidelines and Resources for Practice, Second Edition.*

By Michael Free. Copyright © 2007 John Wiley & Sons, Ltd.

## 问题解决步骤

| 步骤 | 问题 |
| --- | --- |
| ● 1. 具体化问题 | ● 你到底想要达到什么目标？ |
| ● 2. 头脑风暴可能的解决方法 | ● 是什么导致了你的麻烦？ |
| ● 3. 总结每种解决方案的利弊 | ● 让我们想一些途径来得到你想要的……一些开始看似愚笨的办法，也有可能是好主意 |
| ● 4. 权衡利弊 | ● 到目前为止，你尝试或者考虑过的有哪些？ |
| ● 5. 评价这些方案 | ● 这些可能的方案可能有哪些利弊？ |
| ● 6. 选择解决方案 | ● 重要性如何？（5 点评分） |
| ● 7. 制订计划 | ● 哪个是最好的？（对每个方案进行 5 点评分） |
| ● 8. 实施计划 | ● 如何将解决方案付诸实践？ |
| ● 9. 评估成效 | ● 你怎么知道问题解决得如何？ |

---

*Cognitive Therapy in Groups: Guidelines and Resources for Practice, Second Edition.*

By Michael Free. Copyright © 2007 John Wiley & Sons, Ltd.

## 科学分析步骤

1. 确定要检验的原则或命题。

2. 定义术语。

3. 选定测量工具。

4. 将原则或命题重写为可以检验的形式。

5. 确定关键信息：什么可以决定这个原则或者命题是真或者假？

6. 计划实验：如何能获得关键信息？什么具体的信息可以充分推出结论？

7. 执行实验。

8. 分析结果。

9. 得出结论。

---

*Cognitive Therapy in Groups: Guidelines and Resources for Practice, Second Edition.*
By Michael Free. Copyright © 2007 John Wiley & Sons, Ltd.

## 强自我养育意象工作表示例

### 强自我养育意象工作表

| 命题 | 证据 | 例子 |
|---|---|---|
| 我是强大的 | 当我孩子受到惊吓时 | * 那个在停车场的男人 |
| | 当我被要求做一些违背我价值观的事情时 | * 当凯特要我帮忙给她签到时 |
| 我是胜任的 | 在工作中 | * 在艾伦的电子表格中发现其错误 |
| | | * 快速做完报告 |
| | 在触身式橄榄球中 | * 尝试进攻利物浦队（Reds） |
| 我是滋养的 | 对我孩子 | * 当费莉西蒂丢了它的玩偶时 |
| | 对我丈夫 | * 当他没有升职时 |

---

*Cognitive Therapy in Groups: Guidelines and Resources for Practice, Second Edition.*
By Michael Free. Copyright © 2007 John Wiley & Sons, Ltd.

## 每课时治疗的结构

- 收集问卷（在当天的开始进行）
- 回顾和讨论上一课时的个人作业
- 新内容的讲解
- 新材料的练习
- 布置个体作业。个人作业可以在课间或者在家完成

---

*Cognitive Therapy in Groups: Guidelines and Resources for Practice, Second Edition.*
By Michael Free. Copyright © 2007 John Wiley & Sons, Ltd.

## 捕捉自动化思维的技术

- 在脑中重现事件
- 放松，让你的思绪神游，仅仅关注进入你头脑中的那些想法（包括意象）
- 想象你重新经历事件
- 重新创造事件发生的条件

---

*Cognitive Therapy in Groups: Guidelines and Resources for Practice, Second Edition.*
By Michael Free. Copyright © 2007 John Wiley & Sons, Ltd.

## 发展过程

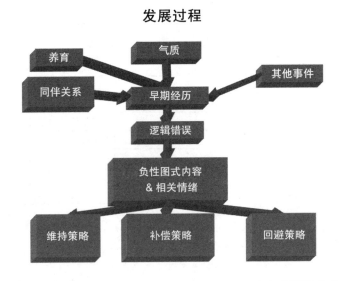

---

*Cognitive Therapy in Groups: Guidelines and Resources for Practice, Second Edition.*
By Michael Free. Copyright © 2007 John Wiley & Sons, Ltd.

## 认知治疗中的主要元素

- 负性自动化思维
- 负性图式 / 负性图式内容
- 逻辑错误或者认知歪曲过程（process）
- 负性的内容，关于：
  - ◇ 自我
  - ◇ 世界
  - ◇ 未来

---

*Cognitive Therapy in Groups: Guidelines and Resources for Practice, Second Edition.*
By Michael Free. Copyright © 2007 John Wiley & Sons, Ltd.

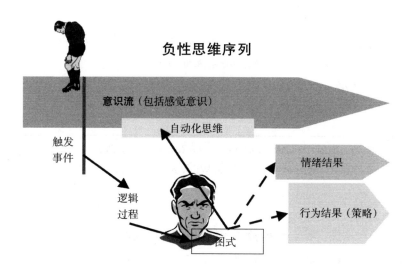

---

*Cognitive Therapy in Groups: Guidelines and Resources for Practice, Second Edition.*
By Michael Free. Copyright © 2007 John Wiley & Sons, Ltd.

## 反驳的规则

1. 反驳观念直接与错误信念相对，以正性的、有力的陈述为佳。

2. 反驳观念基于正确的逻辑。

3. 反驳观念基于可信的现实。

4. 反驳观念是自己的。

5. 反驳观念是简洁的。

---

## 主观不适度量表

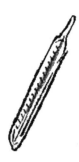

- 100℃
- 像体温计
- 100 是你能想象到的最高的痛苦
- 0 是毫无痛苦的
- 写下你确定的每个信念的等级

---

## 两种改变表层思维的方式

- 改变思维过程，使用正确的逻辑
- 改变信念和自动化思维的内容

---

### 使垂直箭头过程混乱的事件

- 描述感受
- 提问
- 描述愿望

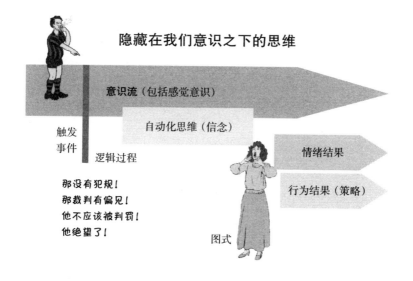

### 认知治疗中识别出的信念类别

- 你的自动化思维下的信念
- 你的图式的命题内容
- 有关你的策略有效性的信念

## 逻辑错误的种类

- 灾难化
  - ◇ 糟糕至极
  - ◇ 消极预期
- 过度概括
- 个人化
  - ◇ 无效分责
  - ◇ 心灵感应
- 选择性概括
  - ◇ 有偏加权
  - ◇ 忽视事实
  - ◇ 非黑即白
  - ◇ 绝对化
- 武断思维（应该）
- 情绪推理

*Cognitive Therapy in Groups: Guidelines and Resources for Practice, Second Edition.*
By Michael Free. Copyright © 2007 John Wiley & Sons, Ltd.

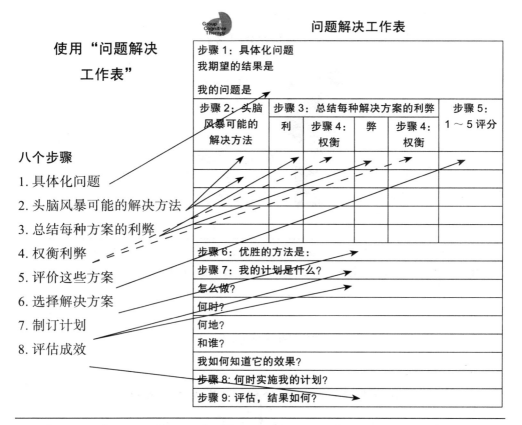

使用"问题解决工作表"

**八个步骤**

1. 具体化问题
2. 头脑风暴可能的解决方法
3. 总结每种方案的利弊
4. 权衡利弊
5. 评价这些方案
6. 选择解决方案
7. 制订计划
8. 评估成效

问题解决工作表

## 垂直箭头示例（1）

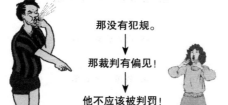

那没有犯规。

↓

那裁判有偏见！

↓

他不应该被判罚！

↓

他绝望了！

## 垂直箭头示例（2）

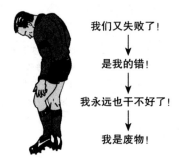

我们又失败了！

↓

是我的错！

↓

我永远也干不好了！

↓

我是废物！

## 垂直箭头示例（3）

A：做家务

eC：焦虑

B1 我要让所有的物品都干净无污，否则人们会认为我脏乱

↓

B2 人们会把我朝坏的方面想

↓

B3 我将不被需要以及被忽视

↓

B4 我没用以及一无是处

↓

B5 没人会喜欢我

↓

B6 我将一直孤单

↓

B7 我是不被需要的

↓

B8 我将一直不幸福

# 垂直箭头工作表示例

## 垂直箭头工作表

每个 ABC 情景对应一个工作表

ABC 部分

| 激发事件 | 信念或者思维 | 情绪结果 |
|---|---|---|
| 来自学生的电话 | 我不得不去沃里克 | 抑郁 |

垂直箭头部分

| | 信念 | 逻辑错误图式 | 证据 | 真 / 假 | 反驳 |
|---|---|---|---|---|---|
| 1 | 我不得不去沃里克 | | | | |
| 2 | 我永远也写不完书 | | | | |
| 3 | 我将错过出版的机会 | | | | |
| 4 | 我将成为不了好学者 | | | | |
| 5 | 我将是个失败者 | | | | |
| 6 | 我一无是处 | | | | |
| 7 | | | | | |
| 8 | | | | | |
| 9 | | | | | |

## 垂直箭头工作表

### 垂直箭头工作表

每个 ABC 情景对应一个工作表

ABC 部分

| 激发事件 | 信念或者思维 | 情绪结果 |
|---|---|---|
|  |  |  |

垂直箭头部分

| | 信念 | 逻辑错误、图式 | 证据 | 真 / 假 | 反驳 |
|---|---|---|---|---|---|
| 1 |  |  |  |  |  |
| 2 |  |  |  |  |  |
| 3 |  |  |  |  |  |
| 4 |  |  |  |  |  |
| 5 |  |  |  |  |  |
| 6 |  |  |  |  |  |
| 7 |  |  |  |  |  |
| 8 |  |  |  |  |  |
| 9 |  |  |  |  |  |

*Cognitive Therapy in Groups: Guidelines and Resources for Practice, Second Edition.*
By Michael Free. Copyright © 2007 John Wiley & Sons, Ltd.

## 适得其反思维方式

- 你犯了逻辑错误
- 你频繁地出现负性自动化思维
- 你有负性的图式内容

*Cognitive Therapy in Groups: Guidelines and Resources for Practice, Second Edition.*
By Michael Free. Copyright © 2007 John Wiley & Sons, Ltd.

## 在第二单元中有什么

- 情绪障碍的模型
- 使用垂直箭头识别更深的信念
- 负性信念分类
- 建构认知地图
- 认知概念化

---

*Cognitive Therapy in Groups: Guidelines and Resources for Practice, Second Edition.*
By Michael Free. Copyright © 2007 John Wiley & Sons, Ltd.

## 哪一个逻辑错误（1）？

| 激发事件 | 信念或思维 | 情绪结果 |
|---|---|---|
| 裁判给予处罚 | 他没用 | 愤怒 |

## 哪一个逻辑错误（2）？

| 激发事件 | 信念或思维 | 情绪结果 |
|---|---|---|
| 自行车坏了 | 我的事业完了，这就是结局 | 抑郁 |

---

*Cognitive Therapy in Groups: Guidelines and Resources for Practice, Second Edition.*
By Michael Free. Copyright © 2007 John Wiley & Sons, Ltd.

## 哪一个逻辑错误（3）？

| 激发事件 | 信念或思维 | 情绪结果 |
|---|---|---|
| 老板怒吼 | 我没用 | 抑郁 |

## 哪一个逻辑错误（4）？

| 激发事件 | 信念或思维 | 情绪结果 |
|---|---|---|
| 老板怒吼 | 他是一个 XXX | 愤怒 |

## 哪一个逻辑错误（5）？

| 激发事件 | 信念或思维 | 情绪结果 |
|---|---|---|
| 去聚会 | 我可能会尴尬 | 焦虑 |

## 为什么我们会改变信念？

- 新的信息
- 被朋友说服
- 把事情想通了（更有逻辑）
- 其他

*Cognitive Therapy in Groups: Guidelines and Resources for Practice, Second Edition.*
By Michael Free. Copyright © 2007 John Wiley & Sons, Ltd.

## 杨的父母教养方式

- 不可预测的 / 拒绝的
- 权利剥夺的
- 纵容的
- 有条件的接纳
- 严厉的且完美主义的

*Cognitive Therapy in Groups: Guidelines and Resources for Practice, Second Edition.*
By Michael Free. Copyright © 2007 John Wiley & Sons, Ltd.

# 工 作 表

对抗分析工作表

恰当逻辑和替代信念工作表

行为自我改变计划工作表

认知行为预演工作表

认知概念化工作表

行为改变承诺工作表

适得其反行为的定义与记录工作表

适得其反行为评估工作表

适得其反行为与替代行为工作表

计量与链性分析工作表

发掘反驳观念工作表

确定信念 ABC 工作表

确定信念 ACB 工作表

调查分析工作表

保持计划工作表

信念总览工作表

适得其反行为与潜在替代行为工作表

适得其反行为排序工作表

问题解决工作表

知觉转变过程工作表

命题知觉转变工作表

图式内容工作表

科学分析工作表

强自我养育意象工作表

垂直箭头工作表

---

*Cognitive Therapy in Groups: Guidelines and Resources for Practice, Second Edition.*
By Michael Free. Copyright © 2007 John Wiley & Sons, Ltd.

## 对抗分析工作表

信念：_____

| 支持该信念的证据 | 权重[1] | 反驳该信念的证据 | 权重[1] |
|---|---|---|---|
|  |  |  |  |
|  |  |  |  |
|  |  |  |  |
|  |  |  |  |
|  |  |  |  |
|  |  |  |  |
|  |  |  |  |
|  |  |  |  |
|  |  |  |  |
|  |  |  |  |

[1] 5=很高，4=高，3=中等，2=低，1=很低，0=不相关。

**你的结论：**_____

---

*Cognitive Therapy in Groups: Guidelines and Resources for Practice, Second Edition.*
By Michael Free. Copyright © 2007 John Wiley & Sons, Ltd.

## 恰当逻辑和替代信念工作表

| 自动化思维 - 信念 | 逻辑错误 | 恰当逻辑 | 替代信念 |
|---|---|---|---|
|  |  |  |  |
|  |  |  |  |
|  |  |  |  |
|  |  |  |  |
|  |  |  |  |
|  |  |  |  |
|  |  |  |  |
|  |  |  |  |

| 逻辑错误 | 恰当逻辑 | 逻辑错误 | 恰当逻辑 |
|---|---|---|---|
| 糟糕至极 | 客观评估 | 无效分责 | 有效分责 |
| 消极预期 | 恰当概率 | 心灵感应 | 证据描述 |
| 绝对化 | 准确描述 | 必须或应该 | 愿望陈述 |
| 过度概括 | 准确描述 | 情绪推理 | 分析利弊 |
| 非黑即白 | 相对"灰色阴影"思维 |  |  |
| 有偏加权 | 无偏加权 |  |  |
| 忽视事实 | 描述所有信息 |  |  |

## 行为自我改变计划工作表

| 适得其反行为： | | |
|---|---|---|
| 选择点 / 在链条上的位置： | | |
| 替代的有成效的行为： | | |
| 遏制适得其反的行为动机的因素： | | |
| 减少适得其反行为可及性的因素： | | |
| 激发有成效的行为动机的因素： | | |
| 增加有效行为可及性的因素： | | |
| 循序渐进的方法：<br>• 步骤<br>• 转变标准<br>• 增加难度 | 1 | |
| | 2 | |
| | 3 | |
| | 4 | |
| | 5 | |
| | 6 | |
| 奖励： | 1 | |
| | 2 | |
| | 3 | |
| 条件： | 1 | |
| | 2 | |
| | 3 | |
| 你打算什么时候开始第一步？ | | 我将如何激励自己？ | |

*Cognitive Therapy in Groups: Guidelines and Resources for Practice, Second Edition.*

By Michael Free. Copyright © 2007 John Wiley & Sons, Ltd.

## 认知行为预演工作表

| | |
|---|---|
| 背景是什么？ | |
| 你的总体目标是什么？ | |
| 你尝试发展的行为的特定方面是什么？ | |
| 你针对行为的特定方面的目标是什么？ | |
| —在能力的**初始**水平？ | |
| —在能力的**胜任**水平？ | |
| —在能力的**熟练**水平？ | |
| 伴随期望行为的正性认知是什么？ | |
| **实施行为预演！**（如果可能的话记录下来） | |
| 做得好的方面是什么？ | |
| —自我 | |
| —他人 | |
| 还需提升的地方是什么？ | |
| —自我 | |
| —他人 | |

| 重复上述过程，实现之后在右侧打钩： | 初始□ | 胜任□ | 熟练□ |
|---|---|---|---|

---

*Cognitive Therapy in Groups: Guidelines and Resources for Practice, Second Edition.*

By Michael Free. Copyright © 2007 John Wiley & Sons, Ltd.

## 认知概念化工作表

| 项目 | 你的记录 | 一些建议的方法 |
|---|---|---|
| 遗传倾向（气质） | | 不稳定的 ⇔ 不反应的<br>抑郁的 ⇔ 乐观的<br>焦虑的 ⇔ 平静的<br>着迷的 ⇔ 不专心的<br>被动的 ⇔ 主动的<br>易怒的 ⇔ 愉快的<br>害羞的 ⇔ 社交的 |
| 父母教养方式 | | 不可预测的 / 拒绝的、权利剥夺的、纵容的、有条件的接纳、严厉的且完美主义的 |
| 重要同伴事件 | | 在学校受到嘲笑 |
| 其他重要事件 | | 例如创伤、抛弃、转学、朋友的离世 |
| 孩提时形成的逻辑错误 | | 糟糕至极、过度概括、无效分责、必须或应该、消极预期、非黑即白、心灵感应、情绪推理、绝对化、有偏加权 |
| 主要的负性图式内容 | | 我们自身的价值观、我们的生活 / 世界的本质、我们的社会生活的状态、我们自身的完整 / 安全、他人的价值观 |
| 负性情绪的典型激发事件（这些是你的 A） | | 例如内部感受器性感觉、一个特定的物品，比如一只蜘蛛或青蛙、一个社会情境、一次具有消极结果可能性的事件、与诸如交通事故现场之类的刺激有关的创伤、一个自我矛盾的想法、一种身体感觉或迹象，比如一次头疼或一颗痣 |
| 那一刻的典型逻辑错误 | | 参见上表 |
| 情绪（你的情绪结果 eC） | | 恐惧、愤怒、抑郁 |
| 典型策略（你的行为结果 bC） | | 回避上述物品、掩饰焦虑、担心、回避思考事情、尝试放空自己的大脑、仔细查看危险、表现得仪式化、寻求药物保证、使用物质、切割或伤害自己 |
| 策略类型 | | 屈服、回避、补偿 |
| 关于策略的信念 | | 如果我把肌肉绷紧，人们就不会看出我紧张；酒精 / 切割会让我感觉更好 |

*Cognitive Therapy in Groups: Guidelines and Resources for Practice, Second Edition.*

By Michael Free. Copyright © 2007 John Wiley & Sons, Ltd.

## 行为改变承诺工作表

| 适得其反行为 | 行为改变承诺 | | | | | |
|---|---|---|---|---|---|---|
| | 知道它是从哪里来的? | 处理命题和情绪图式内容? | 能够捕捉和对抗图式内容? | 同意该行为是适得其反的? | 想要改变它? | 准备投入时间和精力? |
| | | | | | | |
| | | | | | | |
| | | | | | | |
| | | | | | | |
| | | | | | | |
| | | | | | | |
| | | | | | | |
| | | | | | | |
| | | | | | | |
| | | | | | | |

*Cognitive Therapy in Groups: Guidelines and Resources for Practice, Second Edition.*

By Michael Free. Copyright © 2007 John Wiley & Sons, Ltd.

## 适得其反行为的定义与记录工作表

| 被定义为一个循环的适得其反行为 | 地点? | 时间? | 和谁? | 之前发生了什么? | 得分 | 总分 |
|---|---|---|---|---|---|---|
| | | | | | | |
| | | | | | | |
| | | | | | | |
| | | | | | | |
| | | | | | | |
| | | | | | | |
| | | | | | | |
| | | | | | | |
| | | | | | | |
| | | | | | | |
| | | | | | | |
| | | | | | | |
| | | | | | | |
| | | | | | | |
| | | | | | | |

*Cognitive Therapy in Groups: Guidelines and Resources for Practice, Second Edition.*

By Michael Free. Copyright © 2007 John Wiley & Sons, Ltd.

## 适得其反行为评估工作表

| 潜在的<br>适得其反行为 | 它有助于我<br>感觉更好吗？① | 它有助于我<br>实现目标吗？① | 它有助于我更好地<br>跟他人相处吗？① | 总分<br>（将左侧的<br>得分加起来） | 改变的<br>优先级<br>（排序） |
|---|---|---|---|---|---|
| | | | | | |
| | | | | | |
| | | | | | |
| | | | | | |
| | | | | | |
| | | | | | |
| | | | | | |
| | | | | | |
| | | | | | |
| | | | | | |
| | | | | | |

①使用下列评分量表：−3= 阻碍很大，−2= 阻碍一般，−1= 阻碍很小，0= 无影响，1= 帮助很少，2= 帮助一般，3= 帮助很多。

*Cognitive Therapy in Groups: Guidelines and Resources for Practice, Second Edition.*

By Michael Free. Copyright © 2007 John Wiley & Sons, Ltd.

## 适得其反行为与潜在替代行为工作表

| 适得其反行为 | | 替代的有效行为 | |
|---|---|---|---|
| 一般情况 | 我的具体情况 | 一般情况 | 我的具体情况 |
| | | | |
| | | | |
| | | | |
| | | | |
| | | | |
| | | | |
| | | | |

*Cognitive Therapy in Groups: Guidelines and Resources for Practice, Second Edition.*

By Michael Free. Copyright © 2007 John Wiley & Sons, Ltd.

## 计量与链性分析工作表

| 计量行为 | | | | |
|---|---|---|---|---|
| 定义我将要记录的行为 | | | | |
| 它有开始和结束吗？ | | 该行为每次发生时的程度相同吗？ | | |
| 它可重复吗？ | | 它可观察吗？ | | |
| | 日期 | 得分 | | 总分 |
| 第 1 天 | | | | |
| 第 2 天 | | | | |
| 第 3 天 | | | | |
| 第 4 天 | | | | |
| 第 5 天 | | | | |
| 第 6 天 | | | | |
| 第 7 天 | | | | |
| 用星号标出该行为的三种典型的发生场景，并完成下列问题： | | | | |
| 特定的行为 | | | | |
| 它什么时候发生（日期、时间）？ | | | | |
| 你在哪里？ | | | | |
| 还有谁在哪里？ | | | | |
| 在那之前发生过什么？ | | | | |
| 在那之前呢？ | | | | |
| 在那之前呢？ | | | | |
| 在那之前呢？ | | | | |
| 在那之前呢？ | | | | |
| 在那之前呢？ | | | | |
| 在那之前呢？ | | | | |
| 第一个关联是什么？ | | | | |
| 模式是什么？ | | | | |

*Cognitive Therapy in Groups: Guidelines and Resources for Practice, Second Edition.*
By Michael Free. Copyright © 2007 John Wiley & Sons, Ltd.

## 发掘反驳观念工作表

| 自动化思维－信念 | 恰当的逻辑 | 证据 | 反驳 |
|---|---|---|---|
| | | | |
| | | | |
| | | | |
| | | | |
| | | | |
| | | | |
| | | | |
| | | | |
| | | | |
| | | | |
| | | | |

### 恰当逻辑的类型

- 客观评估
- 愿望陈述
- 证据描述

- 准确描述
- 恰当概率
- 分析利弊

- 无偏加权
- "灰色阴影" 思维

- 有效分责
- 描述所有信息

*Cognitive Therapy in Groups: Guidelines and Resources for Practice, Second Edition.*
By Michael Free. Copyright © 2007 John Wiley & Sons, Ltd.

## 确定信念 ABC 工作表

| 激发事件 | 自动化思维－信念 | 情绪结果 | 行为结果 | 逻辑错误 |
|---|---|---|---|---|
|  |  |  |  |  |
|  |  |  |  |  |
|  |  |  |  |  |
|  |  |  |  |  |
|  |  |  |  |  |
|  |  |  |  |  |
|  |  |  |  |  |
|  |  |  |  |  |
|  |  |  |  |  |
|  |  |  |  |  |
|  |  |  |  |  |

| 灾难化 | | 选择性提取 | | 个人化 | | 武断思维 | |
|---|---|---|---|---|---|---|---|
| 糟糕至极 | MDTJ | 过度概括 | OG | 无效分责 | IAOR | 必须或应该 | MOS |
| 消极预期 | UNP | 非黑即白 | B&WT | 心灵感应 | MR | 情绪推理 | ER |
| 绝对错误 | FA | 有偏加权 | BW |  |  |  |  |
|  |  | 忽视事实 | IF |  |  |  |  |

## 确定信念 ACB 工作表

| 激发事件 | 情绪结果 | 行为结果 | 自动化思维 – 信念 | 逻辑错误 |
|---|---|---|---|---|
| | | | | |
| | | | | |
| | | | | |
| | | | | |
| | | | | |
| | | | | |
| | | | | |
| | | | | |
| | | | | |
| | | | | |
| | | | | |

| 灾难化 | | 选择性提取 | | 个人化 | | 武断思维 | |
|---|---|---|---|---|---|---|---|
| 糟糕至极 | MDTJ | 过度概括 | OG | 无效分责 | IAOR | 必须或应该 | MOS |
| 消极预期 | UNP | 非黑即白 | B&WT | 心灵感应 | MR | 情绪推理 | ER |
| 绝对错误 | FA | 有偏加权 | BW | | | | |
| | | 忽视事实 | IF | | | | |

*Cognitive Therapy in Groups: Guidelines and Resources for Practice, Second Edition.*

By Michael Free. Copyright © 2007 John Wiley & Sons, Ltd.

## 调查分析工作表

| |
|---|
| 1. 陈述命题： |
| 2. 陈述涉及的原则（如果有的话）： |
| 3. 检验该原则你需要什么信息？ |
| 4. 信息的来源是什么？ |
| 5. 你打算如何获取该信息？ |
| 6. 你得到了什么信息？ |
| 7. 你对该原则的结论是什么？ |
| 8. 这对该命题而言意味着什么？（例如它是假命题，因为……） |
| 9. 检验该原则你需要什么信息？ |
| 10. 信息的来源是什么？ |
| 11. 你打算如何获取该信息？ |
| 12. 你得到了什么信息？ |
| 13. 你对该原则的结论是什么？ |
| 14. 正性陈述 |

## 保持计划工作表

| 保持技术 | 原因 | 时间 / 地点 | 目的 |
|---|---|---|---|
| | | | |
| | | | |
| | | | |
| | | | |
| | | | |
| | | | |
| | | | |
| | | | |

## 信念总览工作表

内容主题：_____（例如自我 – 不好、自我 – 孤独、自我 – 在危险中、世界 – 不好、世界 – 危险、他人 – 抛弃、他人 – 有害、他人 – 不好）

| 信念或命题 | 痛苦程度（SUD）0～100 评分，100 = 最痛苦 | 信念评分：% 真 | | | | 事后分析类别（按课时 14 中的标准评定） | |
|---|---|---|---|---|---|---|---|
| | | 初始评分 | 对抗分析之后 | 调查分析之后 | 科学分析之后 | 真 / 假 | DF、NLI、MW、FFT、WB |
| | | | | | | | |
| | | | | | | | |
| | | | | | | | |
| | | | | | | | |
| | | | | | | | |
| | | | | | | | |
| | | | | | | | |

事后分析类别总结

| 一定为假（DF） | 不再重要（NLI） | 更多工作（MW） | 假但感觉真（FFT） | 在行为上有效（WB） |
|---|---|---|---|---|

### 适得其反行为与潜在替代行为工作表

| 适得其反行为 | | 替代行为 | |
|---|---|---|---|
| 一般情况 | 我的具体情况 | 一般情况 | 我的具体情况 |
| | | | |
| | | | |
| | | | |
| | | | |
| | | | |
| | | | |
| | | | |

### 适得其反行为排序工作表

| 行为（根据 CPBI 或其他工具进行筛选） | 该行为从长远来看（经常 = 3；有时 = 2；偶尔 = 1；从不 = 0） | | | 总分 | 改变的优先级（1 = 最高，5 = 最低） |
|---|---|---|---|---|---|
| | 让你感觉很糟糕？ | 阻碍你达到目标？ | 与他人关系变得糟糕？ | | |
| | | | | | |
| | | | | | |
| | | | | | |
| | | | | | |
| | | | | | |
| | | | | | |
| | | | | | |
| | | | | | |
| | | | | | |
| | | | | | |
| | | | | | |
| | | | | | |
| | | | | | |

## 问题解决工作表

| 步骤 1：具体化问题 | | | | | |
|---|---|---|---|---|---|
| 我期望的结果是： | | | | | |
| 我的问题是： | | | | | |
| 步骤 2：头脑风暴 可能的解决方法 | 步骤 3：总结每个解决方案的利弊 | | | | 步骤 5：<br>1～5 评分 |
| | 利 | 步骤 4：权衡 | 弊 | 步骤 4：权衡 | |
| | | | | | |
| | | | | | |
| | | | | | |
| | | | | | |
| | | | | | |

| 步骤 6：优胜的方法是 |
|---|
| |
| 步骤 7：我的计划是什么？ |
| |
| 怎么做？ |
| 何时？ |
| 何地？ |
| 和谁？ |
| 我将如何知道它的效果？ |
| |
| 步骤 8：何时执行我的计划？ |
| 步骤 9：评估，结果如何？ |
| |

*Cognitive Therapy in Groups: Guidelines and Resources for Practice, Second Edition.*

By Michael Free. Copyright © 2007 John Wiley & Sons, Ltd.

## 知觉转变过程工作表

| 自动化思维－信念 | 恰当的逻辑 | 反驳观念 | 证据 |
|---|---|---|---|
|  |  |  |  |
|  |  |  |  |
|  |  |  |  |
|  |  |  |  |
|  |  |  |  |
|  |  |  |  |
|  |  |  |  |
|  |  |  |  |
|  |  |  |  |
|  |  |  |  |
|  |  |  |  |
|  |  |  |  |
|  |  |  |  |
|  |  |  |  |
|  |  |  |  |
|  |  |  |  |

## 命题知觉转变工作表

| 情境： | 情绪： |
|---|---|

| 命题 | 真 / 假 | 反驳观念 | 证据 | 例子 |
|---|---|---|---|---|
|  |  |  |  |  |
|  |  |  |  |  |
|  |  |  |  |  |
|  |  |  |  |  |
|  |  |  |  |  |
|  |  |  |  |  |
|  |  |  |  |  |
|  |  |  |  |  |
|  |  |  |  |  |
|  |  |  |  |  |
|  |  |  |  |  |

# 图式内容工作表

**图式主题：（例如自我、世界、他人、我的童年）**　_____

| 成分或子成分 | 命题内容 | 关键记忆 |
| --- | --- | --- |
|  |  |  |
|  |  |  |
|  |  |  |
|  |  |  |
|  |  |  |
|  |  |  |
|  |  |  |
|  |  |  |
|  |  |  |
| 平衡 / 总结： |  |  |

*Cognitive Therapy in Groups: Guidelines and Resources for Practice, Second Edition.*

By Michael Free. Copyright © 2007 John Wiley & Sons, Ltd.

# 科学分析工作表

| **命题或原则**。陈述你希望分析的命题或原则： |
| --- |
| |

**定义术语并决定测量工具**。确定所有关键词。尽可能具体地定义它们。如果需要的话可以使用词典，但是以你产生该想法时赋予的意义来定义术语。然后陈述你可以如何测量它们。

| 关键词 | 定义 | 测量 |
| --- | --- | --- |
| | | |
| | | |
| | | |

| 以可检验的形式改写命题或原则。陈述该句的所有部分。注意细节。避免代词和宽泛的术语。 |
| --- |
| |

| **决定关键信息**。什么信息可以证明你的信念是假的？什么信息可以证明它是真的？ |
| --- |
| 如果假： |
| 如果真： |
| **计划实验**。你收集关键信息的计划是什么？ |
| |
| 你会接受什么特定的证据？ |
| 如果假： |
| 如果真： |
| **结果**。证据是： |
| |
| **结论**：因此信念是： |

## 强自我养育意象工作表

| 命题 | 证据 | 例子 |
|---|---|---|
| 我是坚强的 | | |
| | | |
| | | |
| | | |
| | | |
| 我可以胜任 | | |
| | | |
| | | |
| | | |
| | | |
| 我是滋养的 | | |
| | | |
| | | |
| | | |
| | | |

# 垂直箭头工作表

## 每个 ABC 情境都完成一个工作表

ABC 部分

| 激发事件 A | 信念或想法 B | 情绪结果 C |
|---|---|---|
|  |  |  |

垂直箭头部分

|  | 信念 | 逻辑错误 / 基本图式主题 | 证据 | 真 / 假 | 反驳观念 |
|---|---|---|---|---|---|
| 1 |  |  |  |  |  |
| 2 |  |  |  |  |  |
| 3 |  |  |  |  |  |
| 4 |  |  |  |  |  |
| 5 |  |  |  |  |  |
| 6 |  |  |  |  |  |
| 7 |  |  |  |  |  |
| 8 |  |  |  |  |  |
| 9 |  |  |  |  |  |

*Cognitive Therapy in Groups: Guidelines and Resources for Practice, Second Edition.*

By Michael Free. Copyright © 2007 John Wiley & Sons, Ltd.

# 讲 义

1. 逻辑错误示例
2. 反驳

## 逻辑错误示例

**糟糕至极**。把一种情形看得比实际糟糕："第一天约会时我的车坏了，简直糟糕透顶"。

**消极预期**。当将所有因素都考虑进来时，把事情预料得比实际可能的更糟："他再也不会跟我约会了，因为我的车在第一次约会时坏了""如果我在居委会会议上发言，人们就会笑话我"。

**过度概括**。将一个小例子的总结概括到所有事情上："我无法和托儿所里的其他妈妈愉快相处……我无法结交朋友"。

**非黑即白**。只以极端的词思考事情或人，要么全好，要么全坏："她是个不折不扣的婊子""他就是个白痴""我是一个失败者"。

**无效分责**。把负性事件发生的责任不合理地归结到自己或者重要的他人身上："我父母离婚完全都是因为我""我的配偶不开心不是我的错"。

**心灵感应**。一般将自己作为参照，在还不了解他人的原因、动机和目的时，就认为自己知道别人所有的想法和行为的诱因："他那样做是为了使我看起来特别愚蠢""他认为我很愚蠢"。

**有偏加权**。偏倚于与一种情形或一个人有关的信息，或是采择单一正性或负性的信息源："我女儿绝不可能那么恶毒""我儿子绝不会那样做""凡是我投票的政治领袖所说的都是绝对正确的，而反对党的领袖是一个自私的骗子"。

**忽略事实**。只选择看到支持某一结论的事实，而这个结论通常是消极的："我是一个没用的家长，因为我有时会忽略我的孩子，还会让孩子自己去看电视""如果不吸烟，我连一个小时都过不了，但我却不是一个瘾君子"。

**绝对化**。当事情反复无常或某种情况有可能发生但是可能性不太大时，使用绝对的话语诸如"从不""总是""每一个人""每件事情"；如果可能不发生时则用："我永远都不会在体育运动中取胜"。

**必须或应该**。武断地认定某些事件将发生或在某些情况下发生，但实际上并没有进程导致这些事情发生："我应该尽量让别人开心""人人都应该遵守法律"。

**情绪推理**。基于自己的感受把事情归结为好事或坏事："以时速150公里开车是件好事，因为我觉得很爽""那个人吓了我一跳，所以他一定很邪恶"。

---

# 反驳

反驳观念就是一个可以替代负性思维、不合理信念和错误命题的命题。反驳可以包括这些任务：使用恰当逻辑，从与原来的信念相反的方向思考问题，并以违反虚假命题的方式行事。

反驳包括使用好的逻辑和发展精确的信念来替换你从逻辑错误中获得的负性信念。它是这样起效的。当你使用好的逻辑时，你就切断了与负性图式的连接。当你第一次开始做这件事情的时候，你会倾向于按照通常的方式来思考：会有一些逻辑错误，一些与负性图式内容的连接，一些负性自动化思维。但是当你做得好了一些之后，反驳观点就会取代负性自动化思维，与负性图式内容的连接也会变得越来越弱。你可以尽可能多地有意识地尝试使用恰当的逻辑。

# 反驳的规则

（1）**反驳观念与错误信念相反**，以有力度、正性的陈述为佳。例如，如果错误信念是"如果我没通过考试，我就毫无价值"，那么一个相反的……会是"我这次考试的分数不影响我作为一个人的价值"；"我是一个好的父亲／母亲"比"我不是一个坏的父亲／母亲"要好；"我是一个非常慷慨和忠诚的朋友"比"我是一个合格的朋友"要好。

（2）**有效的反驳观念建立在正确的逻辑上的**。例如，"这个裁判是非常公平的"。

（3）**有效的反驳观念是对事实如实的陈述**。例如，"我的快乐并不建立在每一个人都爱我的基础之上"是一个理性的陈述；"没有一个人喜欢我也无所谓"就不是。

（4）**有效的反驳观念源于你自己**。用你自己的典型话语和表达方式。对很多澳大利亚人来说，"这就是胡说！"就非常有效。

（5）**有效的反驳观念是直接的简洁的**。如果把反驳用直接清晰地表达出来，会更有效。简短有力的反驳比冗长复杂的有效。

---

# 反驳观念示例

| 负性信念 | 反驳观念 |
|---|---|
| 我是一个白痴 | 我是一个聪明的人 |
| 我不可爱 | 很多人都爱我 |
| 我毫无价值 | 所有人都有其价值 |
| 这（世界、宇宙）不公平 | 不好的事情发生是因为一些因素的随机组合 |
| 我对事件的发生负全部的责任 | 除了我以外的很多因素都导致了事件的发生 |

## 错误逻辑和恰当逻辑

| 逻辑错误 | 恰当逻辑 |
|---|---|
| 糟糕至极 | 客观评估 |
| 消极预期 | 合理的预测 |
| 绝对错误 | 准确描述 |
| 过度概括 | 准确描述 |
| 非黑即白 | 相对"灰色阴影"思维 |
| 有偏加权 | 平等加权 |
| 忽视事实 | 考虑所有的信息 |
| 无效分责 | 有效分责 |
| 心灵感应 | 依据证据 |
| 必须或应该 | 表明愿望 |
| 情绪推理 | 分析利弊 |

*Cognitive Therapy in Groups: Guidelines and Resources for Practice, Second Edition.*

By Michael Free. Copyright © 2007 John Wiley & Sons, Ltd.

## 发掘反驳观念示例

### 发掘反驳观念工作表

| 自动化思维 – 信念 | 恰当逻辑 | 证据 | 反驳观念 |
|---|---|---|---|
| 我永远写不完我的书 | 恰当概率 | 我多数情况下都赶上了截止期限 | 我很可能会把书写完 |
| | | 我写了一半了，我还有 6 个月 | |
| | | 我正在每周抽一天来写它 | |
| | | | |
| | | | |
| | | | |
| | | | |
| | | | |
| | | | |
| | | | |
| | | | |
| | | | |
| | | | |
| | | | |
| | | | |

## 过程反驳的句子

**逻辑错误**

- 糟糕至极
- 消极预期
- 过度概括
- 无效分责
- 心灵感应
- 有偏加权
- 忽视事实
- 非黑即白 / 绝对错误
- 情绪推理

**句子**

- 事实是……
- 最可能的结果是……
- 具体信息是……
- 恰当的责任分配是……
- 我不知道某人在想什么……
- 这个来源表示……那个来源表示……
- 一个客观观察者将这样描述情况……
- 相对或灰色的情形是……
- 这件事情的利弊是……

# 团体成员可用的资源

以下是最近的三种自助图书，这些图书可能是对参加本团体认知治疗的团体成员有用的资源。

《战胜抑郁：使用认知行为技术的自助指南》（*Overcoming Depression: A self-help guide using Cognitive-Behavioural Technique. By Paul Gilbert*（London: Robinson，2000））

这本 385 页的书在第一部分的 4 个章节中集中讨论了抑郁的生物和进化基础。第二部分的 7 个章节讨论了认知治疗的基础，包括"挑战想法和感觉""负性思维的形式"以及"挑战负性思维进阶方法"。第三部分阐述了"与抑郁相关的特殊问题"，包括"认可从属和欺凌""应对愤怒"以及"面对羞耻"。大多数概念在团体认知治疗方案中都是可用的。在第 8 章、第 9 章和第 10 章里，对思维过程进行了论述。吉尔伯特（Gilbert）的"仁慈心灵"概念与本治疗方案课时 20 中的"强自我养育"练习相一致。尽管有许多背景元素，但每一章都包括一个"关键点清单"。通过完成每章结尾所述的练习鼓励改变，其中一些涉及使用少量的工作表。吉尔伯特使用大量的案例来使被试识别。

《倒出你的精神垃圾》（*Taking out your mental trash by Rian McMullin* (New York: W.W. Norton & Company，2005.)

这部 320 页的著作展示了认知重构治疗的基础，这与团体认知治疗方案中的认知治疗非常相似。本书的风格非常宜人，有边缘图标、个案研究、案例学习和基于文本、工作表的练习。章节都非常短，因此读者可以清晰地接受治疗思想而不会觉得太庞杂。麦克马林的方法，正如书中所写的，主要指向信念而不是思维过程。这本书确实解决了早期生活中信念的起源，但是没有给出更多图式内容的细节。前四部分主要阐述团体认知治疗的过程，包括识别、分析／挑战和概念非理性信念。第五部分阐述了七种负性信念，包括"我不如其他人"和"我一定是疯了"。最后一部分讨论了特定的问题，包括恐惧的问题、压力的问题和亲密关系的问题。

《心灵之上的心情——通过改变你的想法改变你的感受》(*Mind over mood: Change how you feel by changing the way you think* by Denis Greenberger & Christine Padesky（New York：The Guilford Press，1995 ））

这本 255 页大开本的平装书非常受欢迎，有英文和西班牙文版本，并且声称拥有超过 45 000 份的印刷版本。这种表达非常结构性，已经减少了解释性的文字和背景信息。它使用简练而优雅的语言阐述了认知治疗的基础知识，通过使用工作表中的工作实例，使用 4 个标志性案例贯穿全书。这些案例包括了抑郁、焦虑、愤怒和物质依赖 / 滥用。本书综合地涵盖了认知治疗的核心活动，包括识别功能障碍思想、寻找证据和发展替代思维。本书包含了关于抑郁、焦虑、愤怒和羞耻的章节，也有一些关于个人在早期负性核心信念的起源，但是很少阐述改变图式的基础。

除了这三本最近的著作外，还有大量的早期著作，诸如艾利斯的《理性生存的新指南》(*A New Guide to Rational Living*) 和伯恩斯的《感觉不错: 新心情疗法》(*Feeling Good: The New Mood Therapy*)。这两书已经至少有一代人的历史了，尽管样式上有点过时，但对一些人来说仍然有效。它们都出了新的版本。伯恩斯的书非常全面，但它包含大量可淹没一些团体成员的信息。艾利斯的书非常特别，它是一种论战风格，基于他在撰写这本书时认为的对情绪功能最重要的 10 个不合理的信念。

仔细考察前三本书可以发现，相比更早的两本书，它们更多的是以练习为基础，并且可能更适合于团体认知治疗方案。在这三本书中，《倒出你的精神垃圾》与团体认知治疗方案最为匹配，是因为本团体方案中的许多练习是从麦克马林的工作中发展而来的。尽管如此，一些团体成员可能会发现另外两本书更有用，因为它们提供了一个稍微不同的观点和方法来处理相同的过程，所以可能对于一些对方案中提出的方法感到不适的人来说是有用的辅助。一些团体成员可能会从对团体认知治疗方案中所讨论的概念的不同解释中，以及完成认知治疗的基本任务的不同方法中获益。还有一些团体成员可能从与他们相关的这五本书中的任何一本中选择特定部分来获益。在撰写本部分时，所有提到的五本书都可在亚马逊网站上找到。

---

# 参 考 文 献

Beck, A.T. (1976) *Cognitive therapy and the emotional disorders* New York: International Universities Press.

Beck, A.T. (1987) Cognitive models of depression *Journal of Cognitive Psychotherapy, An International Quarterly*, **1**, 5–37.

Beck, A.T., Freeman, A. & associates (1990) *Cognitive Therapy of the Personality Disorders* New York: The Guilford Press.

Beck, A.T., Rush, A.J., Shaw, B.E. and Emery, C. (1979) *Cognitive Therapy of Depression* New York: The Guilford Press.

Beck, J.S. (1995) *Cognitive Therapy: Basics and beyond* New York: The Guilford Press.

Beckham, E.E. (1990) Psychotherapy of depression research at the crossroads: Directions for the 1990s *Clinical Psychology Review*, **10**, 207–228.

Bennett-Levy, J., Jutler, G., Fennell, M., Hackman, A., Mueller, M. & Westbrook, D. (Eds) (2004) *Oxford Guide to Behavioural Experiments in Cognitive Therapy* Oxford: Oxford University Press.

Bunch, M.E. and Winston, M.M. (1936) The relationship between the character of the transfer and retroactive inhibition *American Journal of Psychology*, **48**, 598.

Burns, D.D. (1980) *Feeling Good: The New Mood Therapy* New York: Signet Burns, 1980.

de Maré, P.B. (1972) *Perspectives in group psychotherapy: A theoretical background* London: George Allen and Unwin.

Ellis, A. and Greiger, R. (Eds) (1977) *Handbook Of Rational-Emotive Therapy* (Vol. 1), New York: Springer.

Ellis, A. and Harper, R.A. (1975) *A New Guide to Rational Living* Englewood Cliffs, NJ: Wilshire.

Ellis, A. (1962) *Reason and Emotion in Psychotherapy* New York: Lyle Stewart.

Fennell, M.J. (1989) Depression In K. Hawton, P.M. Salkovskis, J. Kirk & D.M. Clark (Eds) *Cognitive Behaviour Therapy for Psychiatric Problems: A Practical Guide* (pp. 169–234) Oxford: Oxford University Press.

First, M.B., Spitzer, R.L., Gibbon, M. & Williams, J.B.W. (2002) Structured Clinical Interview for DSM-IV-TR Axis I Disorders, Research Version, Patient Edition (SCID-I/P) New York: Biometrics Research, New York State Psychiatric Institute, November.

Free, M.L. (1999) *Cognitive Therapy in Groups: Guidelines and resources for practice* Chichester: John Wiley and Sons, Ltd.

Free, M.L., Oei, T.P.S. & Sanders, M.R. (1991) Treatment outcome of a group cognitive therapy program for depression *International Journal of Group Psychotherapy*, **41**(4), 533–547.

Freeman, A. (1983) *Cognitive Therapy with Couples and Groups* New York: Plenum.

Hollon, S.D. & Kendall, P.C. (1980) Cognitive self-statements in depression: Development of an automatic thoughts questionnaire *Cognitive Therapy and Research*, **4**, 383–395.

King, N.J. (1997) Empirically validated treatments and AACBT *Behaviour Change*, **14**, 2–5.

Lambert, M.J., Burlingame, G.M., Umphress, V., Hansen, N.B., Vermeersch, D.A., Clouse, G.C. & Yanchar, S.C. (1996) The reliability and validity of the Outcome Questionnaire *Clinical Psychology and Psychotherapy*, **3**, 249–258.

Lazarus, A.A. (1961) Group therapy of phobic disorders by systematic desensitisation *Journal of Abnormal and Social Psychology*, **63**, 505–510.

Lewinsohn, P.M., Antonuccio, D.O., Steinmetz, J.L. & Teri, L. (1984) *The Coping with Depression Course: a Psychoeducational Intervention for Unipolar Depression* Eugene, Oregon: Castilia Publishing Company.

Linehan, M.M. (1993) *Cognitive-behavioral Treatment of Borderline Personality Disorder* New York: The Guilford Press.

Lovibond, S.H. & Lovibond, P.F. (1995) *Manual for the Depression Anxiety Stress Scales* (2nd edn) Sydney: Psychology Foundation.

McMullin, R.E. & Giles, T.R. (1981) *Cognitive-behavior Therapy: A Restructuring Approach* New York: Grune and Stratton.

McMullin, R.E. (1986) *Handbook of Cognitive Therapy Techniques* New York: WH Norton and Company.

McMullin, R.E. (2000) *The New Handbook of Cognitive Therapy Techniques* New York: WH Norton and Company.

Meichenbaum, D.A. (1974) *Cognitive Behaviour Modification* Morristoun, NJ: General Learning Press.

Paul, C.L. & Shannon, D.T. (1966) Treatment of anxiety through systematic desensitisation in therapy groups *Journal of Abnormal Psychology*, **71**, 124–135.

Pinney, E.L. Jr. (1978) The Beginning of Group Psychotherapy: Joseph Henry Pratt, M.D. and the Reverend Dr. Elwood Worcester *International Journal of Group Psychotheraphy*, **28**, 109–114.

Rachman, S. (1966a) Studies in desensitisation II Flooding *Behaviour Research and Therapy*, **16**, 1–6.

Rachman, S. (1966b) Studies in desensitisation III: Speed of generalization *Behaviour Research and Therapy*, **16**, 7–15.

Rush, A.J., Beck, A.T., Kovacs, M. & Hollon, S.D. (1977) Comparative efficacy of cognitive therapy and pharmacotherapy in the treatment of depressed outpatients *Cognitive Therapy and Research*, **1**, 17–37.

Sank, L.I. and Schafer, C.S. (1984) *A Therapist's Manual for Cognitive Behavior Therapy in Groups* New York: Plenum Press.

Spitzer, R.L. & Endicott, J. (1978) *Structured Interview Schedule for Affective Disorders and Schizophrenia* (3rd edn) New York: New York State Psychiatric Institute.

Spitzer, R.L., Williams, J.B.W., Gibbon, M. & First, M. (1985) *Instruction Manual for the Structured Clinical Interview for DSM-III-R (SCID 711185 Revision)* New York: New York State Psychiatric Institute.

Watson, D., Clark, L.A., Weber, K., Strauss, M.E. & McCormick, R.A. (1995) Testing a tripartite model: II Exploring the symptom structure of anxiety and depression in students, adults and patient samples *Journal of Abnormal Psychology*, **104**, 15–25.

Weissman, M.M. (1978) Development and validation of the Dysfunctional Attitude Scale. Paper presented at the Annual Meeting of the Association for the Advancement of Behavior Therapy, Chicago: Weissman.

Wells, A. (1997) *Cognitive Therapy of Anxiety Disorders* Chichester: John Wiley and Sons, Ltd.

Wolpe, J. (1997) *The Practice of Behavior Therapy* (4th edn) New York: Pergamon Press.

Young, J.E., Klosko, J.S. & Weishaar, M.E. (2003) *Schema Therapy: A Practitioner's Guide* New York: The Guilford Press.

# 专业咨询治疗

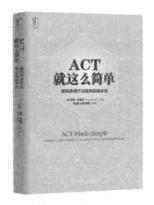

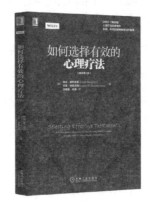

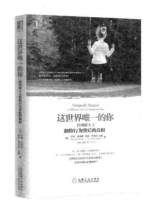

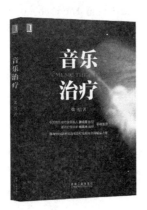

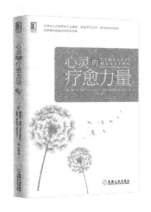

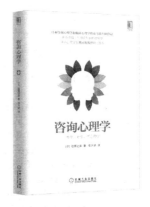

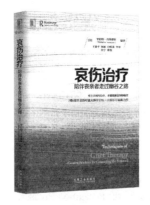

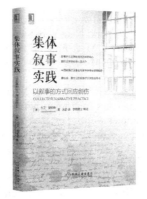

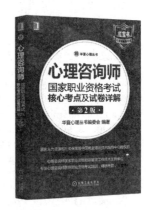

# 心理学大师经典阅读

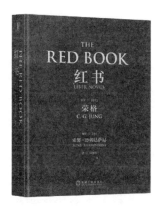

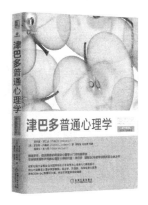

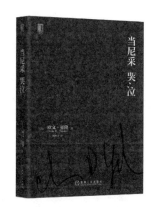

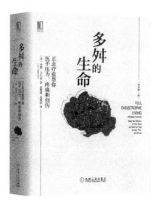

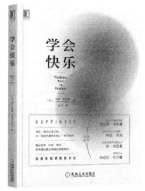

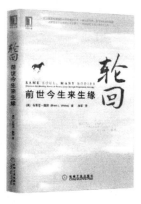

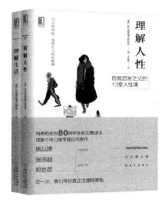

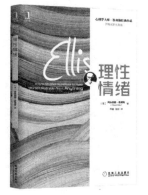

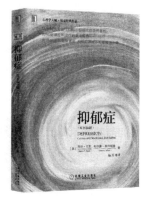

# 正念 · 积极 · 幸福

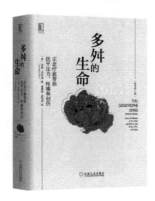

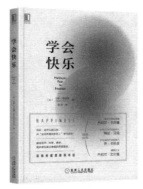

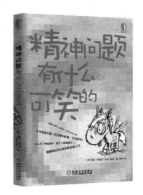

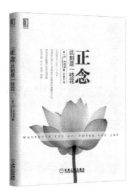

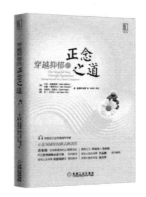

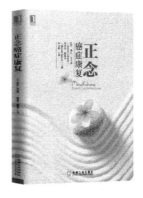

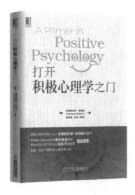

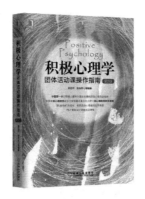

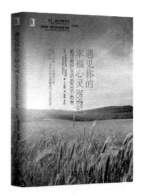